中药膏方

——张雅丽临床膏方医案选

张雅丽 袁星星 韩德强 编著

黑龙江科学技术出版社

图书在版编目（CIP）数据

中药膏方 ：张雅丽临床膏方医案选 / 张雅丽, 袁星星, 韩德强编著. -- 哈尔滨 ：黑龙江科学技术出版社, 2024.1

（国医大师）

ISBN 978-7-5719-2152-1

Ⅰ. ①中… Ⅱ. ①张… ②袁… ③韩… Ⅲ. ①膏剂一方书一中国 Ⅳ. ①R289.6

中国国家版本馆 CIP 数据核字(2023)第 193367 号

中药膏方 ：张雅丽临床膏方医案选
ZHONGYAO GAOFANG: ZHANGYALI LINCHUANG GAOFANG YI'AN XUAN
张雅丽 袁星星 韩德强 编著

责任编辑 刘 路
封面设计 陈裕衡
出 版 黑龙江科学技术出版社
地址：哈尔滨市南岗区公安街 70-2 号 邮编：150007
电话：（0451）53642106 传真：（0451）53642143
网址：www.lkcbs.cn
发 行 全国新华书店
印 刷 三河市金兆印刷装订有限公司
开 本 710 mm×1000mm 1/16
印 张 14
字 数 290 千字
版 次 2024 年 1 月第 1 版
印 次 2024 年 1 月第 1 次印刷
书 号 ISBN 978-7-5719-2152-1
定 价 88.00 元

编委会

前 言

中药膏方是中药传统剂型丸、散、膏、丹、酒、露、汤、锭的一种。膏方一般药味比较多，由大方、复方组成，是根据病人的症状、体征、舌苔及脉象辨证与辨病相结合而确定的不同处方，并经浓煎后掺入某些辅料而制成的一种稠厚的半流质剂型。

中药膏方，历史悠久。从古代作为宫廷进补养生秘方到现在逐渐进入百姓家庭，起到了"未病先防，既病防变，病后防复"的作用，更体现了《黄帝内经》中"正气存内，邪不可干"的预防思想。中药膏方保质时间长，口感好，携带方便，一人一方，疗效显著，实为慢性消耗性疾病、亚健康人群及肿瘤术后、放化疗术后康复治疗的不二选择。

编者在临床众多医案中，精选了疗效好且能真实反映中医治疗思路的100多个经典案例。对乙肝、肝硬化、各种肿瘤术后及放化疗术后、白血病等内科疑难病症，分别从疾病的性质、病因病机、辨证论治、应用中药膏方扶正祛邪、整体调理为治疗大法进行了详细论述。体现了"补而不留邪，祛邪不伤正"的调治原则。具有极强的实用性，对中医内科医生具有一定的指导和启发作用。本书在编写过程中有幸得到国医大师卢芳教授、全国名中医孙伟正教授和黑龙江省中医药科学院陈宏教授悉心指导，同时编写组的全体同仁为本书的顺利完成倾尽全力，在此一并表示衷心感谢！本书在编写中的不足之处，还望同道与读者谅解并不吝赐教，以便不断完善和提高

序 一

先贤云："人之所病病疾多，医之所病病道少。"故而在祖国医学的发展过程中逐渐形成了诸多技术、方法和药物剂型，如口口相传的丸、散、膏、丹，其中膏剂为重要的八大传统剂型之一。膏方萌始于唐汉，发展于明清，普及于现代。膏方并非简单的进补之剂，其含有纠偏和祛病的双重意义，如认为其仅限于养生、保健，实则为暴殄天物。当下，随着公民健康意识的提高和医疗保障制度的不断完善，膏方这颗中医治疗学里的明珠也发挥了惠及基层的作用，可谓"飞入寻常百姓家"。

余平素喜读医案，对于膏方的深入认识得益于读《秦伯未膏方集》，但现可见的膏方相关医案实属不多。近日，黑龙江省中医药科学院张雅丽教授的著作终稿已成，送与我先睹为快。吾与雅丽相识数载，平素常有往来，其性敦厚，才思敏捷，熟谙经典，学有建树，曾受业于张琪与段富津两位国医大师，临证之中擅用膏方及汤剂治疗消化系、肿瘤等疑难病，屡有佳效，病家口口相传，各地求诊者众多。

王燕昌云："名医立案，各有心得，流传既久，嘉惠无穷。"时值金秋，虽身处塞北之地，但喜闻《张雅丽临床膏方医案选》即将付梓，凉意全无。鄙人乃一介老医，愿为岐黄尽燃烛之光。

是为序。

国医大师卢芳

壬寅年 秋月于哈尔滨

序 二

中医药文化源远流长，上溯先秦，下逮近代，薪火相传，群贤辈出。尤其是在全球新型冠状病毒流行的背景下，国家大力发展中医药事业，利好政策频出，中医药领域成为了社会各界关注的焦点。中医药在数千年漫长的发展过程中，积累了极其丰富的理论与经验，不断分科细化，融古冶今，承先启后，芟除芜杂。随着经济社会发展和生活水平提高，人民群众更加重视生命安全和健康质量，健康需求不断增长，并呈现多样化、差异化特点。中医药具有未病先防，既病防变，病后防复，根据患者个体化差异辨证论治的优势。中药也有很多剂型，其中膏方起源于汉唐，在《黄帝内经》中就有关于膏剂的记载，到了明清广泛应用，近现代在江浙沪广为普及。膏方是中药煎煮浓缩而成，集中了药物中的精华，量少而纯，不含纤维素及杂质，服用方便，不伤胃气，便于消化吸收，药效温和持久，适用于亚健康人群、慢性病患者、体质虚弱者、肿瘤及手术后患者及部分特殊人群。

张雅丽教授精于中医学专业，能够将中医基础理论知识及四大经典灵活运用于临床实践并取得良好治疗效果。尤其善于运用中医膏方治疗消化内科疾病，先后承担多项国家级和省部级重大攻关项目，也培养了各级各类优秀人才。

为了帮助读者更好地学习和研究中医膏方，张教授编著了《张雅丽临床膏方医案选》一书。本书精选了疗效好且能真实反映中医治疗思路的经典案例。理论联系实践、具有极强的实用性，应该说是本书的特色，值得提倡。本书对中医内科医生具有很好的临床指导和启发作用。

当今世界风云变幻，人民健康始终是我国的工作重心。党中央、国务院关于中医药工作的决策部署，明确了"十四五"时期中医药发展目标任务和重点措施。为贯彻和落实该规划，为有效应对多种健康挑战、更好地满足龙江人民群众健康需求，为龙江百姓提供中医药优质医疗服务，为加快推进龙江中医药事业发展，为培养优秀的中医药人才，为更好地发挥中医药在"健康中国"建设中的独特优势，需要我们多学科协同、互相学习，需要中医药人代代相传，不断地努力。

中医药学为中华民族服务了五千余年，中医工作正在进入一个新阶段。相信本书的出版，对于继承和发扬中医药事业、普及膏方的临床应用有着重要的作用。它也将为推动黑龙江中医药事业发展产生积极而深远的影响，因此欣然命笔，谨致数语为之序。

全国名中医　孙伟正

2022 年 10 月于哈尔滨

序 三

中医药学包含着中华民族几千年的健康养生理念及实践经验，是中华文明的瑰宝，凝聚着中国人民和中华民族的博大智慧。近年来，随着党中央、国务院对中医药工作的高度重视与大力推动，越来越多的人建立了"未病先防""天人合一"的养生观念，从而使中医养生理念逐渐得到普及。春生、夏长、秋收、冬藏，根据中医理论，冬季是一年四季中进补的最好季节，尤其在北方地区，冬季时间漫长，气温偏低，通过中医药补益气血、涵养阳气显得尤为重要。俗话说"冬令进补，来春打虎"，而冬令进补更以膏方为最佳。

张雅丽教授从事中医临床、科研、教学工作近四十年，应用中医膏方治疗各种内科杂病取得显著成绩。本书选用的膏方案例，均为张教授临床实践所得。张教授用方精当，配伍巧妙，其中医临床功底之深厚，运用膏方治疗乙肝及肝硬化晚期的案例，更能彰显张教授深得张琪与段富津两位国医大师之真传。近年来，"祖研膏方"闻名遐迩。张教授潜心笃志，精以臻善，为龙江膏方事业的发展尽心竭力，实乃个中翘楚。

祖国医学，博大精深。本书出版具有较高的临床参考价值与学术意义。中医学者将从中得到启发，有所裨益。书将付梓，斯以为序，以荐同道。

黑龙江中医药大学原副校长 李敬孝

壬寅年 仲秋于哈尔滨

序 四

膏方也称膏滋，是具有补虚疗疾、调理机体、改善体质功效的一种中药剂型。自古以来用于防病治病、强身健体，而且具有药物浓度高、体积小、药性稳定、口味好、服用时无需煎煮、便于携带等优势，历来受到人们的青睐。近年来，随着社会的老龄化，老年慢性病日渐增加，各种虚证及亚健康人群日益庞大，人们的健康意识逐渐增强，中医膏方已走进寻常百姓家，成为人们调补机体、改善体质、治疗疾病的良药。

张雅丽教授是国家级著名中医消化病专家，医学博士，国家二级教授，博士研究生导师，博士后合作指导教师，享受国务院特殊津贴专家。她和所带领的团队，多年来致力于把传统中医基础理论与现代科学技术相结合，注重临床实践，在治疗消化系统疾病，特别是应用中医膏方治疗肝胆疾病、老胃病、溃疡性结肠炎、内科疑难杂症及肿瘤放化疗术后康复治疗方面有独特的见解，并先后承担多项国家级和省部级重大攻关项目，取得多项省部级科技进步奖。

本书从张雅丽教授临床运用膏方治疗的众多医案中，精选了疗效好且能真实反映中医治疗思路的 100 多个经典案例，具有极强的实用性。这些医案是极其宝贵的，它对传承名老中医的学术思想与经验，指导中医内科医生治疗疾病，造福广大患者，将发挥极其重要的作用，乐为之作序。

黑龙江省中医药科学院 陈宏

2022 年 10 月于哈尔滨

目　录

上篇

基本理论与基础知识

第一章　膏方的概念

第一节　膏方的含义

中医膏方是在中医药理论指导下，为了预防与治疗疾病的需要，以一般中药饮片为基本原料，在辨证审因、确定治法的基础上，配以高档中药材为主的精细料以及胶类、糖类等相关辅料，按规定的药物处方和制剂工艺将其加工制成膏剂的一类中药制品。中医膏方是中医理、法、方、药的集中体现，具有确切的疗效、明确的适用范围、应用禁忌与注意事项。膏方中医特色明显，中医内涵丰富。

膏作为一种制剂，主要有膏方、硬膏和软膏等，膏方是内服制剂，而硬膏和软膏则是外用制剂。膏方，又名膏剂，以其剂型为名，属于中药丸、散、膏、丹、酒、露、汤等剂型之一。膏剂作为中药的一种剂型，自古就有，是将药物用水或植物油煎熬去渣而制成的剂型。硬膏，又称膏药，古称薄贴，它是将药材以植物油煎至一定程度去渣，煎至滴水成珠，加入黄丹等搅拌，冷却制成硬膏。软膏又称药膏，是将药物细粉与适宜的基质制成具有适当稠度的半固体外用制剂。

中医膏方历史悠久，应用范围较广，广泛地使用于内、外、妇、儿、骨伤、眼耳口鼻科疾患及病后体虚者，其中不乏被医患大众熟知习用。享有较高声誉的名优膏方，如十全大补膏、琼玉膏、益母草膏等成方膏剂，成为防治疾病、保健强身不可或缺的药物。而近年来发展迅速的个体膏方更是成为人们强身疗疾的重要食疗佳品，并受到各界人士的欢迎。个体膏方有疗疾调理或滋补调养的作用，优点是体积小、含药量高、口感较好、服用方便，一人一方，一人一料，特色明显，疗效肯定，深受欢迎，已成为大众的治病防病及养生保健之品。

第二节　膏方的源流

膏方历史悠久，它是中医学的宝贵遗产之一。早在战国秦汉时期，《黄帝内经》

即有关于外用膏剂的制作和临床运用的论述。《黄帝内经》分《素问》和《灵枢》两部分，其中《灵枢·痈疽》中的豕膏，对发于咽喉之疽的猛疽"其化为脓者，泻则合豕膏"；对米疽"治之以砭石，欲细而长，疏砭之，涂以豕膏"；《灵枢·经筋》篇中的马膏，对筋脉纵弛"治之以马膏，膏其急者；以白酒和桂，以涂其缓者"。可见在两千年前，我国医家已用动物油脂、白酒、桂，涂在皮肤上，用以医治疾病，但此时尚未见到内服膏方的记载。

东汉墓出土的武威汉代医简，其中有相对完整的 3 个膏方，即百病膏药方、千金膏药方、妇人膏药方，既可外摩，又可内服，用以治疗逆气、喉痹、齿恵、昏衄、疮痈等由"恶气"所致之病症。纵观两汉时期之膏方，总以外敷膏为多，内服膏（煎）仅处于雏形时期，记载甚少。

及至晋代，《肘后备急方》在"治百病备急丸散膏诸要方"中收载的膏方主以"疗百病""疗中恶暴百病"笼统言之，而观其药味多用附子、细辛、巴豆、乌头等峻猛攻邪之品，亦不乏雄黄、朱砂等矿物类药，并无补益调理之功效。膏方的运用，已由外敷皮肤为主的外治法逐步发展到既可外用以摩病处（五官科外用）又可内服以疗疾病的内外并用之治法。

发展至南北朝时期，陈延之的《小品方》所载的"单地黄煎"则是一付具有补虚作用的方剂。"生地黄不拘多少，取汁，于铜体中重汤上煮，勿盖釜，令气得泄。煎去半，更以新布滤绞，去粗滓秽。又煎，令如饧而成"，其功能为"主补虚除热，散乳石、痈疽、疮疖等热"，是目前发现的最早的滋补膏方。

陶弘景在《神农本草经集注》云："疾有宜服丸者……服膏煎者，亦兼参用所病之源以为其制耳。"明确指出"膏煎"为内服的药剂，另外，对膏药的制作也有详尽的说明："凡合膏，初以苦酒渍取令淹浃，不用多汁，密覆勿泄。云时者，周时也，从今旦至明旦。亦有止一宿者。煮膏，当三上三下，以泄其焦势，令药味得出。上之使匝匝沸仍下之，下之取沸静乃上，宁欲小生。其中有薤白者，以两头微焦黄为候。有白芷、附子者，亦令小黄色也。猪肪勿令经水，腊月弥佳。绞膏亦以新布绞之。若是可服之膏，膏滓亦堪酒煮稍饮之。可摩之膏，膏滓即宜以敷病上，此盖贫野人欲兼尽其力。""凡膏中有雄黄、朱砂辈，皆别捣细研如面，须绞膏竟乃投中，以物疾搅，至于凝强，勿使沉聚在下不调也。有水银者，于凝膏中，研令消散。有胡粉亦尔。"陶弘景关于膏药的制作工艺及煎煮药的火候、时间，加入散粉药入膏剂的时机等详尽的制作要领，如以醋或酒炮制药物，至今仍然有指导意义。

唐、宋时代，膏方的服法、制作工艺、应用范围进一步发展。《御药院方·卷六》记载的太和膏，制法中有"膏成滴水中凝结不散"之句，已与现代膏方制作工艺接近。孙思邈《千金要方》中"金水膏"的制法"水煎浓汁，聚一处，……出渣不用，以汁熬膏……然后炼蜜四五两收之，冷过一周时将贝母粉渐渐调入"，并出现了"用匙盛服"，改变了以前吞服、嚼化的服法，并出现"卫生保煎"等以补虚为主的方剂。

明代缪希雍《先醒斋医学广笔记》谓："膏者，熬成稠膏也。"而明代倪朱谟所著《本草汇言》中亦有膏滋的详细制备方法。《理瀹骈文》对膏方的治病机制、配制工艺、应用方法等均作了详细的论述，指出"膏方取法，不外于汤丸，凡汤丸之有效者皆可熬膏"，虽言外用之理，然着实如其所言"外治之理，即内治之理；外治之药，亦即内治之药。所异者法耳"。将内、外二法融会贯通，颇具特色。《御制饮膳调养指南》中用人参、生地黄、茯苓、蜂蜜制"琼玉膏"，用枸杞子制"金髓煎"，用天冬制"天门冬膏"等，均规定以"慢火熬成膏"，并认为能"延年益寿，填精补髓，发白变黑，返老还童"。此时期膏方的应用范围逐渐扩大，出现了理脾调中化湿膏、清热养肝和络膏等补泻兼施的综合调理类的膏方，对清代膏方的进一步发展产生了深刻的影响。

清朝膏方的发展甚为繁荣，上至宫廷，下至民间，良方迭出，运用甚为广泛，制作也考究繁杂。如天池膏治疗三消证，是一首养阴益气清热的缓治效方；卫生膏气血阴阳兼补，药效平和，故用于慢性消耗性疾病，可从根本上改善体质，达到治疗的目的；琥珀茯苓膏则是治疗精神疾患的良方，组成甚为精要，药量不重，如菊花延龄膏只菊花一味；明目延龄膏仅桑叶与菊花两药，一般的膏方也只有十二三味药，总药量在30克左右，而且不局限于冬季才可使用，只要对治疗疾病有利，一年四季皆可服用，拓展了膏方使用的时间范围。

现代膏方在继承原有成就的同时，有了新的发展，膏方应用的数量有了极大的增长。新中国成立以来还有不少著名传统方剂被改为创新膏方，如改养阴清肺汤为养阴清肺膏，改十全大补汤为十全大补膏，改炙甘草汤为复脉膏等；创制不少新膏方，如双龙补膏、肝肾膏、十珍益母膏、首乌二仁膏等，并发展前人经验，形成补虚疗疾、复方多味的"膏滋药"。《张聿青医案》中，有近30例膏滋方治疗血证、眩晕、遗精、哮喘、不孕、痛经等病。《丁甘仁医案》中的膏滋方案例虽然不多，但辨证细致，论述精辟，理、法、方、药严谨，足以我们学习借鉴。

纵观古今，可见膏方源远流长、疗效确切，实为我国传统医学宝库中之一大宝藏，应当更好地继承、发展。

第三节　膏方的分类

膏方可分为外用和内服两类。

1.外用膏方

（1）黑膏药：多以植物油、黄丹为基质。经高热炼制呈黑色，再配入药料而成，如加入黄丹起拔毒生肌的作用。

（2）软膏药：多以猪、羊等动物油脂或白蜡、黄蜡等为基质，再配入中药细粉、水煎液或流浸膏等，加热混合搅匀。

外用膏方虽以治疗疮疡等皮肤外科疾病为主，但亦可以通过内病外治以治疗各种内科疾病。例如现今对哮喘、腹水、肿瘤、关节炎等病证，亦常用膏方贴敷进行治疗，以达到平喘、利水、软坚、止痛等效果。

2.内服膏方

（1）成方膏方：成方膏方指一些名医大家根据一个地方、一个时期的不同情况，结合个体或几个人群的疾病特征，依据中医的基本理论，以辨证论治为指导，精心总结其丰富的临床经验，提炼成方。将这些处方中的治疗药物、调补之品，糖、胶等相关辅料组合一体，按照严格的工艺流程熬制成膏，固定剂型，批量制作，以供选用。此类膏方能适用于相当一部分人群，疗效较佳，使用方便。如传统的益母草膏、二冬膏、桑葚膏、枇杷叶膏、雪梨膏等，这些膏方的组成比较单纯，药味不多，制成成药，便于选用。

（2）个体膏方：个体膏方是具有较为丰富临床经验的中医师在医院等特定场所，收集患者的全部临床信息之后，以中医理论为指导，以辨证论治为基础，精心组织处方，将药浓煎后去渣取汁，浓缩，再根据不同病情需要，加入适量的冰糖、饴糖或蜂蜜，配以驴皮胶、鹿角胶等收膏。个体膏方一人一方、一人一料，具有明确的针对性。从大量的临床实践来看，个体膏方具有较强的针对性，疗效肯定，防病治病，延年益寿，越来越受到各界人士的欢迎。

第四节　膏方的特点

膏方是中医传统文化的重要组成部分。放眼古今，历代医家及病患都极为重视运用膏方来防治疾病、增强体质、延缓衰老、增年益寿，膏方疗效显著、服用方便、适用性广、口感良好，还可调补人体气血阴阳，故其不仅是广大患者的最佳选择，也是深受普通人群欢迎的一种中药剂型。

1.扶正祛邪，防治结合

扶正祛邪是中医治病的根本法则和手段。《素问·刺法论》曰："正气存内，邪不可干。"《素问·评热病论》说："邪之所凑，其气必虚。"可见正气虚损是人体发病、衰老的重要因素。中医认为，正气可以维持人体正常生命活动及产生相应的抗病能力；邪气即一切致病因素。只有邪不压正，疾病方去。膏方的治病原则即"扶助正气、战胜邪气"以此帮助机体康复。

膏方可补虚扶弱、滋补脏腑、调和气血、平衡阴阳，是医师根据中医基础理论及自身临床经验所开具的处方，它能改善人体内部环境，减少疾病的发生发展。中医学家秦伯未曾言："膏方非单纯补剂，乃包含纠偏却病之义。"揭示了膏方的双重作用。故膏方选药，不仅要补，还要清。"补"非蛮补，乃"删有余、补不足"，寓"固本清源"为一体，故膏方补虚同时亦可祛邪，有利于疾病的预防和身体的康复。

总之，膏方只有合理应用，才能使有病虚损者逐渐痊愈，使无病者正气旺盛、身体健康，进而促使脏腑、经络、组织恢复协调的生理功能，以保障人体健康长寿，减少疾病的发生。

2.辨证施方，功效独特

辨证论治是中医学认识处理疾病的基本原则，亦是中医学的核心特色。膏方以其辨证论治与防治结合的特点成为中医方剂学中一颗璀璨的明珠。膏方不仅滋补，亦可治病，故膏方制订需因人、因时、因地制宜，辨证施方。制订膏方的一个重要原则即利用药物偏盛之性来纠正人体阴阳失调的状态。

膏方的功效也极具特性，一人一方，方方不同。医者可从患者错综复杂的症状中，分析其病因病位、正气之盛衰、病邪之深浅，探求疾病的根源，从而确定扶正祛邪、调和气血、防治结合、平衡阴阳的方药，以此改变患者机体阴阳失衡的病理状态，达到阴阳和合的目的。因膏方所治对象常为虚弱之人，更兼服食长达一月以上，故而为了实现转变患者体质、治疗疾病、防其复发的目标，施方之时医者必须深思熟虑、兼顾虚实、平调寒热、养阴涵阳。

膏方的制订由多个步骤精心组成。一剂膏方，先根据患者症候，从浩如烟海的方剂中确定基础方，再通过辨证论治，佐以不同治法，随证化裁，论治立方。同时膏方多滋腻，使用时必须时时顾护脾胃，因脾胃乃后天之本，生化之源，若忽视本源，必伤脏腑气血，非但无功，反而增祸。如此组方，不仅是医者经验心血之作，更是中医辨证论治特色之体现。针对不同症候所组之膏方效专力宏，远胜于市面上出售的各种成品制剂。

3.精于制作，服用方便

膏方是中医学里一种独特的剂型，一个完整的膏方必然离不开最后的制作。一般来讲，膏方在选好药材后可先进行长时间浸泡，后用武火煮沸，再换文火煎煮，保持微微沸腾之态。而后滤出药液，将其置于文火之上煎煮浓缩，最后加入胶剂和适量糖类，再次用文火煎煮收膏，如此才得以制成一剂膏方。

一剂制作精良的膏方，小巧美观且便于携带。首先，它不仅浓缩了中药精华，量少质纯，且不含纤维素及杂质，便于消化吸收，药效持久，是胃肠功能不佳患者的福音。其次，与中药其他汤、散、丸等剂型相比，膏方更适合长期服用。一剂膏方制作完成可服用1~2个月或以上，食用或含化或冲饮，简单便捷。既往大众将膏方视为冬令进补佳品，一是冬季乃肾精封藏之际，进补效果良好，二是便于保存。如今随着科技发展，膏方的贮存不再受时令限制，再加上膏方中含有大量矫味用的糖分，口感甘甜，故而不论年龄长幼、服用时间长短，都更容易被人接受，这也是膏方受欢迎的原因。

第二章　膏方的临床应用与制作

第一节　膏方的适应证

膏方效缓力长、补泻兼施，又有胶类药物存在，故补泻之中又以补见长。因此可以应用于各类慢性病、手术后恢复期、亚健康人群、老年、妇女、少年以及体质偏颇需要调理的人群。

1.呼吸系统疾病

慢性咳嗽、过敏性鼻炎、反复呼吸道感染、急慢性支气管炎、支气管哮喘、慢性阻塞性肺疾病、间质性肺纤维化等疾病的患者多属于肺卫不固，肺气虚日久及脾涉肾，经治疗得到缓解后，均可应用膏方调治。

2.消化系统疾病

非萎缩性胃炎、胃及十二指肠溃疡、萎缩性胃炎及癌前病变、反复幽门螺杆菌感染、炎症性肠病、功能性消化不良及慢性肝病等，尤其病程迁延，反复难愈者；脾胃病多属于胃强脾弱，或脾虚胃寒、脾胃气虚、肝气犯胃者，多数先以化湿健脾药引路后再服用。

3.心脑血管系统疾病

病毒性心肌炎、慢性心律失常、冠心病、中风后遗症、脑供血不足、高血压等病，多属于气血两虚、气虚血滞、气滞血瘀、心阳心阴虚、肝肾阴亏、肝阳上亢，甚则气阴两虚者，当病情达到稳定，再用膏滋巩固缓图之。

4.代谢性或内分泌疾病

糖尿病、高脂血症、代谢综合征、肥胖、甲状腺功能亢进或减低等疾病的患者都属痰湿较盛，与气互结，气滞血瘀。

5.泌尿系统疾病

慢性肾炎、肾病综合征、急慢性肾盂肾炎、急慢性膀胱炎、老年性尿道炎等疾病的患者，待治疗稳定后再用膏滋缓调治。

6.血液系统疾病

血液病的膏方调治适用于虚劳血虚、失血、虚劳相关证的各类慢性虚衰疾患以及急性疾患已进入缓解期者，如再生障碍性贫血、特发性血小板减少性紫癜、缺铁性贫血、慢性溶血性贫血、骨髓增生异常综合征等各种慢性和难治性贫血。

7.手术后恢复期患者

手术后患者身体虚弱，需要调理，恢复体力，使用膏方是一个很好的途径。可根据每个人手术后的虚损性质及程度，结合术后的其他改变，予以正确合理的膏方，可收到良好的疗效。一些肿瘤患者手术后，病情尚未稳定，或需进一步放疗、化疗等，应先让其病情基本稳定，再予以膏方调治。

8.亚健康人群

亚健康是指出现疲劳、失眠、食欲不振、妇女月经不调等症状，未曾发现明显的器质性疾病，遂归于亚健康。此类人群一般以年轻白领为多，在膏方调治过程中，结合患者的基本身体特征，有针对性地应用膏方进行调治，会起到较好疗效，可使其精力充沛，体力改善。

人体体质分为平和质、气郁质、痰湿质、特禀质、湿热质、气虚质、瘀血质、阴虚质、阳虚质。痰湿质、湿热质可以调治，但须先用化湿祛痰，或清热化湿等药物治疗一段时间后，再予以调治。其他的体质均可以根据各自的症情进行膏方调治。在临床工作中较少出现单独的体质特征，大部分患者可能同时兼具两个或三个以上体质特征。

9.中老年养生延年

人到中年开始衰老，肝肾精气津血日益衰弱，会出现思维能力下降，头发早白或脱发的现象。出现早衰状态者，可使用膏方调补。如果无明显器质性或功能性疾病，为保持正常健康状态，减少疾病的发生，也可采用相应的膏方来调理，维持人体阴阳平衡，加强脏腑气血功能，从而起到延年益寿的作用。

10.女性人群

女性特殊的生理病理可以概括为"经、带、胎、产"疾患，更易导致气血阴阳亏虚诸证。《素问·上古天真论》载："女子……五七，阳明脉衰，面始焦，发始堕；六七，三阳脉衰于上，面皆焦，发始白；七七，任脉虚，太冲脉衰少，天癸竭，地道不通，故形坏而无子也。"根据此段经文，女性"五七"（35 岁左右）即出现衰老的现象，直至"七七"（49 岁左右）进入更年期，这期间服用膏方的优势就是补充气血阴阳，达到增强体质、防病治病、延缓衰老、美容养颜等目的。

11.儿童及少年

某些患缺陷性疾病及体质虚弱的小儿可以根据其生长发育、体质或病症需要适当进补。小儿由于脏腑娇嫩，容易患呼吸道和消化道疾病，也易致虚，出现小儿反复呼吸道感染、久咳不愈、小儿支气管哮喘、支气管炎和消化不良等等，皆可用膏方调治。另外，根据小儿生长需要可以适当进补，尤其是厌食、贫血等体虚的患儿，生长发育较差的患儿均适宜于膏方调补。此外，处于疾病康复期的儿童、拒绝苦味中药的患儿等，也可以适当使用膏方进补。若疾病基本康复，症状基本消失时，就应该停用膏方，以防影响生长发育。此外，在专家指导下谨慎用药，合理调补，还有助于促进学生的记忆力，达到益智助考的效果。青少年处在生长发育的旺盛期，即使患病，其恢复也较快。因此，一般青少年不必服用膏方，而身体虚弱的、需要进行调养的青少年也应在医生的指导下合理选择膏方。

第二节　膏方的组成

膏方的组成可分为三部分，即普通中药饮片、贵细料及其他相关辅料。

1.中药饮片

膏方中的中药饮片应以优质药材为主，少用草类药、矿物类药，优先选用像黄精、玉竹、生山药等出膏量大的药物，以利于膏方的成型。处方药物的味数，一般在 30~40 味，相当于汤剂的 2 倍。处方药物总量以成年人每日量计算，开具约 15 日的剂量，服用时间约 45 日。单味药总剂量一般掌握在 150 克左右，需要加大剂量的药物可以用到400克左右，磁石、牡蛎、石决明等金石贝壳类药物用量要大一些，可用到500克左右。一些粉末类、有毛类、种子类等药物，如蒲黄、旋覆花、车前子、蚕沙等需要进行包煎、先煎、后下等药物按常规进行操作。

2.贵细料

精细料包括人参、冬虫夏草等，此类药物不宜与其他药同煎，应该用文火另煎浓缩取汁或碾成粉末后于收膏时调入膏中。

胶类包括阿胶、龟甲胶、鹿角胶、黄明胶等，是制作膏方的重要基质和赋形剂。胶类药在膏方中起着补益虚损的作用，同时有利于膏方制剂的固定成型。在组方配伍应用中，要根据病情、体质等特点，辨证选择使用某种胶类药或几种胶类药并用，灵活参变。在一剂膏方中，胶类药的总用量通常为200～500克，以便保证收膏成型的要求。

阿胶为马科动物——驴的皮去毛后经熬制而成的胶块，因主产于山东阿县（今山东东平县），且以当地阿井之水煮胶而得名。阿胶性味甘、平，具有补血、止血、滋阴、润燥的功效，主要用于血虚、阴虚和慢性出血等症。研究表明，阿胶含有多种氨基酸，并含有钾、钠、钙、镁等常量元素和铁、锌等多种微量元素。阿胶有促进造血功能和抗辐射损伤的作用，能提高机体的免疫功能，有耐缺氧、耐寒冷、抗疲劳等作用，并有明显的止血作用。脾胃虚弱、消化不良者要慎用。

龟甲胶为龟科动物——乌龟（人工养殖）的甲壳熬煮成的固体胶块。龟甲胶性味咸、平，具有滋阴养血、益肾健骨的功效，主要用于阴虚血亏、骨蒸潮热、吐血、鼻出血、烦热惊悸、肾虚腰痛、崩漏带下等症。研究表明，龟甲胶含有谷氨酸、胱氨酸等18种氨基酸，另含磷、钙、镁、锌等多种等常量元素和微量元素。龟甲胶能提高人体细胞免疫和体液免疫的功能，能够明显延缓细胞的衰老。但脾胃虚寒、食少便溏者忌用。

鹿角胶为鹿科动物——梅花鹿或者马鹿（人工养殖）的角煎熬所得的胶液经浓缩、冷凝后制成的胶块。鹿角胶性味咸、温，具有温补肝肾、益精养血的功效，用于肾气不足、虚劳羸瘦、腰痛、阳痿、滑精以及子宫虚冷、崩漏带下等症。研究表明，鹿角胶含有多种氨基酸和微量元素。阴虚火旺、潮热盗汗者忌用；阴虚阳亢、颧红烘热、头痛头胀者忌用。

3.辅料

膏方中配伍糖不仅能减轻药物的苦味，使膏滋口味较好利于服用，而且糖有一定的补益作用。同时，糖与药胶同用更有助于膏滋制剂的固定成形，加糖后膏体稠厚、药物浓度高，使得膏方在适宜的条件下稳定性好，不易变质，利于保存。各种糖的品质和功效略有差异，应根据辨证需要，在膏方配伍时单用糖或蜂蜜，或视需要糖与蜂蜜并用。

遇到糖尿病或者不能摄入糖分的膏方服用者，可以选择一些低热量的甜味剂代替。这些甜味剂可以提供甜味，但是不会升高血糖水平。适量添加可以增加膏方的甜味，改善服用时的口感。从增加甜味的意义上来说，糖尿病患者服用的膏方，一般不能使用冰糖、饴糖、白糖、红糖和蜂蜜等糖类进行浓缩收膏。但是为了改善膏方口感，可以用木糖醇等代替上述糖类，以达到矫味的作用。木糖醇外观呈白色结晶粉末状，味甜，无臭，易溶于水。目前工业生产的木糖醇是利用农业植物废料如玉米芯、稻壳、甘蔗渣等物质经提取加工而成。在自然界中木糖醇也广泛存在于一些植物及真菌当中，尤其在蔬菜、水果、天然蘑菇中含量丰富。经研究表明，木糖醇具有特殊的生化性能，是人类糖代谢的中间体，即使在人体缺少胰岛素影响糖代谢的情况下，无须胰岛素的促进，木糖也可以直接透过细胞膜参与糖代谢，而不增加血糖浓度，并能促进肝糖原合成，改善肝功能。临床上作为营养品，补充热量，改善糖代谢，可以作为糖尿病患者糖的代用品，也是现在膏方加工中最常用的代糖品之一。

随着人们对科学健康饮食的重视，饮食的低热量、低糖化成为普遍的要求。特别是目前糖尿病、肥胖、心血管疾病的发病人数增加较快，人们也逐渐意识到饮食用药中要注意忌糖或者少食糖。值得注意的是，过多食用木糖醇有升高血中甘油三酯的可能性，同时可引起腹泻。由此可见，膏方加工过程中各种甜味剂要慎用，用什么样的甜味剂，添加多大的比例，应当严格按照使用说明，由药师严格把关，正确适度使用，不得随意滥用。

其他辅料如黄酒是膏滋加工中必备辅料，用于浸泡阿胶等动物类药胶。黄酒味性甘辛、大热，具有活血通络、行药势、散寒、矫味矫臭的功效，而且又是良好的有机溶剂。因此，用黄酒浸泡药胶不仅可以祛除腥膻气味，而且可以加强药物在人体内的运化吸收。在收膏之前，可以预先将加工所需的药胶用黄酒浸泡一定时间使软化，再隔水加热将胶炖烊，然后趁热和入药汁中共同收膏。制作膏滋所用的黄酒应是质量上乘的绍兴酒，俗称老酒，乙醇含量15%~20%，为淡黄色透明液体。黄酒与胶的用量比例一般为每250克黄酒辅配250~500克药胶。

第三节　膏方的制作

膏方的制作方法属于传统加工工艺，主要包括药材和辅料的准备、中药饮片的浸泡、中药饮片的煎煮、药汁的浓缩、收膏、凉膏及装膏几个环节。

1.中药膏方所用原料、辅料、包装材料的管理

物料的准备针对性强，复方效专力宏，对较复杂的疾病症候全面照顾，应根据具体病情辨证处方。膏方临床上多在一般汤剂处方诊治有效之后，在病情基本稳定或辨证明确的基础上运用。由于医生开出的处方中药味多少不一、药量不等、药物的性质不同，所以一料膏方可以熬出的膏滋的量也是不等的。

依据医师开具的处方，由药学专业人员按处方进行调配，并由专职中药师复核后再行投料。配方用中药饮片必须符合《中华人民共和国药典》或者地方《中药饮片炮制规范》的要求，所用辅料、包装材料必须符合《中华人民共和国药典》和国家食品卫生相关要求。贵细药应凭单另调配，配后由专职中药师复核，经核对无误后签名，然后将处方、加工单及辅料移送制备区，贵细药须登记后单独存放。

处方中需要特殊处理的中药饮片，应按处方要求处理，如先煎、后下等，应单独称取，单独包放，并在外包装上写明膏方服用者的姓名、加工单编号，并在膏方加工单上注明特殊处理之中药饮片的名称和剂量，含自备中药饮片的处方应在加工单上注明。

配方完毕应由中药师以上专业技术人员担任校对，对配料进行校对复核，无误后签名，再将膏方的处方、加工单、信息卡及中药饮片等移至加工制作场地。

2.中医膏方的制作

（1）中药饮片的浸泡：将除各种贵细药材、炼蜜、炼糖及胶类药物外调配好的中药饮片，根据其性质的不同（如先煎、后下、包煎、分冲等）分别置于有盖的容器内浸泡，浸泡药材的容器可用不锈钢锅、铜锅、搪瓷锅或砂锅，但不可用铁锅、铝锅，以免引起化学反应。一般多采用不锈钢锅，不锈钢锅性质稳定，不易破损，易清洁，也适合于电磁炉等设备进行煎煮加热（使用电磁炉加热是现代环保的需要，也利于保持环境的清洁、火候的控制）或者方便向夹层蒸汽锅、真空浓缩煎药机等煎煮浓缩设备内转移。

上述中药饮片在加入相应浸泡容器后，加水进行浸泡。浸泡时除了要正确选择浸泡容器外，还需要注意浸泡水量、浸泡时间、浸泡用水标准及温度。浸泡过程中须保证水量到位（以完全浸没中药饮片为度），一般水面需高于饮片顶端15厘米左右。一般浸泡时间不少于2小时，如果采用加压煎煮，缩短了煎煮时间，就需要适度延长浸泡时间，这样充分浸泡有利于药物中的有效成分煎出。浸泡用水应为天然水经净化处理所得的饮用水，其质量应符合国标《生活饮用水卫生标准》，忌用热水浸泡，因为热水会使药材组织内蛋白遇热凝固或淀粉糊化，不利于有效成分溶出。

（2）中药饮片的煎煮：除特殊药物外，膏方中其他中药饮片在浸泡充分后，宜先用大火将药液煮沸，再用小火煎煮，保持微沸，煎煮时应及时搅拌，并去除浮于表面的泡沫，以免药液溢出或药物煎焦。一般煎煮2～3次，头汁药煮1.5小时以上，二汁、三汁药煎煮1小时以上。每次加水量约为药料的6倍。而采用加压煎煮方法煎药时，第一次大于1小时，第二次大于半小时。每次煎煮后应用压榨法取药液，取出药液应用60目筛网过滤，合并几次煎煮并过滤后的药液，静置沉淀不少于6小时后，再使用80~100目药筛过滤，取滤过的药液备用。多次过滤可以尽量减少药液中的杂质，以免药液浓缩时发生焦化现象。煎药时要注意不同性质的药物应采用不同的煎药法，比如先煎、后下、包煎、烊化冲入、煎汤代水、溶化、另煎后兑入、生汁兑入及合药冲服等。

（3）中药药汁的浓缩：把静置过滤的药汁倒入不锈钢锅内，先用大火煎熬，加速水分蒸发，并随时撇去浮沫，让药汁慢慢变得稠厚，再改用小火浓缩，这时应不断地用竹片或者竹竿搅拌，防止药汁转厚粘底烧焦。浓缩药量多或者条件允许，也可以采用蒸汽夹层锅进行浓缩，先以较大的蒸气压加热煮沸，随时捞去表面浮沫，药汁较浓后降低蒸气压力，徐徐蒸发浓缩，同时不断地进行搅拌，防止局部过热药汁溢出或者产生焦化现象。在药汁浓缩即将完成时，兑入单独处理的贵细药等的药汁，继续加热，不断搅拌至药液呈稠糊状。当药汁滴在纸上不散开时，停止煎熬，这就是经过浓缩而成的清膏（半成品）。

（4）贵细药的处理：贵细药由于用量通常较少，如果与其他饮片一起进行煎煮，会被稀释，达不到应有的药效，通常需要进行特殊处理，比如另炖、另煎、研成细粉、捣碎或者碾成泥状。下面介绍一些常用的贵细药的处理方法。

①另炖或另煎：参类药、冬虫夏草、海龙、海马、鹿茸、枫斗、西红花等需采用文火另煎成浓汁备用。②研成细粉：膏方中加入的细粉的细致标准为全部通过五号筛，并含不少于95%能通过六号筛的粉末。羚羊角、珍珠、蛤蚧、琥珀、三七、川贝母、青黛等需单独研成上述要求的细粉备用，在浓缩收膏时另外冲调加入。③碾压：核桃仁、黑芝麻等类似的药材需要碾碎备用。大枣入膏方时最好不与其他药材一同进行煎煮，应将大枣煮熟后，去皮去核，碾成泥状制成枣泥备用，在浓缩收膏时加入，既可充分发挥药效，又可以适度增加膏方的稠度，另外其味甜可以起到一定的矫味作用。

（5）炼糖、炼蜜：由于各种糖在有水分存在时都会出现不同程度的发酵和变质，其中尤其以饴糖最为明显。另外，如果糖类在膏方加工的过程中处理不当，会使膏方在存放一定时间后析出糖的晶体，出现"返砂"现象。因此，用于收膏的糖类除了蜂蜜以外，其他糖类在制备膏方时也应该加以炼制。炼糖可以使冰糖、红糖、白糖等固体糖加热融化成均匀的糖浆，便于在收膏时与药汁、胶类等原料均匀混合。炼糖还可以使糖适度转化，使膏方避免出现"返砂"现象。转化糖就是蔗糖在加热，特别是有酸的情况下加热时，水解转化成为葡萄糖和果糖的过程，葡萄糖和果糖的混合物称为转化糖。一定浓度的转化糖可以防止蔗糖在低温状态下析出结晶，而且转化糖还具有还原性，可以延缓某些药物成分发生氧化而变质的时间。此外，炼糖可以去除水分和杂质，也可对微生物起到一定杀灭作用。

炼糖的方法一般是不同种类的糖按照其特性加适量的水，加热熬炼。其中，冰糖本身含水分较少，应在开始炼制时加适量水，以免熬焦，而且炼制时间不宜过长。饴糖含水量较高，炼制时可以不加水，炼制时间可以稍长。白砂糖可加水50%，直火加热熬炼或用高压蒸汽加热。各种糖在加热炼制时，均应不断搅拌至其浓稠。开始时，糖液呈金黄色，泛起的泡发亮光，当糖液微有青烟产生时即停止加热。由于红糖的杂质较多，转化后一般加糖量2倍的水稀释，静置适当时间，以除去容器底部的沉淀。为了促使糖的适度转化，可以加入适量的枸橼酸或酒石酸，待糖的转化率达到40%～50%时，放冷至70℃左右，加适量碳酸氢钠中和，备用。蔗糖加热转化成葡萄糖及果糖的转化率达到40%～50%时，才不易析出蔗糖晶体，可有效防止膏方久贮所出现的"返砂"现象。

膏方所用的蜂蜜，需要熬炼后使用。炼蜜既能驱除药性的偏性使之中和，又能除去蜂蜜中的水分及死蜂、蜡质、树叶等杂质，使药物品质上乘，有质有量且保存持久。选择优质蜂蜜是保证膏滋质量的主要关键，蜜以质厚色白如凝脂、味甜而香，兼有鲜味、黏性强者为佳。炼蜜时，将蜂蜜置于锅内加热，使之完全熔化，沸腾时用筛网去除上面浮沫，至蜜中水分大部分蒸发，翻起大泡，呈老红色时，酌加约10%的冷水，再继续加热使沸，随后乘热倾出，用四层纱布过滤，除去其杂质，即成炼蜜。炼蜜少炼则嫩，黏性不足；多炼则老，坚硬不易化解，一般炼蜜以生蜜500克炼成400克左右为标准，炼蜜相对密度为1.37左右。

（6）烊化：如果将膏方中使用的胶类药物直接加入药物中一起煎煮，很难熔化，并且容易呈块状黏在锅底，很难发挥其疗效以及对膏方的赋型作用，因此需要先用黄酒进行烊化，再于浓缩收膏时加入。烊化的方法是将阿胶、鹿角胶、龟甲胶、鳖甲胶等胶先适度粉碎，加入适量黄酒浸泡过夜，采用隔水蒸炖的方法使其熔化，在加热过程中需要不停地搅拌。

（7）收膏：在稠膏状的清膏中加入阿胶、龟甲胶、鳖甲胶、鹿角胶等经过提前烊化处理的药胶以及适量经过熬炼的蜂蜜、冰糖、蔗糖或者是高血糖患者应用的代糖品木糖醇等，使用小火加热，并不断搅拌至清膏中水分含量尽量少且不焦化为止，此时以经验判断为标准。所收膏滋应无焦臭、异味，无糖的结晶析出。

收膏操作是膏方加工制备的一个重要环节。膏方收膏是否达到要求，有很多方法可以观察并判断，下面介绍几种常用的简便有效的观察判断方法：①用搅拌棒撩起药汁，药汁变得浓稠起丝直至稠厚的膏体在搅棒上"挂旗"，呈片状缓慢下落。②用搅拌棒趁热取少量药汁滴入冷水中，入水的药汁不会迅速分散、溶化，在水中仍保持圆珠状态，即呈现"滴水成珠"的现象。用搅拌棒趁热取少量药汁滴于纸上，液滴周围无水迹渗出。④正在加热的膏体沸腾时呈现"蜂窝状"，通常称为"翻云头"。⑤将膏液滴于食指上，与拇指共捻，能拉出约2厘米的白丝。

收膏是膏方制作的关键步骤。浓缩液收膏前，应将药液再次用80~100目药筛进行过滤，以保证浓缩液中不含有杂质，以免浓缩液发生焦化现象。在收膏过程中应不断搅拌，防止局部过热溢出或者焦化。在收膏前兑入细料药粉，以及其他经加工备用的辅料（核桃仁、黑芝麻等），边加边搅拌，混合均匀后，直至成膏。

（8）凉膏及包装：熬好的膏滋应趁热装入容器中。一般用大口容器，服用时取用方便，以大小适中的陶瓷罐、玻璃瓶或者搪瓷锅为宜。盛装膏方的容器要事先清洗，高温消毒并且烘干备用、烘干后要放置在洁净区内，并且要现用现处理，完成时间不得早于盛装膏方时间前6小时，烘干后的容器也不宜与水蒸气等接触，否则膏方容易发生霉变，影响其贮藏时间。灌装后贴上标识，标签内容包括患者姓名、性别、年龄、科室、制作人姓名、审核人姓名、制作日期等信息。刚放入膏滋的容器不可马上加盖，可先在容器上盖两层清洁的纱布，自然放冷。凉膏工序也是制膏的关键，如未凉透加盖，极易霉变。凉膏时间大约需要12小时，待其彻底冷却后再盖上盖子，凉膏结束，加盖的成膏转入成膏间，质量管理员应认真核对容器外标焰与处方、加工单上的患者姓名、加工单编号是否相符，所有加工记录是否完整、正确，并按规定检查成膏质量，签名后入库。

凉膏结束后，为了方便运输、发放及患者携带，要在外部进行进一步包装，一般采用有提手且较为牢固的纸盒进行外包装。外包装上应贴有标识，标签内容包括患者姓名、性别、年龄、科室、生产日期等信息。另外，需要将膏方一般服用方法印刷于包装上，并提醒患者要遵医嘱。

凉膏及包装环境也有比较高的要求，一般凉膏间和包装间应为洁净室，洁净级别为 10 万级，目的是将空气中飘浮的灰尘、纤维、细菌等除去，降低膏方被污染的可能性。凉膏间最好有净化装置，洁净度 30 万级以下，温度应保持 20℃以下，相对湿度为 43%～65%，每日不少于 2 次（每次半小时以上）紫外线消毒，并做好记录。

3.影响出膏量的因素

膏方的出膏量应根据具体膏方用药而定，具体影响因素有以下几个方面。

（1）浸泡与否：浸泡过程含浸润与渗透、解析与溶解和浸出成分扩散三个阶段。水是极性较强的溶剂，可溶解大多数生物碱盐类、苷类、有机酸类、氨基酸类、鞣质、蛋白质、果胶、黏液质、色素、淀粉、酶等物质。因此，浸泡应用冷水不宜用开水，开水会使得药材表面淀粉蛋白质变形凝固，阻碍水分渗入内部，使水分难以渗入药物内部，使有效成分难以溶出。

（2）药材品种和数量：对于同一种药材，质量好坏与出膏量有关，另外饮片大小、厚薄、粒度与出膏量也有关系。粒度小与溶剂接触面积大，扩散面积大，易渗透，浸出量增加，但不能过细，细胞会破壁。

膏方使用的药材品种：①根及根茎类药材，多在秋冬或者初春发芽时采收，此时有效成分含量高，出膏量也比较高。如颜色深的有何首乌、生地黄、熟地黄、黄精以及全草中肉质茎的肉苁蓉；颜色浅的有黄芪、南北沙参、党参、玉竹、天冬、麦冬、知母、怀牛膝、川牛膝、太子参、赤白芍、板蓝根、甘草、丹参、黄芩、巴戟天等。②皮类药材中出膏量较多的有牡丹皮、黄檗、杜仲等。③叶类、花类药材一般出膏量较低。④藻类、菌类、地衣类药材出膏多者有茯苓、猪苓等。⑤果实、种子类药材出膏量多的有山萸肉、枸杞子、薏苡仁、炒枣仁、杏仁、五味子等。⑥辅料蜂蜜和胶类药材有助于收膏成形，增加药汁的黏稠度。此外，胶剂本身也有补益虚损的功效。常用的胶类制剂如阿胶、鹿角胶、龟甲胶，一般为 250～500 克，联合使用时单味剂量可适当减少。如将以上品种适当选用，可使膏滋色泽、甜度、流动性、数量、美观度等方面有一定提高。

第四节　膏方的服用及保存方法

膏方在贮藏过程中易发霉变质，影响膏方质量和临床疗效。所以膏方必须妥善保管，并注意掌握好以下几点：①炼蜜炼糖时水分要完全蒸发；②收膏时滴水成珠，膏方中水分含量较少不容易发霉；③容器使用前消毒烘干备用，不宜消毒后长时间存放，烘干后不宜接触水蒸气；④膏方装入容器后不宜立即加盖，需放置过夜，膏方彻底凉凉后再加盖，避免水分蒸发到容器盖上使膏方容易发霉；⑤膏方应及时放入阴凉干燥处或冰箱中；膏方启用后，不要放在湿热、潮湿的环境；⑥取用膏方时汤匙要干燥，不要带进水分。

1.膏方的服用方法、时间及剂量

膏方的服用时间取决于患者本身，根据患者需要空腹、饭前、饭后、睡前均可，正确选择服用的时间可以最大程度地发挥膏方的治疗作用。滋补之剂应当空腹服用，此时胃肠空虚，吸收效果最强，并且不受其他食物的影响。清泻之剂可于饭后服用，既可发挥药效又无伤胃之虞。有胃部疾患者可以于饭后15分钟服用，无胃部疾患者可以饭前或者空腹服用，如有任何不适，可咨询医生做出适当调整。膏方的服用剂量与患者的病情及身体状况关系密切，体型壮硕者可适量增加，体型瘦弱者可酌情减少，体型中等的患者一般为每次20～30克。膏方的服用方法有冲服、噙服及调服三种：①冲服即加入适量温开水并充分搅拌使其溶化后服用；②噙服即含化，是指取适量膏方含于口中，静待膏方于口中逐渐溶化后缓慢咽下；③调服是指加入适当的黄酒、汤药等隔水炖热，调匀后服下，此种服用方法较为少见。冲服及含服为膏方服用最常用的两种方法。

2.膏方的最佳服用季节

中医膏方，四季皆可服用，清泻之剂以夏季为佳，补养之剂以秋冬季为佳，平调之剂则四季均可。大自然有春生、夏长、秋收、冬藏的变化，冬季是封藏的季节，此时天气寒冷，食欲旺盛，腠理致密，人体阳气、阴精均藏而不泻，营养物质能更有效地吸收，故而冬季是进补的最佳季节，尤以冬至到立春前服用效果为上佳。民间亦有"冬令进补，春来打虎"之说，虽然有夸张的成分，但也从侧面说明了冬季进补的正确性。人禀天地之气而生，人的健康与天地之气、四时更迭息息相关。选择适当的季节服用适当的膏方进行调理，可最大限度地达到改善体质、治病防病、梳理五脏、调和气血的作用。

3.服用膏方期间的禁忌

服用膏方之时，患者应更加留意自身禁忌。体虚有寒者，需忌食生冷；阴虚火旺者，应忌燥热饮食。同时，浓茶、咖啡、油腻辛辣食物应尽量避免。感冒、腹泻、慢性病急性发作期、妇女月经期应暂停服用膏方，待症状缓解或经期后再续服。痛风、血尿酸增高、慢性肾功能不全患者，应慎用胶类滋补之品，以免病情加重。糖尿病、糖耐量受损者及肥胖症者宜用木糖醇、元贞糖等替代蔗糖。

4.膏方的保存方法

膏方在贮藏过程中易发霉变质，影响膏方质量和临床疗效。所以膏方必须妥善保管，并注意掌握好以下两点：①膏方应及时放入阴凉干燥处或冰箱中，膏方启用后，不要放在湿热、潮湿的环境；②取用膏方时汤匙要干燥，不要带进水分。

下篇

常见病膏方调治

第一章　心系疾病

心悸案 1（心力衰竭）

郭某，女，67 岁。

初诊（2020-04-14）

主　诉：心悸、气短伴胃痛、呕吐 1 周，加重 1 日

现病史：患者形体偏瘦，1 周前因劳累出现心悸、气短、恶心、呕吐。患者于家中自行购买稳心颗粒、富马酸比索洛尔片、奥美拉唑肠溶胶囊及铝碳酸镁咀嚼片等药物治疗后，症状未见明显缓解。今日患者自觉心悸、气短伴胃痛、呕吐症状加重，今为寻求中医药治疗遂来我处就诊。

患者症见：面色少华，呼吸急促，形寒肢冷，舌淡紫，苔薄，脉沉细。

辅助检查：心电图：ST-T 改变。心脏彩超：三尖瓣少量反流，左心功减低，左室舒张功能减低（EF=49%）。

既往史：慢性胃炎病史。

诊　断：心悸（心阳不足，水气上逆）。

治　则：振奋心阳，安神定悸，化气行水。

药　用：

桂枝 20 克	白芍 20 克	茯苓 15 克	生白术 20 克	人参 15 克
附子 10 克	清半夏 15 克	生姜 10 克	生龙骨 30 克	生牡蛎 30 克
炙甘草 10 克	大枣 5 枚			

水煎服，每日 1 剂，早晚饭后温服。

二诊（2020-04-21）

服药 1 周后患者自觉心悸、胸闷、肢冷等症状好转，唯胃痛、恶心未见改善，于上方中加入高良姜 15 克、乌药 15 克和三七 5 克，以温中行气、化瘀止痛。

三诊（2020-04-28）

患者自觉心悸、胸闷、肢冷症状好转，胃痛明显改善。为巩固疗效，遂改膏

方调服，以治其本。

药　用：

人参 70 克	桂枝 70 克	薤白 105 克	太子参 140 克	清半夏 70 克
陈皮 140 克	附子 35 克	郁金 105 克	葶苈子 35 克	泽泻 105 克
桔梗 70 克	蜜百合 210 克	高良姜 105 克	乌药 105 克	桃仁 70 克
当归 245 克	天冬 105 克	麦冬 105 克	柴胡 105 克	生地黄 140 克
枳实 105 克	丹参 140 克	海螵蛸 140 克	川芎 140 克	首乌藤 140 克
炒枣仁 105 克	白芍 105 克	黄连 70 克	知母 70 克	火麻仁 140 克
生白术 210 克	炒麦芽 140 克	炒神曲 140 克	焦山楂 140 克	大黄 70 克
茯神 140 克	佛手 140 克	炙甘草 70 克	远志 70 克	杏仁 70 克
五味子 70 克	黄芪 210 克	玉竹 70 克	红花 70 克	合欢皮 140 克
车前子 105 克	柏子仁 140 克	赤芍 105 克		

上药煎取浓汁，阿胶、鹿角胶和龟甲胶各 200 克（黄酒烊化），熔化收膏，每日晨起、睡前各服 1 勺。

四诊（2020-10-27）

患者自述心悸、胸闷、肢冷、胃痛症状明显改善。复查心电图：ST 段轻度下移；心脏彩超：三尖瓣少量反流，左室舒张功能减低（EF=64%）。于前方中去葶苈子、附子和高良姜等辛热之品，以防伤阴动血，继续服用 1 个疗程，随诊。

心悸案 2（心脏神经官能症）

吴某，女，48 岁。

初诊（2014-03-25）

主　诉：心悸、乏力伴胃胀 1 年余，加重 1 周。

现病史：平素气血亏虚，近 1 年来间断性心悸、乏力伴胃胀、纳差，患者自行口服复方丹参滴丸、单硝酸异山梨酯片、泮托拉唑肠溶片等药物治疗后症状未见明显缓解。1 周前，该患者自觉心悸、乏力伴胃胀症状加重，今为寻求中医药治疗遂来我处就诊。

患者症见：心悸、乏力，胃胀、纳差，眠差多梦，潮热盗汗，目涩耳鸣，夜尿频，畏风，舌红略带瘀斑，苔白，脉沉细涩。

辅助检查：心电图及心脏彩超检查均未见异常。

既往史：浅表性胃炎病史。

诊　断：心悸（阴阳两虚，气滞血瘀）。

治　则：益气养阴，补肾安神。

药　用：

黄芪 210 克	西洋参 140 克	桂枝 70 克	熟地黄 140 克	山茱萸 140 克
枸杞子 140 克	麦冬 140 克	防风 210 克	首乌藤 210 克	女贞子 140 克
墨旱莲 140 克	菟丝子 140 克	牡丹皮 140 克	丹参 140 克	川芎 140 克
当归 140 克	生山药 140 克	茯苓 140 克	泽泻 105 克	枳实 140 克
厚朴 140 克	焦山楂 210 克	炒神曲 210 克	炒麦芽 210 克	煅龙骨 210 克
煅牡蛎 210 克	焦栀子 35 克	浮小麦 500 克	鸡血藤 210 克	吴茱萸 105 克
木香 105 克	清半夏 105 克	炒枣仁 210 克	煅磁石 210 克	蜜百合 140 克
合欢皮 140 克	桑寄生 140 克	续断 140 克	杜仲 140 克	川牛膝 140 克
炒白术 140 克	肉苁蓉 140 克	覆盆子 140 克	桑葚 140 克	地骨皮 140 克
远志 140 克	郁金 140 克	炙甘草 70 克	乌药 140 克	益智仁 140 克

上药煎取浓汁，水蛭 100 克和黑芝麻 100 克（研粉冲入），刺五加 2000 克（另煎取汁），阿胶、鹿角胶和龟甲胶各 150 克（黄酒烊化），熔化收膏，每日晨起、睡前各服 1 勺。

二诊（2014-12-25）

心悸、乏力伴胃胀好转，夜尿频及畏风症状大减，眠差多梦，潮热盗汗，腰膝酸软。舌红，苔白，脉沉细。于上方中加阿胶、鹿角胶和龟甲胶各至 200 克，继续服用 1 个疗程。

三诊（2015-06-08）

诸症好转，舌红，苔白，脉沉细。继续服用 1 个疗程，随诊。

按语

心悸是因外感或内伤，致气血阴阳亏虚，心失所养；或痰饮瘀血阻滞，心脉不畅，引起以心中急剧跳动，惊慌不安，甚则不能自主为主要临床表现的一种心脏常见病证。也可作为临床多种病证的症状表现之一，如胸痹、心痛、失眠、健忘、眩晕、水肿、喘证等。

脾胃乃后天之本，后天失养，气血不充，则容易受各种外感内伤因素引发新疾。案例1中患者形体偏瘦，素患胃疾，此为旧病。今日心悸胸闷明显，此为新疾。久病加新疾应当先治新疾，再疗旧病。即《金匮要略·脏腑经络先后病脉证》中："夫病痼疾，加以卒病，当先治其卒病，后乃治其痼疾也。"故初诊先用桂枝甘草龙骨牡蛎汤配苓桂术甘汤加减，以桂枝、干姜、附子等振奋中上二焦之阳，行日历中天，阴霾自散之理；以茯苓、白术、清半夏等予水通道，使其有所去而无扰上焦；以龙骨、牡蛎重镇安神；以人参、大枣、炙甘草建中。全方共奏振奋心阳，安神定悸，化气行水之功。二诊见新病减轻，旧疾显现，故加高良姜、乌药、三七等顾护胃病。至三诊，诸症皆有好转，但痼疾难除又易反复，需要长期顾护治疗，故该汤药为膏剂，行慢病图缓之意。膏方中用人参、清半夏、陈皮、白术等补健脾胃；以桂枝、附子、高良姜、乌药等温周身之阳；以天冬、麦冬、生地黄、玉竹等养自身之阴；以远志、茯神、首乌藤、合欢皮等安神定志；以柴胡、薤白、桔梗、枳实等解郁理气；以当归、丹参、赤芍、桃仁等防久病入络。合全方之力，调病患气血阴阳，制为膏剂，以图缓治。四诊中病患病情稳定，长期服药不宜加辛烈之品，去附子、高良姜等大辛大热之物，恐其药性过偏也。

案例2中患者平素气血不足，可见心悸乏力等症。实验室检查中，心电图及心脏彩超均未发现异常。考虑到患者年岁四十八，正值女子七七之年，正如《素问·上古天真论》中记载："七七，任脉虚，太冲脉衰少，天癸竭，地道不通，故形坏而无子也。"此阶段任脉空虚，气血不足，而患者本人平素就气血匮乏，两两相加，阴阳皆亏，匮乏益甚，因而症状四起。阴虚则眠差、盗汗、潮热、目涩耳鸣。阳不足见夜尿频、畏风等症。气血不足，阴阳不行，舌现瘀斑，脉见细涩，此为瘀象。初诊诊断为更年期综合征。该病本证为气血阴阳不足，标证为气滞血瘀。考虑病患病情，适宜从缓而治，故首诊即开膏方治疗，益气养血、滋阴温阳兼以活血行气。全方以黄芪、山茱萸、生山药、熟地黄、当归等补益气血；以西洋参、枸杞子、麦冬、女贞子、墨旱莲、乌药等滋阴温阳；以覆盆子、桑葚、杜仲、桑寄生等顾护先天；以川芎、木香、枳实、泽泻、茯苓、焦三仙等行气血，化痰饮；辅以浮小麦等敛阴止汗，全方制膏，燮理阴阳。二诊中患者多症好转，但仍有余留，舌脉象中血瘀之象已去，故辨证为阴阳两虚兼气滞。三诊与二诊时病机未变，故二诊、三诊守方不变，续开膏方治疗以稳定疗效。

不寐案1（失眠）

樊某，女，71岁。

初诊（2013-04-02）

主　诉：多梦、易醒多年。

现病史：患者眠差、多梦、易醒，醒后难以入睡，常年口服艾司唑仑片。近日眠差、多梦、易醒症状加重，伴胸闷、纳差，今为寻求中医药治疗遂来我处就诊。

患者症见：口干苦、胸闷乏力，胃胀、纳差，畏寒，便秘，舌红，苔薄白，脉沉细。

辅助检查：心电图：ST-T改变。

既往史：高血压病史，冠心病病史，慢性胃炎病史。

诊　断：不寐（阴虚火旺，肝郁气滞）。

治　则：益气养阴，补肾安神，行气化瘀。

药　用：

熟地黄100克	山茱萸100克	枸杞子100克	麦冬100克	当归100克
牡丹皮100克	川芎100克	赤芍100克	知母75克	黄柏50克
茯苓100克	炒白术100克	柴胡100克	黄芩75克	清半夏75克
砂仁75克	炒枣仁150克	蜜百合100克	桑葚100克	白芍100克
煅龙骨150克	煅牡蛎150克	首乌藤150克	珍珠母150克	远志100克
合欢皮100克	龙胆草75克	厚朴100克	延胡索100克	瓜蒌100克
焦槟榔片150克	莱菔子100克	焦山楂150克	炒神曲150克	炒麦芽150克
枳实100克	佛手100克	木香75克	黄芪100克	西洋参100克
桂枝75克	薤白75克	肉桂50克	煅赭石100克	黄连50克
干姜50克	肉苁蓉150克	郁金100克	丹参100克	炙甘草50克
地龙75克	牛膝75克	桑寄生100克	生山药100克	杜仲100克

| 续断 100 克 | 葶苈子 100 克 | 桔梗 100 克 | 鸡内金 100 克 | 五味子 75 克 |

上药煎取浓汁，黑芝麻 100 克和水蛭 100 克（研粉冲入），刺五加 1000 克（另煎取汁），阿胶 100 克、鹿角胶 100 克和龟甲胶 200 克（黄酒烊化），熔化收膏，每日晨起、睡前各服 1 勺。

二诊（2013-08-07）

患者自述服用膏方后睡眠明显改善，口干苦、胸闷乏力症状较前明显缓解，唯大便干结未见明显改善，故于上方中去葶苈子、黄芩、延胡索、龙胆草，加火麻仁、郁李仁、桃仁各 150 克，继续服用 1 个疗程。

三诊（2014-02-07）

患者自述服用膏方后睡眠明显改善，偶见胸闷、乏力症状，嘱患者继续服用 1 个疗程，随诊。

不寐案 2（失眠）

鲁某，女，40 岁。

初诊（2013-04-02）

主　诉：多梦、易醒 2 年余，近日加重。

现病史：患者素体亏虚，2 年来眠差、多梦、易醒，伴脱发、腰痛，间断口服甜梦胶囊、百乐眠胶囊等药物治疗后，症状时轻时重。近日来多梦、易醒症状加重，伴停经。今为寻求中医药治疗遂来我处就诊。

患者症见：多梦、易醒，胃脘胀满、吞酸嗳气，腰痛，肢凉，畏风，月经不至，舌红，苔薄白，脉沉细。

辅助检查：胃镜：浅表性胃炎、贲门炎。幽门螺杆菌：阳性（DPM=547）。妇科彩超：子宫内膜厚度=5mm。

既往史：腰椎间盘膨出病史。

诊　断：不寐（肾精亏虚兼气滞）。

治　则：补肾填精，安神理气。

药 用：

熟地黄 100 克	山茱萸 100 克	枸杞子 100 克	麦冬 100 克	女贞子 75 克
墨旱莲 75 克	菟丝子 75 克	黄精 100 克	侧柏叶 100 克	生山药 100 克
黄芪 150 克	五味子 75 克	炒枣仁 150 克	蜜百合 100 克	赤芍 100 克
白芍 100 克	茯苓 100 克	炒白术 100 克	陈皮 100 克	当归 100 克
制首乌 150 克	枳实 100 克	厚朴 100 克	桂枝 75 克	黄芩 75 克
柴胡 150 克	清半夏 75 克	砂仁 75 克	牡丹皮 100 克	益母草 100 克
防风 100 克	杜仲 100 克	怀牛膝 100 克	白花蛇舌草 100 克	黄连 50 克
干姜 50 克	巴戟天 50 克	淫羊藿 50 克	泽泻 75 克	木香 75 克
香附 75 克	佛手 100 克	海螵蛸 100 克	远志 100 克	合欢皮 100 克
首乌藤 150 克	炙甘草 50 克	莱菔子 100 克	鸡血藤 150 克	肉苁蓉 100 克
丹参 100 克	煅龙骨 150 克	煅牡蛎 150 克		

上药煎取浓汁，刺五加 1000 克（另煎取汁），阿胶 100 克、鹿角胶 100 克和龟甲胶 200 克（黄酒烊化），熔化收膏，每日晨起、睡前各服 1 勺。

二诊（2013-10-09）

服药后睡眠、脱发明显改善，行经 1 次，胃脘胀满与吞酸嗳气症状亦减轻，唯腰痛、肢凉、畏风未见好转。复查幽门螺杆菌：阴性（DPM=83）。遂于上方中去白花蛇舌草、黄连、黄芩、莱菔子和益母草，加独活 150 克、补骨脂 150 克和狗脊 100 克，继续服用 1 个疗程。

三诊（2014-6-15）

睡眠、脱发明显改善，月经 2 个月 1 次，偶见胃脘胀满与吞酸嗳气，腰痛、肢凉，畏风症状亦明显好转。继续服用 1 个疗程，随诊。

不寐案 3（失眠）

李某，女，52 岁。

初诊（2016-06-21）

主　诉：眠差数年余，近日加重。

现病史：患者体态偏胖，素体眠差、多梦、易醒，醒后难以入睡数年，近日眠差症状加重，伴右胁肋胀痛，今为寻求中医药治疗遂来我处就诊。

患者症见：该患者现症见体态偏胖，易怒，口干、饮水量少，便不成形，舌红，苔根部黄，少津，脉弦滑。

辅助检查：消化系彩超：脂肪肝，肝内胆管结石。

既往史：高血压病，腰椎间盘突出病史。

诊　断：不寐（肝胆湿热，脾虚气滞）。

治　则：清利湿热，行气健脾安神。

药　用：

柴胡 100 克	黄芩 75 克	枳实 100 克	厚朴 100 克	茯苓 100 克
炒白术 100 克	清半夏 75 克	砂仁 75 克	生山药 100 克	焦山楂 150 克
炒神曲 150 克	炒麦芽 150 克	土茯苓 150 克	茵陈蒿 150 克	金钱草 150 克
三棱 100 克	莪术 100 克	鳖甲 100 克	首乌藤 100 克	丹参 100 克
川芎 100 克	菟丝子 100 克	肉豆蔻 100 克	白扁豆 100 克	郁金 100 克
远志 100 克	煅龙骨 150 克	煅牡蛎 150 克	珍珠母 150 克	合欢皮 100 克
黄连 75 克	干姜 75 克	怀牛膝 100 克	桑寄生 100 克	续断 100 克
枸杞子 100 克	山茱萸 100 克	杜仲 100 克	狗脊 100 克	天麻 100 克
麦冬 75 克	五味子 100 克	乌梅 100 克	木瓜 100 克	女贞子 100 克
墨旱莲 100 克				

上药煎取浓汁，三七粉 50 克（研粉冲入），刺五加 1000 克（另煎取汁），龟甲胶 300 克（黄酒烊化），熔化收膏，每日晨起、睡前各服 1 勺。

二诊（2017-04-09）

服药后眠差、右胁肋胀痛和口干等症状均明显改善，现症便不成形，舌红，苔薄白，脉弦滑。于上方中加莲子 150 克、车前子 200 克，改怀牛膝为川牛膝，继续服用 1 个疗程。

三诊（2018-05-02）

服药后眠差、右胁肋胀痛、口干等症状均明显改善，便不成形较前好转。继续服用 1 个疗程，随诊。

患者于 2019 年、2020 年均因它症于我处就诊，自述睡眠良好。

按语

不寐指以经常不能获得正常睡眠为特征的一类病证，可见入睡困难、睡后易醒、醒后不能再寐，严重则彻夜不寐。人之寤寐，控于心神，以营卫阴阳的正常运作为基础。每因饮食、情志、劳倦、病后等因素导致心神不安而致不寐。其病机虽多，但病理变化总属阳盛阴衰，阴阳失交，或为阴虚不能纳阳，或为阳盛不得入阴。

案例1中，患者年过七十，阴阳均衡失错。除失眠外，症见口干苦、便秘、舌红、脉细等阴虚火旺之状，此外又有畏寒、乏力、纳差等阳虚症状，总体而言阴阳两虚，且阴虚为主。治法以滋阴养热安神为主，以温阳健脾助运为辅。方中以熟地黄、麦冬、枸杞子、当归、白芍、西洋参等养真阴以纳阳；以山茱萸、黄芪、肉桂、桂枝、干姜等健虚阳以迎阴，阴阳和则心神安；以黄芪、生山药、桑寄生、杜仲、续断等补先后天之本；以珍珠母、砂仁、炒枣仁、龙骨、牡蛎安心神；以龙胆草、黄芩、黄连等清邪火；以厚朴、槟榔、柴胡、清半夏、莱菔子等健脾助运并行药滞。全方合用，行万全之策。至复诊，口干苦、胸闷乏力、纳差胃胀等皆明显缓解。守上方而去葶苈子、龙胆草、黄芩等苦寒之药，防其久服破气伤阳，加火麻仁、郁李仁、桃仁以奏泄热润肠通便之效。

案例2中患者年刚四十已停经四月余，并见脱发。此为肾精亏虚，不能化生气血，无力濡养周身。上窍失养则脱发；气血不充，则月事不下；心失所养，阴阳失衡，则不寐多梦。故方中以熟地黄、女贞子、墨旱莲、菟丝子、黄精等滋养先天；以山茱萸、生山药、麦冬、白术、黄芪等补益后天。先后天得养，则肾精充。以远志、合欢皮、砂仁、龙骨、牡蛎等安神宁心；以枳实、厚朴、清半夏、陈皮等健运行滞；久病防瘀，故又配伍鸡血藤、益母草、牡丹皮、当归等。全方合用，衡阴阳，调气血，助眠宁心。

案例3中患者除不寐，还见口干不欲饮、纳差、大便不成形等脾虚症状，舌红、苔根部黄、脉弦滑等湿热内停、气机阻滞等症。对于该患者不寐病机的认识，归属于脾虚。阴阳气血的来源，由水谷精微所化。上奉于心，则心宁神安。统摄于脾，则生化不息。《素问·经脉别论》："饮入于胃，游溢精气，上输于脾。脾气散精，上归于肺，通调水道，下输膀胱。水精四布，五经并行，合于四时五藏阴阳，揆度以为常也。"可见脾胃在水谷精微进入人体后的传输和转化中的重要作用。本案中患者食少纳差，渴而少饮，此因脾胃功能虚弱，不能运化水谷。失于运，则气滞水停，生湿化热；失于化，则气血不充，心失所养，神宁不安，入夜不寐。故方中以茯苓、白术、清半夏、生山药、焦三仙等健脾助运；以黄芩、黄连、丹参、夏枯草等清邪热；以金钱草、茵陈蒿、土茯苓、白扁豆等清中焦湿热；以柴胡、枳实、厚朴等理气行滞；以龙骨、牡蛎、远志、合欢皮等安神宁志。又辅以三棱、莪术、丹参等祛瘀之药，以防久病入络。全方以通理中焦为主，以中焦不畅，在上心火独亢，在下肾水不行。心肾无所交，水火不相容，阴阳无所济，则万病丛生。今中焦得畅，心肾相交，阴阳既济，则病可祛。于二诊见诸多症状皆为好转，唯大便不成形仍在，病机仍在中焦，守通理中焦之法续作膏方。后随诊，自述好转。

第二章　肺系疾病

喘证案 1（肺动脉高压）

吴某，女性，59 岁。

初诊（2018-12-18）

主　诉：咳喘短息多年，加重 1 周。

现病史：患者 10 年前因感冒后出现气喘，胸部胀闷，于当地卫生院就诊给予止咳化痰药物（具体药物不详）治疗，症状缓解，后每到冬季寒冷之时易胸闷气短，痰多咳嗽。1 周前不慎感寒，喘咳又起，自行口服川贝母枇杷膏和咳特灵片，未见明显好转。今为寻求中医药治疗遂来我处就诊。

患者症见：面色少华，咳喘短息，恶心纳差，形寒肢冷，下肢浮肿，舌紫，苔薄，脉弦细。

辅助检查：心脏彩超：先天性心脏病（房间隔缺损），右心输出量增加，肺动脉高压，左室舒张功能减低（EF=49%）。

既往史：房间隔缺损，肺动脉高压，心力衰竭病史。

诊　断：喘证（心阳不足，水气上逆）。

治　则：止咳平喘，温补心阳，利水化瘀。

药　用：

丹参 20 克	白芍 20 克	川芎 25 克	川贝母 10 克	生姜 15 克
川牛膝 15 克	枳壳 15 克	红景天 10 克	车前子 20 克	炙甘草 10 克
附子 10 克	茯苓皮 10 克	红参 20 克	炒白术 15 克	绞股蓝 10 克
水红花子 10 克				

水煎服，每日 1 剂，早晚饭后温服。同时嘱患者口服呋塞米 40 毫克、螺内酯片 100 毫克，日一次口服。

二诊（2018-12-25）

服药 1 周后患者自觉胸闷喘促、恶心纳差、形寒肢冷好转，下肢浮肿亦明显改善。于上方中加沉香 3 克，以纳气平喘。同时，改呋塞米 20 毫克、螺内酯片 50 毫克，隔日一次口服。

三诊（2019-01-03）

诸症好转，自述平素膝痛畏风，胃胀泛酸，大便干结，小便淋漓。遂以中药膏剂，缓治其本。

药　用：

川芎 100 克	川牛膝 150 克	沉香 25 克	桑白皮 100 克	赤芍 100 克
柴胡 100 克	清半夏 100 克	蜜百合 100 克	绞股蓝 100 克	独活 100 克
瓦楞子 150 克	桂枝 75 克	丹参 150 克	附子 50 克	生牡蛎 150 克
黄芪 150 克	猪苓 75 克	茯苓皮 75 克	麦冬 100 克	款冬花 100 克
枳壳 100 克	郁李仁 100 克	杏仁 100 克	吴茱萸 100 克	太子参 100 克
山茱萸 100 克	砂仁 100 克	枸杞子 100 克	川楝子 100 克	车前子 100 克
白果 75 克	生白术 200 克	郁金 100 克	紫菀 100 克	炒麦芽 150 克
焦山楂 150 克	泽泻 100 克	延胡索 100 克	桃仁 100 克	苏子 100 克
熟地黄 100 克	生山药 100 克	红花 100 克	生地黄 100 克	羌活 100 克
木香 100 克	海螵蛸 150 克	牡丹皮 75 克	桔梗 50 克	煅磁石 150 克
桑螵蛸 200 克	生龙骨 150 克	黄连 100 克	防风 100 克	炒神曲 150 克

| 白芍 100 克 | 炙甘草 50 克 | 生姜 100 克 | 大枣 25 枚 |

上药煎取浓汁，蛤蚧 150 克和三七 50 克（研粉冲入），红参 100 克（另煎取汁），阿胶、鹿角胶和龟甲胶各 200 克（黄酒烊化），熔化收膏，每日晨起、睡前各服 1 勺。

四诊（2019-04-12）

患者诸症好转。心脏彩超：先天性心脏病（房间隔缺损），右心输出量增加，肺动脉高压（EF=72%）。继续服用 1 个疗程，随诊。

喘证案 2（心力衰竭）

谢某，女，77 岁。

初诊（2012-09-24）

主　诉：喘促、胸闷 1 个月余，加重 3 天。

现病史：患者 1 个月前出现喘促、胸闷、咳嗽、痰多的症状，于社区医院点滴抗生素治疗后咳嗽症状略缓解，喘促、胸闷于夜间及活动后加重。3 天前该患者因受凉后出现喘促、胸闷症状加重，伴双下肢浮肿，不能平卧。今为寻求中医药治疗遂来我处就诊。

患者症见：咳喘胸闷而不能平卧，痰多，声低气短，双下肢肿，失眠，乏力，纳差，时大便溏，心烦焦虑，舌暗红，苔黄厚，脉滑数。

辅助检查：心脏彩超：二尖瓣、三尖瓣、主动脉瓣等中量反流，肺动脉瓣少量反流，心衰，心包少量积液。肺 CT：双肺气管血管束增粗，双肺间质性改变，双侧胸腔积液，纵隔内数个淋巴结增生。血常规未见异常。

既往史：冠心病病史。

诊　断：喘证（风寒外束，痰热内蕴）。

治　则：宣肺化痰，降气平喘，利水消肿。

药 用：

白果 140 克	麻黄 70 克	款冬花 210 克	桑白皮 250 克	紫苏梗 140 克
黄芩 140 克	杏仁 140 克	炙甘草 105 克	附子 70 克	葶苈子 70 克
竹叶 105 克	土茯苓 200 克	桔梗 140 克	通草 70 克	五味子 105 克
清半夏 105 克	水蛭 70 克	砂仁 105 克	生白术 105 克	泽泻 105 克
桂枝 105 克	猪苓 105 克	茯苓 140 克	黄芪 210 克	西洋参 140 克
熟地黄 140 克	山茱萸 140 克	生山药 140 克	牡丹皮 105 克	枳实 105 克
厚朴 105 克	大枣 35 个	生姜 105 克	黄芪 140 克	刺五加 210 克
炒枣仁 210 克	远志 140 克	煅龙骨 210 克	煅牡蛎 210 克	首乌藤 210 克
桃仁 105 克	红花 105 克	川牛膝 105 克		

上药煎取浓汁，蛤蚧 20 克（研粉冲入），龟甲胶 200 克和鹿角胶 100 克（黄酒烊化），熔化收膏，每日晨起、睡前各服 1 勺。

二诊（2013-03-05）

患者自述诸症减轻，偶有胸闷咳痰，舌红，苔白，脉滑。于上方加香附 105 克，继续服用 1 个疗程，随诊。

按语

喘即气喘，喘息。喘证是以呼吸困难，甚至张口抬肩，鼻翼翕动，不能平卧为临床特征的一类病证。喘证轻重不一，轻者仅有呼吸困难，重者则可见稍动则喘息不已，甚至喘粗持续不解、烦躁、肢冷，再严重者可发生喘脱。该病病因可见外感、饮食、情志、劳欲久病等。病机主要在肺肾，可涉及肝脾。

喘证案 1 中患者素来体弱，咳喘多年，因劳累加重，纳差、面色少华、形寒肢冷等均为一片虚象，又有胸闷、端坐呼吸、舌紫等症，此为心阳不足，水气上逆证。此证基于患者身体素弱，却发于水气凌心。故先治急症，兼辅痼疾。行以利水化瘀，止咳平喘，温补心阳之法。以白术、水红花子、车前子、川芎、红景天、丹参等利水祛瘀；以绞股蓝、川贝母、生姜、枳壳等止咳平喘；又辅以附子温补心阳。共奏利水祛瘀、止咳温阳之功。二诊时诸症好转，又添沉香以助平喘之功。至三诊急症已去十之七八，痼疾显露，见案例中诸症，故开以膏方全面调理。以柴胡、瓦楞子、白术和焦三仙等理气健胃消食，除胃中胀满；以车前子、猪苓、茯苓皮和木香等行气利水以止小便淋漓；又有麦冬、枸杞子、白果、生地黄、熟地黄、白芍等养脾肾之阴以助通便；以款冬花、紫菀、苏子、桔梗、沉香等宣降肺气，防喘疾复起。此患久疾，病入脉络，故加入延胡索、红花、桃仁、川芎、赤芍等解脉络瘀滞。

喘证案 2 中患者症见咳喘胸闷、下肢水肿。此为肺气郁闭，水气不行。气郁于胸中则见闷满，水停于下肢则见肿胀。气不行水，停于胃腑则留饮生痰而作咳。此类皆是实症。又有声低气短、乏力纳差、大便溏稀等肺脾两虚之症。诸多症状虚实夹杂，治疗当以补泻兼用。方以白果、麻黄、款冬花、杏仁和葶苈子等宣降肺气并止咳；以猪苓、茯苓、泽泻、厚朴、竹叶等行气利水；以白术、清半夏、枳实、桔梗等健脾理气化痰；以龙骨、牡蛎、远志、黄芩等清热安神。全方共奏宣肺化痰、降气平喘、利水消肿的功效。

咳嗽案 1（感染后咳嗽）

刘某，男，33 岁。

初诊（2020-04-23）

主　诉：咳嗽 3 个月余，加重 1 周。

现病史：患者身体素弱，于 3 个月前因受凉后出现发热、咳嗽、咯痰，于家中自行口服阿莫西林、氧氟沙星等抗生素治疗后症状好转。随后咳嗽症状持续存在，咯痰，痰色白略黄，经口服复方甲氧那明胶囊、苏黄止咳胶囊等药物治疗咳嗽仍未见明显缓解。近 1 周该患者自觉咳嗽症状加重，今为寻求中医药治疗遂来我处就诊。

患者症见：咳嗽、咯痰，身重乏力，口干苦，便不成形，眠差、心烦，舌红，苔薄白，脉细数。

辅助检查：胸部 CT 未见明显异常。血清肺炎支原体抗体：阴性。

既往史：胆囊切除术后 3 个月。

诊　断：咳嗽（气阴两虚，痰热蕴肺）。

治　则：益气滋阴，化痰止咳，清热利湿。

药　用：

黄芪 140 克	党参 140 克	熟地黄 140 克	山茱萸 140 克	枸杞子 140 克
麦冬 140 克	女贞子 140 克	墨旱莲 140 克	首乌藤 140 克	柴胡 105 克
黄芩 10 克	枳实 105 克	厚朴 105 克	茯苓 140 克	炒白术 140 克
焦栀子 105 克	陈皮 140 克	郁金 140 克	川芎 140 克	牡丹皮 140 克
丹参 140 克	炒麦芽 140 克	炒神曲 140 克	焦山楂 140 克	桔梗 140 克
清半夏 105 克	桑叶 140 克	杏仁 105 克	连翘 140 克	木香 105 克
香附 105 克	淡豆豉 105 克	远志 140 克	桑寄生 140 克	重楼 140 克
鱼腥草 210 克	板蓝根 140 克	续断 140 克	砂仁 105 克	炒枣仁 210 克
紫苏 140 克	紫菀 105 克	款冬花 105 克	生山药 140 克	白芍 105 克
当归 105 克	五味子 140 克	珍珠母 210 克	煅牡蛎 210 克	煅龙骨 210 克
前胡 140 克	乌药 140 克	蜜百合 140 克		

上药煎煮取浓汁，龟甲胶 200 克和阿胶 100 克（黄酒烊化），熔化收膏，每日晨起、睡前各服 1 勺。

二诊（2020-11-05）

患者咳嗽咳痰症状明显减轻，身重乏力感有所改善。前些日因生活琐碎引起焦虑、烦躁、眠差、入睡困难，苦口，舌尖红，苔微黄，脉沉弦细。于上方焦栀子改为 140 克，白芍改为 140 克，加淡豆豉 105 克、知母 70 克、龙胆草 70 克、干姜 70 克和柏子仁 105 克以疏养肝脏，清热除烦，继续服用 1 个疗程，随诊。

咳嗽案 2（慢性支气管炎）

于某，女，70 岁。

初诊（2012-04-12）

主　诉：咳嗽反复发作多年，近 1 个月加重。

现病史：患者长期反复咳嗽、咳痰 3 年，每年发作至少 3 个月，遇寒症状加剧并伴有气喘。以"慢性支气管炎"在多家医院进行过治疗，经西药抗感染、止咳化痰等方案治疗，虽有效果，但容易反复发作。1 个月前因外出时不慎受寒，咳嗽又起。期间自行口服咳特灵颗粒、左氧氟沙星等治疗，虽有缓解但未能根除。今为寻求中医药治疗遂来我处就诊。

患者症见：咳喘，咯白痰，胸闷（活动后加重），畏寒，纳差，乏力，腰膝酸软，小便清长，舌淡，苔白，脉沉滑。

辅助检查：胸部 CT：慢性支气管炎，肺气肿，双肺炎性病变。

既往史：慢性支气管炎，肺气肿 5 年余，冠状动脉粥样硬化冠心病史 2 年余。

诊　断：咳嗽（脾肾两虚，寒痰郁肺）。

治　则：健脾补肾益肺，理气化痰宽胸。

药　用：

熟地黄 140 克	山茱萸 140 克	枸杞子 105 克	麦冬 105 克	五味子 105 克
茯苓 140 克	生白术 105 克	枳实 105 克	厚朴 105 克	白果 105 克
桑白皮 105 克	杏仁 105 克	苏子 105 克	黄芩 105 克	女贞子 105 克
墨旱莲 105 克	菟丝子 105 克	丹参 140 克	黄芪 140 克	西洋参 140 克
炒麦芽 105 克	炒山楂 105 克	炒神曲 105 克	砂仁 105 克	刺五加 140 克
炒枣仁 140 克	当归 105 克	赤芍 105 克	前胡 105 克	桂枝 105 克
巴戟天 105 克	炙甘草 70 克	泽泻 105 克	生山药 105 克	陈皮 140 克
蛤蚧 1 对	红花 140 克	桃仁 105 克	干姜 70 克	款冬花 140 克

上药煎取浓汁，龟甲胶 100 克和鹿角胶 100 克（黄酒烊化），熔化收膏，每日晨起、睡前各服 1 勺。

二诊（2013-02-18）

患者自述服药后胸闷明显减轻，咳嗽发作频率减少，可接受强度更强的活动，心烦焦虑等症亦减轻，耳鸣改善不明显。舌有瘀斑，苔薄白，脉沉细。守上方加三棱 105 克、莪术 105 克、桑寄生 140 克、续断 140 克、煅龙骨 140 克和煅牡蛎 140 克，继续服用 1 个疗程，随诊。

三诊（2013-12-02）

患者自述服药后诸症减轻，耳鸣亦明显改善，为巩固疗效特来，舌有小瘀斑，苔薄白，脉沉细。于上方继续服用 1 个疗程，随诊。

咳嗽案 3（咳嗽变异性哮喘）

周某，男，64 岁。

初诊（2017-03-21）

主　诉：咳嗽，咳痰1个月，加重3天。

现病史：患者1个月前无明显诱因出现咳嗽咳喘症状，未给予重视，未经治疗。3天前，自觉咳嗽咳喘症状加重。

现症见：咳嗽，咳痰，口渴，纳差，胃胀吞酸，眠差，心烦，潮热，盗汗，目涩，身困重，大便黏腻，舌痛，苔黄，脉沉弦细。

辅助检查：肺部CT：支气管病变，肺气肿并肺大泡形成，左肺上叶、右肺下叶结节并钙化，双肺条索影。

既往史：肺大泡病史，冠心病病史，腔隙性脑梗死病史。

诊　断：咳嗽（肺脾两虚，痰湿瘀滞）。

治　法：宣肺化痰止咳，理气健脾祛湿。

药　用：

黄芪140克	太子参140克	山茱萸140克	熟地黄140克	枸杞子140克
麦冬140克	菟丝子140克	女贞子140克	墨旱莲140克	首乌藤210克
柴胡140克	枳实140克	黄芩105克	厚朴140克	茯苓140克
炒白术210克	黄连105克	木香105克	清半夏105克	吴茱萸105克
蒲公英210克	连翘140克	五味子140克	牡丹皮140克	知母105克
焦山楂210克	炒麦芽140克	炒神曲210克	菊花140克	泽泻140克
黄柏70克	三七70克	生山药140克	川芎140克	郁金210克
白扁豆140克	鱼腥草210克	金钱草210克	海螵蛸140克	肉豆蔻140克
炙甘草70克	桔梗140克	陈皮140克	白芍70克	地龙140克
砂仁105克	芦根140克	杜仲140克	桑寄生140克	续断140克
当归105克	干姜70克			

上药煎取浓汁，龟甲胶100克和鹿角胶100克（黄酒烊化），熔化收膏，每日晨起、睡前各服1勺。

二诊（2018-03-29）

患者自述服药后咳嗽极少发作，饮食、睡眠均好转。唯近日因子女争吵，情绪拂郁，心烦失眠又起，舌红，苔黄，脉沉细。守上方加焦栀子105克、淡豆豉105克、香附105克和柏子仁105克，继续服用1个疗程，随诊。

三诊（2019-10-14）

患者自述症状皆轻，因外出居住，期间未继续服用，而各种症状稳定，于1周前无明显诱因又见咳嗽，舌红，苔白，脉沉细。继续服用1个疗程，随诊。

按语

咳嗽指肺失宣降，肺气上逆作声，咳吐痰液为主要证候的肺系疾病。有声无痰为咳，有痰无声为嗽，一般并见，难以截然分开。该病可分为外感和内伤两大类，其主要病变在肺，与其他脏腑皆有关联，即《素问·咳论》所载的："五脏六腑皆令人咳，非独肺也。"

咳嗽案1中患者身体素弱。于3个月前无明显诱因出现咳嗽，可见此为内伤久积而发。内伤咳嗽总由脏腑失调，内邪干肺所导致。患者乏力身重，大便不成形。此为脾胃虚弱，失于运化，水谷不去，酿湿生痰。湿停周身则乏力身重，侵肠道则大便不成形。痰上驻于肺则生咳。心烦，焦虑，口苦，尿黄者属心肝有火，气机不畅。肝火上炎则口苦，失眠；扰心则焦虑，在下则尿黄。故以杏仁、款冬花、紫菀、紫苏、前胡等宣降肺气以止咳；以黄芪、党参、白术、焦三仙、茯苓、清半夏、砂仁等健脾助运，祛湿化痰；以黄芩、柴胡、郁金、牡丹皮、女贞子、墨旱莲、枸杞子、连翘等滋阴清热除烦；以炒枣仁、砂仁、远志等安神助眠。全方共奏化痰止咳、清热利湿、健脾和胃、益气滋阴之功。

咳嗽案2与咳嗽案1相似，但除了案例1中的症状外还要注意到患者年已七十，天癸已竭，肝肾不足，症见腰痛、耳鸣、目涩等症。因此全方行以健脾补肾益肺，理气化痰宽胸，止咳化痰祛瘀之法。方以熟地黄、山茱萸、枸杞子、麦冬、女贞子、墨旱莲等补肝脾肾之阴；以菟丝子、巴戟天、蛤蚧等补肾益精以治疗腰痛、耳鸣、目涩等症；以白术、焦三仙、黄芪、生山药等健脾补肺助运；以白果、款冬花、前胡、杏仁、苏子等宣降肺气以止咳；以红花、桃仁、赤芍、当归等行诸多滋腻药物之滞，亦防久病入络。

咳嗽案3中患者除了咳嗽咳痰等症状外还可见心烦、潮热、盗汗、目涩等阴虚火旺、精血不荣的症状。故在治疗中除了止咳化痰，宣肺健脾外，还增加了菟丝子、当归、川芎、枸杞子等益精养血药物，以及熟地黄、太子参、墨旱莲、女贞子等滋阴清热药物。

肺胀案 1（慢性阻塞性肺疾病）

王某，男，66 岁。

初诊（2012-07-26）

主　诉：胸闷、咳嗽、气短多年，加重半月。

现病史：患者常年胸闷咳喘，常服西药维持，半年前患者因呼吸困难、胸闷气短乏力住院 15 天缓解出院。出院带药为阿托伐他汀钙片、单硝酸异山梨酯片、噻托溴铵粉雾剂等，坚持用上药 3 个月，症状仍无明显改善。患者半月前自觉胸闷、咳嗽、气短，遂来我院诊治。

现症见：胸闷气短，活动后加重，咳嗽痰多，口渴，心烦，脘痞纳差，倦怠乏力，舌有瘀斑，苔干，脉沉细。

辅助检查：胸部 CT：慢性支气管炎，肺气肿。肺炎支原体：阳性。

既往史：肺气肿，高血压病史 16 年。

诊　断：肺胀（痰瘀阻肺，气阴两虚）。

治　法：理气止咳化痰，清热化湿祛瘀，滋阴益气养肺。

药　用：

茯苓 140 克	泽泻 105 克	五味子 105 克	牡丹皮 105 克	白术 105 克
黄芪 140 克	厚朴 105 克	西洋参 140 克	制首乌 105 克	枳实 105 克
桔梗 105 克	杏仁 105 克	女贞子 105 克	墨旱莲 105 克	菟丝子 105 克
黄芩 105 克	紫菀 105 克	蜜百合 105 克	清半夏 105 克	款冬花 105 克
砂仁 105 克	丹参 140 克	川贝母 70 克	川芎 105 克	刺五加 140 克
前胡 105 克	桃仁 105 克	白果 105 克	红花 105 克	当归 140 克
炙甘草 70 克	巴戟天 105 克	桂枝 105 克	赤芍 105 克	炒神曲 210 克
熟地黄 140 克	山茱萸 140 克	枸杞子 105 克	麦冬 105 克	生山药 105 克
焦山楂 210 克	炒麦芽 210 克			

上药煎取浓汁，蛤蚧 1 对（研粉冲入），龟甲胶 200 克和阿胶 100 克（黄酒烊化），熔化收膏，每日晨起、睡前各服 1 勺。

二诊（2013-11-12）

患者自述服药期间胸闷、咳嗽等症状发作次数明显减少。现可进行相对之前较强程度活动，饮食增加，情绪良好。为巩固疗效特来，舌红有小瘀斑，苔白，脉沉细。守上方原方制膏，随诊。

肺胀案2（慢性阻塞性肺疾病）

梁某，男，74岁。

初诊（2012-10-16）

主　诉：常年喘促短气，自汗，加重1周。

现病史：患者常咳喘短气，反复发作，经常服用麻杏止咳糖浆以缓解症状。于1周前因受风寒，咳喘又起，自行服用麻杏止咳糖浆，症状缓解不明显。今为寻求中医药治疗遂来我处就诊。

患者症见：咳声低弱，吐白色泡沫，活动后尤剧。自汗畏风，胸闷心慌，咳吐白痰，时有烦躁，纳差，大便溏，舌暗紫，脉沉细无力。

辅助检查：胸部CT：肺气肿，双肺肺大泡，左肺上叶条索影，右侧局限性胸膜肥厚。肺炎支原体：阳性。

既往史：慢性支气管炎，肺气肿病史30余年。

诊　断：肺胀（肺肾气虚，痰瘀内停）。

治　则：补肾固精，益肺温阳，化痰祛瘀。

药　用：

熟地黄 140 克	山茱萸 140 克	生山药 140 克	枸杞子 105 克	五味子 105 克
当归 105 克	沙参 105 克	麦冬 105 克	黄芩 105 克	桑白皮 140 克
僵蚕 105 克	杏仁 140 克	苏子 140 克	陈皮 140 克	车前子 105 克
泽泻 105 克	黄芩 140 克	党参 140 克	枳实 105 克	厚朴 105 克
连翘 140 克	浙贝母 105 克	金荞麦 140 克	桔梗 105 克	芦根 140 克
制首乌 140 克	牡丹皮 105 克	茯苓 140 克	焦山楂 140 克	炒麦芽 140 克
炒神曲 140 克	清半夏 105 克	砂仁 105 克	款冬花 105 克	紫菀 105 克
炙甘草 70 克	白果 140 克	炒白术 105 克	巴戟天 70 克	淫羊藿 70 克

| 桂枝 70 克 | 赤芍 105 克 | 丹参 105 克 | 知母 105 克 | 女贞子 105 克 |
| 墨旱莲 105 克 | 菟丝子 105 克 | 干姜 105 克 | 肉桂 70 克 | |

上药煎取浓汁，蛤蚧 20 克（研粉冲入），龟甲胶 200 克和鹿角胶 100 克（黄酒烊化），熔化收膏，每日晨起、睡前各服 1 勺。

二诊（2013-02-06）

患者自述服药后咳嗽、胸闷好转，可支持进行更大强度活动。饮食增加，自汗畏风等症减轻。于 1 周前不慎受风，咳嗽又起，喘息胸闷，舌暗红，脉沉细。守上方加防风 105 克、苏梗 105 克和荆芥 105 克，当归改 140 克，以祛风散邪。续作膏方，随诊。

三诊（2013-09-09）

患者自述症状好转，为巩固疗效特来，舌暗红，口唇有瘀斑，脉沉细。守上方去防风，加三棱 105 克、莪术 105 克和降香 105 克加强活血化瘀之力，随诊。

四诊（2014-04-14）

患者自述服药期间症状稳定，口唇瘀斑变小，舌色较以前明亮，脉沉细。上方去三棱和莪术，随诊。

按语

肺胀常继发于肺咳、哮病等之后，因肺气长期壅滞，肺叶恒久膨胀、不能敛降，而胀廓充胸，是以胸中胀闷、咳嗽咳痰、气短而喘为主要表现的肺系疾病。多种慢性肺系疾患反复发作，迁延不愈，肺脾肾三脏虚损，从而导致肺管不利，气道不畅，肺气壅滞，胸膺胀满为病理改变，以喘息气促、咳嗽咳痰、胸部膨满、胸闷如塞，或唇甲发绀、心悸浮肿，甚至出现昏迷，喘脱为临床特征的病证。其病因可分为气虚气滞、水停痰凝、正虚血淤三部分。

肺胀案 1 中患者年已 66 岁，气血不足，脏腑虚弱，又有多年的肺病史，反复发作，时轻时重，经久难愈，故导致肺气胀满，不能敛降，症见胸闷气短并于活动后加重。又有口渴、纳差、倦怠乏力等症，此属脾胃失运，津液不生，气血不化，周身不养；脾胃不健，聚湿生痰，上注于肺，见咳嗽痰多；肺气不行，气血不畅，舌暗有瘀斑。方以生山药、白术、茯苓、泽泻、焦三仙等健脾助运祛湿；

以紫菀、款冬花、蜜百合、杏仁、前胡、白果等利肺定喘；以枳实、厚朴、川芎、红花、桃仁等行气活血；以牡丹皮、黄芩等清热除烦；以熟地黄、生山药、山茱萸等补养肺胃。全方共奏理气化痰止咳、清热化湿祛瘀、补养肺胃之功。

肺胀案 2 中患者同肺胀案 1 中患者一样，有多年肺病史。但案例 2 中可观察到明显的气虚、阳虚症状，如短气，声低，自汗畏风，大便溏，舌暗紫等。故于治法之中需要突出强调温阳益气、补益肺肾的作用。方中以熟地黄、山茱萸、生山药、黄芪、女贞子、菟丝子、墨旱莲等益肺健脾、补肾固精；以党参、白术、巴戟天、淫羊藿、干姜、桂枝、肉桂、小茴香等益气温阳；以贝母、款冬花、紫菀、白果、苏子、陈皮等宣降肺气；以黄芩、牡丹皮、芦根、车前子等清热利湿除烦；以当归、丹参、赤芍等防病入络。全方共奏补肾固精、益肺温阳、理气化痰、祛湿除烦、健脾助运之功。

第三章　脾胃病证

嘈杂案 1（反流性胃炎）

庄某，男，60 岁。

初诊（2021-07-01）

主　诉：泛酸、烧心 3 个月余，加重 1 周。

现病史：患者 3 个月无明显诱因出现泛酸、烧心，自行服用药物后好转。1 周前因进食刺激食物后泛酸和烧心症状加重，今为寻求中医药治疗遂来我处就诊。

患者症见：泛酸，烧心，咳嗽，乏力，汗出，便溏，舌红，苔白，脉沉细。

辅助检查：胃镜：浅表胃炎伴反流。

诊　断：胃痛（肝气犯胃）。

治　则：养阴和胃，化瘀止痛。

药　用：

熟地黄 140 克	山茱萸 140 克	枸杞子 140 克	麦冬 140 克	制首乌 140 克
首乌藤 140 克	女贞子 140 克	墨旱莲 140 克	菟丝子 140 克	柴胡 105 克

黄芩 70 克	枳实 140 克	厚朴 140 克	清半夏 105 克	陈皮 140 克
桔梗 140 克	鱼腥草 210 克	桑白皮 140 克	芦根 140 克	连翘 140 克
木香 105 克	香附 105 克	砂仁 105 克	郁金 140 克	川芎 140 克
马齿苋 140 克	生山药 140 克	茯苓 140 克	丹参 140 克	赤芍 140 克
白芍 140 克	当归 140 克	桑寄生 140 克	续断 140 克	牛膝 105 克
杜仲 140 克	牛蒡子 140 克	金银花 140 克	地龙 140 克	焦山楂 140 克
炒神曲 140 克	炒麦芽 140 克	炒白术 140 克	桑叶 140 克	车前子 140 克
牡丹皮 105 克	黄连 35 克	干姜 70 克	泽泻 140 克	肉豆蔻 140 克
炒薏仁 210 克				

上药煎取浓汁，川贝母 50 克和水蛭 70 克（研粉冲入），刺五加 500 克（另煎取汁），阿胶和龟甲胶各 200 克（黄酒烊化），熔化收膏，每日晨起、睡前各服 1 勺。

二诊（2022-02-17）

患者自述症状明显改善，现偶见时咳嗽、烧心，于上方黄连改 70 克、刺五加改 1000 克，加吴茱萸 70 克、煅龙骨 140 克、煅牡蛎 140 克、煅瓦楞子 140 克和代赭石 210 克，继续服用 1 个疗程，随诊。

嘈杂案 2（反流性胃炎）

张某，女，64 岁。

初诊（2016-03-01）

主　诉：胃脘部胀闷伴泛酸 3 个月余，加重 1 周。

现病史：患者 3 个月前无明显诱因出现胃脘部胀闷伴泛酸，未予以重视。1 周前该患者自觉胃脘部胀闷伴泛酸症状加重，饭后加重，今为寻求中医药治疗遂来我处就诊。

患者症见：胃脘部胀闷，泛酸，烧心，口干苦，眠差，畏寒，舌红，苔薄白，脉沉细。

辅助检查：胃镜：浅表萎缩性胃炎伴反流。

诊　断：胃痛（肝郁气滞）。

治　　则：益气养阴，温中止痛。

药　　用：

黄芪 210 克	桂枝 105 克	太子参 140 克	熟地黄 140 克	山茱萸 140 克
枸杞子 140 克	麦冬 140 克	清半夏 105 克	沙参 105 克	女贞子 140 克
墨旱莲 140 克	菟丝子 140 克	首乌藤 210 克	柴胡 140 克	黄芩 105 克
枳实 140 克	厚朴 140 克	蒲公英 210 克	连翘 140 克	重楼 140 克
郁金 140 克	吴茱萸 105 克	茯苓 140 克	炒白术 140 克	苦参 140 克
赤芍 140 克	白芍 140 克	三棱 140 克	莪术 140 克	川芎 140 克
木香 105 克	陈皮 140 克	鸡内金 140 克	远志 140 克	煅龙骨 210 克
煅牡蛎 210 克	牡丹皮 140 克	丹参 140 克	香附 105 克	蜜百合 140 克
合欢皮 140 克	炒枣仁 210 克	肉桂 70 克	淫羊藿 70 克	焦山楂 210 克
炒神曲 210 克	炒麦芽 210 克	焦栀子 105 克	炙甘草 70 克	桑寄生 140 克
续断 140 克	杜仲 140 克	牛膝 140 克	生山药 140 克	白花蛇舌草 210 克

上药煎取浓汁，刺五加 1000 克（另煎取汁），阿胶、鹿角胶和龟甲胶各 200
（黄酒烊化），熔化收膏，每日晨起、睡前各服 1 勺。

二诊（2016-12-27）

患者自述症状好转，现症见便溏（日行 2 次），舌红，苔薄白，脉弦滑，于上
方加肉豆蔻 140 克、白扁豆 140 克、补骨脂 140 克、生山药 140 克、五味子 140
克、附子 70 克、生龙齿 210 克、土茯苓 210 克、茵陈蒿 210 克、金钱草 210 克、
炒薏仁 210 克和泽泻 105 克，继续服用 1 个疗程，随诊。

按语

反流性胃炎属中医"嘈杂""呕胆""胆瘅""泛酸"和"胃痞"等范畴。《丹
溪心法·六郁》所云："气血冲和，万病不生，一有怫郁，诸病生焉。故人身诸病
多生于郁。"可见七情内伤是百病生的常见病因。《脾胃论》指出："内伤脾胃，百
病由生。"脾为后天之本，脾胃虚弱，则水谷精微生化乏源，百病可生。本病的基
本病机为脾胃虚弱，胃失和降，气机逆乱，肝气郁结，肝气逆上犯胃，胆汁上逆
于胃。本病本虚标实，以脾胃亏虚为本，以胆邪逆胃为标。

案 1 中患者由脾胃虚弱，无力运化，大便溏泄，饮食内积，化湿生热，久则
肢体不得濡养见乏力，卫表不充则汗出。脾胃虚弱，胆胃不和则吞酸烧心，痰湿

内盛，上则为咳。诸般症状皆由胃起，故治疗以健脾和胃助运为主，兼行利胆化湿、化痰止咳之法。方中以马齿苋、金银花、黄连清热泻火，麦冬、芦根等养阴和胃，川芎、赤芍、丹参等活血和络止痛。

案 2 中患者由肝火旺盛、脾胃虚弱，致使痰湿内生、郁而化火，故胃脘部胀闷、泛酸、烧心，饭后加重，口干口苦，气机不利，阳气不能通达，故见畏寒，胃不和，则卧不安，故眠差。方中以柴胡、枳实、郁金等疏肝解郁；蒲公英、连翘、白芍等柔肝泻火；木香、陈皮、厚朴等行气化痰；肉桂、苦参上清心火，下暖肾阳；白术、茯苓通利腰脐之气，使阴阳相合，气血通顺。

胃脘痛案 1（贲门口炎）

李某，女，63 岁。

初诊（2015-06-29）

主　诉：上腹痛 1 个月余，加重 3 天。

现病史：患者 1 个月前无明显诱因出现上腹痛，无恶心呕吐，自行口服奥美拉唑治疗后症状略缓解。3 天前因饮食不节后出现上腹痛症状加重，今为寻求中医药治疗遂来我处就诊。

患者症见：上腹痛，口干苦，眩晕，眠差，怕热，便干，舌红，苔白，脉沉弦细。

辅助检查：胃镜：贲门口炎，浅表萎缩性胃炎。

既往史：胆囊炎，脂肪肝。

诊　断：胃痛（湿热中阻）。

治　则：益气化痰和胃，清热活血止痛。

药　用：

黄芪 140 克	赤芍 140 克	熟地黄 140 克	山萸 140 克	枸杞子 140 克
山慈菇 140 克	麦冬 140 克	女贞子 140 克	墨旱莲 140 克	菟丝子 140 克
首乌藤 210 克	柴胡 140 克	黄芩 105 克	枳实 140 克	厚朴 140 克
生白术 210 克	清半夏 105 克	砂仁 105 克	黄连 105 克	郁金 210 克

牡丹皮 140 克	丹参 140 克	王不留行 140 克	路路通 140 克	川芎 140 克
当归 210 克	生龙骨 210 克	生牡蛎 210 克	珍珠母 210 克	远志 140 克
半枝莲 140 克	金钱草 210 克	防己 140 克	茵陈蒿 210 克	苦参 210 克
三棱 140 克	莪术 140 克	瓜蒌 140 克	杏仁 140 克	牛膝 140 克
天麻 140 克	苍术 140 克	夏枯草 140 克	半边莲 140 克	土茯苓 210 克
鸡内金 140 克	焦山楂 210 克	炒神曲 210 克	炒麦芽 210 克	地龙 140 克
鳖甲 140 克	蒲公英 210 克	白花蛇舌草 210 克	猫爪草 140 克	茯苓 140 克
滑石 140 克	连翘 140 克	石见穿 140 克	海金沙 140 克	石韦 140 克

上药煎取浓汁，三七 70 克、水蛭 70 克、川贝母 50 克（研粉冲入），刺五加 1000 克（另煎取汁），阿胶、鹿角胶和龟甲胶各 200 克（黄酒烊化），熔化收膏，每日晨起、睡前各服 1 勺。

二诊（2016-09-03）

患者自述眩晕、口干口苦、眠差、怕热、便干等症较上次明显改善，但因连续进食刺激性食物，腹痛再次发作，遂来我院治疗，舌红，苔黄，脉沉细。

辅助检查：胃镜：慢性浅表性胃炎，于上方加浙贝母 210 克和海螵蛸 140 克，继续服用 1 个疗程，随诊。

胃脘痛案 2（糜烂性胃炎）

黄某，男，64 岁。

初诊（2017-12-20）

主　诉：胃脘部胀痛伴嗳气半年余，加重 1 周。

现病史：患者半年前无明显诱因出现胃脘部胀痛伴嗳气，自行口服药物治疗后症状略改善，其后症状间断发作。1 周前该患者因情绪变化，胃脘部胀痛伴嗳气症状加重，今为寻求中医药治疗遂来我处就诊。

患者症见：胃脘部胀痛，嗳气，口中异味，多梦，头晕，耳鸣，盗汗，腰腿痛，便秘，夜尿多，舌暗红，苔根部黄，脉沉弦细。

辅助检查：胃镜：糜烂性胃炎。

既往史：前列腺炎病史。

诊　　断：胃痛（湿热瘀阻）。

治　　则：行气止痛，和胃降逆，活血化瘀。

药　　用：

熟地黄 140 克	山茱萸 140 克	枸杞子 140 克	麦冬 140 克	首乌藤 210 克
女贞子 140 克	墨旱莲 140 克	菟丝子 140 克	生白术 210 克	制首乌 140 克
清半夏 105 克	陈皮 140 克	柴胡 105 克	黄芩 70 克	枳实 140 克
天麻 140 克	木香 105 克	延胡索 140 克	当归 140 克	火麻仁 210 克
蒲公英 210 克	连翘 210 克	莱菔子 210 克	茯苓 140 克	桑寄生 140 克
川芎 140 克	知母 70 克	肉桂 70 克	牡丹皮 140 克	黄柏 70 克
杜仲 140 克	牛膝 140 克	马齿苋 140 克	蜜百合 140 克	炒枣仁 210 克
远志 140 克	香附 105 克	砂仁 105 克	丹参 140 克	白花蛇舌草 210 克
赤芍 140 克	泽兰 140 克	肉苁蓉 140 克	巴戟天 70 克	瓜蒌 140 克
黄连 140 克	三棱 105 克	莪术 105 克	厚朴 140 克	桃仁 105 克
续断 140 克				

上药煎取浓汁，水蛭 140 克和三七 70 克（研粉冲入），刺五加 1000 克（另煎取汁），阿胶、鹿角胶和龟甲胶各 200 克（黄酒烊化），熔化收膏，每日晨起、睡前各服 1 勺。

二诊（2018-05-28）

患者自述诸症好转，但仍见尿等待、尿分叉、夜尿多的症状，舌红，苔薄白，脉沉细，于上方加金樱子 210 克、益智仁 210 克，继续服用 1 个疗程，随诊。

三诊（2019-09-10）

患者自述症状好转，舌红，苔薄白，脉沉细，于上方加生龙骨 210 克、生牡蛎 210 克，继续服用 1 个疗程，随诊。

胃脘痛案 3（糜烂性胃炎）

姜某，男，58 岁。

初诊（2015-09-03）

主　　诉：胃脘部及两胁胀痛 1 个月余，加重 3 天。

现病史：患者 1 个月前无明显诱因出现胃脘部及两胁胀痛，自行口服香砂养胃丸治疗后症状略改善。3 天前该患者自觉胃脘部及两胁胀痛症状加重，今为寻求中医药治疗遂来我处就诊。

患者症见：胃脘部及两胁胀痛，肠鸣，眠差，心烦，便干，舌红，苔薄白，脉沉弦。

辅助检查：幽门螺杆菌：阴性（DPM=276）。胃镜：糜烂性胃炎。

既往史：胆囊炎。

诊　　断：胃痛（阴虚肝郁）。

治　　则：益气养阴，疏肝和胃，活血止痛。

药　用：

黄芪 140 克	桂枝 105 克	熟地黄 140 克	山茱萸 140 克	枸杞子 140 克
麦冬 140 克	女贞子 140 克	墨旱莲 140 克	菟丝子 140 克	茯苓 140 克
生白术 210 克	木香 105 克	川芎 210 克	陈皮 140 克	黄连 105 克
干姜 105 克	首乌藤 140 克	白芍 140 克	大枣 25 个	炙甘草 70 克
煅龙骨 210 克	煅牡蛎 210 克	珍珠母 210 克	郁金 210 克	焦栀子 105 克
清半夏 105 克	砂仁 105 克	党参 140 克	当归 140 克	蒲公英 210 克
连翘 140 克	延胡索 140 克	炒枣仁 210 克	焦山楂 210 克	炒神曲 210 克
炒麦芽 210 克	杜仲 140 克	桑寄生 140 克	续断 140 克	肉苁蓉 140 克
桑葚 140 克	牡丹皮 140 克	丹参 140 克	吴茱萸 105 克	

上药煎取浓汁，三七 70 克（研粉冲入），刺五加 1000 克（另煎取汁），阿胶、鹿角胶和龟甲胶各 150 克（黄酒烊化），熔化收膏，每日晨起、睡前各服 1 勺。

二诊（2015-12-09）

患者自述胃及两胁胀痛减轻，但仍心烦、焦虑、眠差、舌红少苔、脉弦细，于上方加知母 140 克、柴胡 105 克、茯苓 140 克，继续服用 1 个疗程，随诊。

三诊（2016-03-21）

患者自述因家庭琐事心情烦闷，出现泛酸、烧心的症状，舌红少苔，脉弦细，上方加浙贝母 210 克和海螵蛸 140 克，继续服用 1 个疗程，随诊。

四诊（2020-08-29）

患者自述诸症明显减轻，为巩固治疗，上方继续服用 1 个疗程，随诊。

胃脘痛案 4（糜烂性胃炎）

丁某，女，59 岁。

初诊（2020-04-10）

主　诉：胃脘部疼痛伴恶心、嗳气 1 周，加重 3 天。

现病史：患者 1 周前无明显诱因出现胃脘部疼痛伴恶心、嗳气，未予以重视，其后症状反复发作。3 天前因饮食不节，出现胃脘部疼痛伴恶心、嗳气症状加重，今为寻求中医药治疗遂来我处就诊。

患者症见：胃脘部疼痛，恶心，嗳气，纳差，眠差，心烦，心悸，怕冷，怕热，乏力，舌红，苔黄，脉沉弦细。

辅助检查：胃镜：食管炎，浅表性胃炎伴糜烂，多发胃息肉。

既往史：胆囊炎，慢性胃炎病史。

诊　断：胃痛（痰气交阻）。

治　则：行气降逆，和胃止痛。

药　用：

黄芪 140 克	党参 140 克	熟地黄 140 克	山茱萸 140 克	枸杞子 140 克
麦冬 140 克	女贞子 140 克	墨旱莲 140 克	菟丝子 140 克	首乌藤 210 克
柴胡 105 克	黄精 70 克	枳实 140 克	厚朴 140 克	茯苓 140 克
炒白术 140 克	焦山楂 210 克	炒神曲 210 克	炒麦芽 210 克	生山药 140 克
焦栀子 105 克	陈皮 140 克	清半夏 105 克	砂仁 105 克	木香 105 克
夏枯草 140 克	川芎 140 克	丹参 140 克	牡丹皮 140 克	煅龙骨 140 克
煅牡蛎 140 克	乌药 140 克	郁金 140 克	香附 105 克	桑寄生 140 克
续断 140 克	知母 105 克	当归 140 克	赤芍 140 克	白芍 140 克
蒲公英 210 克	连翘 140 克	肉桂 70 克	黄连 70 克	干姜 70 克
金钱草 210 克	石韦 140 克	滑石 140 克	鸡内金 140 克	炒薏仁 210 克
桂枝 105 克	大枣 35 个	炙甘草 70 克	浙贝母 105 克	炒枣仁 210 克
远志 140 克	海金沙 140 克	茵陈蒿 210 克	茯苓 210 克	天麻 140 克
制首乌 140 克	珍珠母 210 克			

上药煎取浓汁，三七和水蛭各 70 克（研粉冲入），刺五加 1000 克（另煎取汁），

阿胶、鹿角胶和龟甲胶各 200 克（黄酒烊化），熔化收膏，每日晨起、睡前各服 1 勺。

二诊（2020-07-13）

患者自述症状好转。现症见咽中异物、腰痛的症状，舌红，苔薄白，脉沉细，于上方加威灵仙 140 克、杜仲 140 克和巴戟天 70 克，继续服用 1 个疗程，随诊。

三诊（2021-06-28）

患者自述服上方后诸症皆除。现症见烧心，舌红，苔黄，脉细数，于上方去枸杞子，加蜜百合 140 克和瓦楞子 210 克继续服用 1 个疗程，随诊。

胃脘痛案 5（糜烂性胃炎）

凌某，男，38 岁。

初诊（2019-11-19）

主　诉：胃脘部胀痛 3 个月余，加重 3 天。

现病史：患者 3 个月前无明显诱因出现胃脘部胀痛，自行服药（具体不详）后好转。3 天前因连续饮酒，胃脘部胀痛加重，今为寻求中医药治疗，遂来我处就诊。

患者症见：胃脘部胀痛，面色萎黄，畏寒，眠差，多梦，目涩，舌红，苔薄白，脉沉弦细。

辅助检查：胃镜示：浅表性胃炎伴糜烂。

既往史：糜烂性胃炎，结肠黑变病。

诊　断：胃痛（气阴两虚）。

治　则：益气养阴，和胃止痛，健脾疏肝。

药　用：

黄芪 210 克	丹参 140 克	熟地黄 140 克	山茱萸 140 克	枸杞子 140 克
麦冬 140 克	首乌藤 210 克	制首乌 140 克	女贞子 140 克	墨旱莲 140 克
菟丝子 140 克	柴胡 105 克	黄芩 70 克	枳实 140 克	厚朴 140 克
当归 140 克	茵陈蒿 210 克	桂枝 105 克	赤芍 105 克	白芍 105 克

大枣 35 个	炙甘草 70 克	香附 105 克	川芎 105 克	焦山楂 140 克
炒神曲 140 克	炒麦芽 140 克	杏仁 105 克	清半夏 105 克	陈皮 140 克
延胡索 140 克	木香 105 克	茯苓 140 克	生白术 140 克	金钱草 210 克
蒲公英 210 克	连翘 140 克	五味子 140 克	牡丹皮 105 克	郁金 140 克
远志 140 克	肉苁蓉 210 克	肉桂 70 克	升麻 70 克	桔梗 140 克
薤白 140 克	知母 70 克	炒枣仁 210 克	珍珠母 210 克	煅龙骨 210 克
煅牡蛎 210 克	桑寄生 140 克	续断 140 克	杜仲 140 克	巴戟天 70 克
佛手 140 克	焦栀子 105 克	火麻仁 210 克	太子参 140 克	

上药煎取浓汁，刺五加 1000 克（另煎取汁），阿胶、鹿角胶和龟甲胶各 200 克（黄酒烊化），熔化收膏，每日晨起、睡前各服 1 勺。

二诊（2020-01-09）

患者自述症状好转。现偶见胃不适，于上方加砂仁 105 克，继续服用 1 个疗程，随诊。

三诊（2020-04-10）

患者自述症状好转。现症见口干苦，眠差，畏寒，于上方去制首乌，加生山药 140 克和附子 70 克，继续服用 1 个疗程，随诊。

四诊（2020-07-16）

患者自述症状好转。继续服用 1 个疗程，随诊。

按语

糜烂性胃炎属中医学"胃脘痛""痞病""呕吐"和"吞酸"等范畴，该病与外感邪气、饮食因素、情志失调、劳逸失度、脾胃虚弱、先天禀赋等因素有关，乃为肝气郁结、郁久化热，或邪热犯胃、火热内盛、灼伤胃络、胃络瘀阻、脾虚生湿等所致。近年来，采用中医辨病与辨证相结合的方法治疗糜烂性胃炎，既能缓解不适症状，又能祛除致病病因，可取得标本兼顾之效，疗效好，不易复发。

案 1 患者年老体弱，肝郁脾虚，饮食不节，湿热内生，痰瘀交阻，故上腹痛，眩晕，口干口苦，眠差，怕热，便干。故于方中加入清半夏、黄连辛开苦降；半枝莲、金钱草、茵陈蒿等清热解毒利湿；水蛭、三七、莪术等化瘀通络；焦三仙、鸡内金等健脾消食，上方诸药共奏益气化痰和胃、清热活血止痛的功效。

案 2 患者因肝郁气滞，气郁生火，痰湿内生，阻滞气机，故胃胀痛伴打呃，便秘；痰火上扰，故见多梦，头晕，口中异味；肾精亏损，精气不能内敛，故见耳鸣，盗汗，尿等待，尿分叉，夜尿多，腰腿痛等症状。方中加入柴胡、枳实等疏肝解郁；蒲公英、连翘等和肝泻火；木香、陈皮、厚朴等行气化痰；三棱、莪术等活血破气。

案3 患者肝气犯胃，胆郁痰扰，故胃及两胁胀痛；水气相击，故肠鸣；痰火扰动心神，故见眠差、心烦、焦虑；久郁生火，伤精耗液，故见便干。方中加入木香、郁金等疏肝解郁；清半夏、砂仁等和胃化痰；白芍、麦冬、丹参、牡丹皮等养阴活血。

案4 患者脾胃虚弱，痰湿内生，气机升降失调，故见恶心、打呃、纳差；痰火扰动心神，故眠差、心烦、心悸；湿邪阻滞阳气，阴阳失交，故怕冷、怕热、乏力。方中加入柴胡、枳实等疏肝解郁；蒲公英、连翘等和肝泻火；木香、陈皮、厚朴等行气化痰；水蛭、三七等活血破气；金钱草、石韦等化湿利浊。

案5 患者脾胃虚弱，饮酒无度，痰浊内生，阻滞气机，久而伤阴，故胃胀；气机阻滞，阳气不能通达，故畏寒；胆郁痰扰，故见眠差，多梦，阴液耗伤，故目涩。方中加入柴胡、枳实、香附、郁金等疏肝解郁；麦冬、白芍等养阴和胃；赤芍、牡丹皮、丹参等活血和络；金钱草、蒲公英、连翘、茵陈蒿等泻火和胃；清半夏、陈皮、白术等健脾化痰；首乌藤、女贞子、墨旱莲等补益肝肾。

胃痛案1（萎缩性胃炎）

王某，女，56岁。

初诊（2012-10-26）

主　诉：胃脘部疼痛1个月余，加重3天。

现病史：患者1个月无明显诱因出现胃脘部疼痛，未予以重视。3天前因大量进食油腻刺激食物，胃脘部疼痛症状加重，今为寻求中医药治疗遂来我处就诊。

患者症见：胃及右上腹痛，口干苦，纳差，眠差，畏寒，舌红，苔黄，脉沉细。

辅助检查：胃镜：食管炎，萎缩性胃炎。

既往史：胆囊炎，抑郁症。

诊　　断：胃脘痛（饮食积滞）。

治　　则：健脾消食和胃，化痰活血止痛。

药　　用：

黄芪 210 克	柴胡 140 克	黄芩 105 克	枳实 140 克	厚朴 140 克
郁金 210 克	远志 140 克	煅龙骨 210 克	煅牡蛎 210 克	石菖蒲 140 克
焦栀子 105 克	草果仁 140 克	茵陈蒿 210 克	金钱草 210 克	土茯苓 210 克
川芎 140 克	延胡索 140 克	佛手 140 克	清半夏 105 克	砂仁 105 克
木香 105 克	陈皮 140 克	茯苓 140 克	炒白术 140 克	蒲公英 210 克
鱼腥草 210 克	连翘 140 克	当归 140 克	牡丹皮 140 克	姜黄 140 克
泽兰 140 克	合欢皮 140 克	煅磁石 210 克	香橼 140 克	白芥子 140 克
胆南星 105 克	炙甘草 70 克	焦山楂 210 克	炒神曲 210 克	炒麦芽 210 克
鸡内金 140 克	当归 140 克	竹茹 140 克	苦参 140 克	僵蚕 105 克
地龙 140 克				

上药煎取浓汁，三七 70 克和川贝母 50 克（研粉冲入），刺五加 1000 克（另煎取汁），阿胶和鹿角胶各 200 克（黄酒烊化），熔化收膏，每日晨起、睡前各服 1 勺。

二诊（2013-05-21）

患者自述胃及上腹痛明显减轻，但仍眠差、入睡困难，舌红、苔白、脉弦细，上方加炒枣仁 210 克，继续服用 1 个疗程，随诊。

三诊（20140-8-04）

患者自述因连续饮酒后出现胃脘部灼痛，舌红，苔黄，脉滑，上方加浙贝母 210 克和海螵蛸 140 克，继续服用 1 个疗程，随诊。

四诊（2015-03-06）

患者自述诸症状减轻。为巩固治疗，上方继续服用 1 个疗程，随诊。

五诊（2017-10-24）

患者自述诸症状明显改善，但因家庭琐事，心烦焦虑，舌红，苔少，脉弦细，上方加香附 105 克和陈皮 140 克继续服用 1 个疗程，随诊。

六诊（2019-08-26）

患者1个月前出现腰膝酸软、乏力、舌红、苔白、脉沉细，上方加狗脊140克、千年健210克、补骨脂140克、生山药140克，继续服用1个疗程，随诊。

胃痛案2（萎缩性胃炎）

张某，男，69岁。

初诊（2013-01-12）

主　诉：胃脘部隐痛3个月余，加重1周。

现病史：患者3个月前因饮食不节出现胃脘部隐痛，自行口服奥美拉唑治疗后，症状未见明显缓解。1周前该患者自觉胃脘部隐痛症状加重，今为寻求中医药治疗遂来我处就诊。

患者症见：胃脘部隐痛，嗳气，口干，纳差，气短，眠差，舌红，苔薄白，脉沉细。

辅助检查：胃镜示：食管憩室，萎缩性胃炎。

既往史：胆囊炎。

诊　断：胃脘痛（阴虚胃热）。

治　则：益气疏肝活血，行气调滞止痛。

药　用：

黄芪140克	太子参140克	熟地黄140克	山茱萸140克	枸杞子140克
麦冬140克	女贞子140克	墨旱莲140克	菟丝子140克	首乌藤210克
延胡索140克	木香140克	炒枣仁210克	乌梅140克	木瓜140克
茯苓140克	炒白术140克	佛手140克	蒲公英210克	连翘140克
半边莲140克	半枝莲140克	山慈菇140克	牡丹皮140克	当归140克
川芎140克	三棱140克	莪术140克	蜜百合140克	黄精140克
丹参140克	猫爪草140克	石见穿140克	合欢皮140克	白花蛇舌草210克
瓜蒌140克	香附105克	地龙105克	桑寄生140克	续断140克
黄连105克	炒麦芽210克	炒神曲210克	焦山楂210克	鸡内金140克
柴胡140克	黄芩105克	枳实140克	厚朴140克	郁金140克
生龙骨210克	生牡蛎210克	珍珠母210克		

上药煎取浓汁，三七 70 克、川贝母 50 克（研粉冲入），刺五加 1000 克（另煎取汁），阿胶、鹿角胶和龟甲胶各 200 克（黄酒烊化），熔化收膏，每日晨起、睡前各服 1 勺。

二诊（2014-01-11）

患者自述诸症状减轻，但仍眠差，舌红，苔薄白，脉沉细。上方加柴胡 140 克，继续服用 1 个疗程，随诊。

三诊（2015-03-09）

患者自述因长期饮食不节，出现胃痛、嗳气，舌红，苔黄腻，脉弦细，上方去柴胡，加茵陈蒿 210 克，继续服用 1 个疗程，随诊。

四诊（2015-09-01）

患者自述胃痛、嗳气明显减轻，但因琐事出现心烦，眠差，舌红，苔薄白，脉弦细。上方去茵陈蒿，加陈皮 140 克，继续服用 1 个疗程，随诊。

五诊（2016-11-22）

患者自述诸症减轻，近见泛酸、烧心，于上方加浙贝母 140 克和海螵蛸 140 克，继续服用 1 个疗程，随诊。

六诊（2018-03-05）

患者因连续大量进食肥甘厚味的食物，出现右胁下疼痛，连及后背，上方焦山楂改生山楂，加莱菔子 105 克，继续服用 1 个疗程，随诊。

七诊（2018-10-26）

患者因琐事，心情烦闷，上方加柴胡 140 克，继续服用 1 个疗程，随诊。

八诊（2019-12-23）

患者 1 个月前出现腰膝酸软，乏力，上方加狗脊 140 克、千年健 210 克、补骨脂 140 克和生山药 140 克，继续服用 1 个疗程，随诊。

九诊（2021-01-20）

患者现气短、胸闷，睡眠差，大便干，易怒口干，夜间胃痛，晨起消失，故调整药方。

药 用：

黄芪 140 克	党参 140 克	熟地黄 140 克	山茱萸 140 克	石斛 140 克
枸杞子 140 克	麦冬 140 克	女贞子 140 克	墨旱莲 140 克	菟丝子 140 克
首乌藤 210 克	制首乌 140 克	川芎 140 克	柴胡 105 克	黄芩 70 克
枳实 140 克	厚朴 140 克	延胡索 140 克	木香 105 克	焦栀子 105 克
丹参 140 克	牡丹皮 140 克	杏仁 105 克	砂仁 105 克	瓜蒌 140 克
薤白 140 克	黄连 140 克	香附 105 克	炒枣仁 210 克	郁金 140 克
炒生山药 140 克	清半夏 105 克	陈皮 140 克	桑寄生 105 克	续断 140 克
杜仲 140 克	远志 140 克	炒麦芽 210 克	炒神曲 210 克	焦山楂 210 克
知母 105 克	当归 140 克	赤芍 140 克	白芍 140 克	牛膝 140 克
桂枝 70 克	干姜 70 克	连翘 140 克	茯苓 140 克	生白术 140 克
蜜百合 140 克	煅龙骨 210 克	煅牡蛎 210 克	珍珠母 210 克	乌药 140 克

上药煎取浓汁，三七 70 克和水蛭 70 克（研粉冲入），刺五加 1000 克（另煎取汁），阿胶、鹿角胶和龟甲胶各 200 克（黄酒烊化），熔化收膏，每日晨起、睡前各服 1 勺。

胃痛案 3（萎缩性胃炎）

陈某，女，66 岁。

初诊（2017-4-13）

主　诉：胃脘部胀痛半年余，加重 1 周。

现病史：患者半年前无明显诱因出现胃脘部胀痛，于当地医院行针灸治疗，其后胃胀痛症状反复发作。1 周前该患者因受凉后出现胃脘部胀痛症状加重，今为寻求中医药治疗遂来我处就诊。

患者症见：胃脘部胀痛，口干、口黏伴口中异味，眠差，心烦，畏寒，双下肢乏力，大便不成形，尿黄，舌暗红，苔薄白，脉沉细。

辅助检查：胃镜：萎缩性胃炎。

既往史：高血压病史。

诊　断：胃脘痛（湿热中阻）。

治　则：益气养阴活血，健脾和胃止痛。

药 用：

黄芪 140 克	党参 140 克	熟地黄 140 克	枸杞子 140 克	山茱萸 140 克
麦冬 140 克	制首乌 140 克	首乌藤 210 克	墨旱莲 140 克	女贞子 140 克
菟丝子 140 克	柴胡 105 克	黄芩 70 克	枳实 140 克	厚朴 140 克
焦栀子 105 克	淡豆豉 105 克	茯苓 140 克	炒白术 140 克	清半夏 105
砂仁 140 克	陈皮 140 克	牡丹皮 140 克	丹参 140 克	干姜 70 克
黄连 70 克	肉桂 70 克	香附 105 克	木香 105 克	郁金 140 克
当归 140 克	延胡索 140 克	莪术 105 克	蒲公英 210 克	连翘 140 克
牛膝 140 克	蜜百合 140 克	远志 140 克	合欢皮 140 克	炒枣仁 210 克
生山药 140 克	泽泻 140 克	乌药 140 克	车前子 105 克	

上药煎取浓汁，三七和水蛭各 70 克（研粉冲入），刺五加 1000 克（另煎取汁），龟甲胶、鹿角胶各 200 克（黄酒烊化），熔化收膏，每日晨起、睡前各服 1 勺。

二诊（2018-05-04）

患者自述诸症减轻，但因家庭琐事心烦，眠差，上方柴胡改 140 克，加柏子仁 140 克和川楝子 140 克，继续服用 1 个疗程，随诊。

三诊（2022-06-07）

患者 1 个月前出现腰膝酸软，乏力，于上方加狗脊 140 克、益智仁 140 克、补骨脂 140 克和生山药 140 克，继续服用 1 个疗程，随诊。

按语

中医将本病归属于"胃痛""痞满""呃逆"等范畴。本病的发生多与外感邪气、内伤饮食、情志失调、劳逸过度及素体脾胃虚弱等因素有关。

案 1 患者饮食不节，脾胃虚弱，胆郁痰扰，故胃及右上腹痛；阴液耗伤，故口干苦、纳差；胆郁痰扰，故眠差；气机阻滞，阳气不能通达，故畏寒。方中以柴胡、枳实、郁金等疏肝解郁；牡丹皮等活血和络；金钱草、蒲公英、连翘、茵陈蒿等泻火和胃；清半夏、陈皮、白术等健脾化痰。

案 2 患者胆郁痰扰，气机升降失调，故胃痛、嗳气；阴液耗伤，故口干、气短、纳差；痰火上扰，故眠差。方中以柴胡、枳实、郁金等疏肝解郁；麦冬等养阴和胃；牡丹皮、丹参等活血和络；金钱草、蒲公英、连翘等泻火和胃；白术等健脾化痰；首乌藤、女贞子、墨旱莲等补益肝肾。

案 3 患者胃热胆郁，气机不畅，湿热内生，故胃部胀痛；口干、口黏伴口中异味，痰火上扰，故眠差，心烦；湿热阻滞，阳气不能通达，故畏寒；湿邪侵袭经脉，故双下肢乏力。方中加入柴胡、枳实、香附、郁金等疏肝解郁；牡丹皮、丹参等活血和络；蒲公英、连翘等泻火和胃；清半夏、陈皮、白术等健脾化痰；首乌藤、女贞子、墨旱莲等补益肝肾

便秘案 1（肠梗阻）

张某，女，69 岁。

初诊（2016-03-11）

主　诉：大便不畅 1 个月余，加重 3 天。

现病史：患者 1 个月前出现大便不畅伴小腹部胀满，未予以重视，未经药物治疗。3 天前该患者自觉排便困难、小腹部胀满症状加重，于当地医院就诊，诊断为肠梗阻，经连续清洁灌肠治疗，小腹部胀满症状明显缓解，今为寻求中医药治疗遂来我处就诊。

患者症见：大便不畅，口干苦，畏寒，目涩，眠差，夜尿多，舌红，苔薄白，脉沉细。

辅助检查：腹平片：右上腹明显气液平面，肠腔大量积气。

诊　断：肠梗阻（气血两虚）。

治　则：益气养阴活血，健脾消食通便。

药　用：

黄芪 140 克	太子参 140 克	生地黄 140 克	熟地黄 140 克	山茱萸 140 克
枸杞子 140 克	麦冬 140 克	女贞子 140 克	墨旱莲 140 克	菟丝子 140 克
首乌藤 210 克	肉苁蓉 210 克	桑葚 210 克	杏仁 140 克	决明子 210 克
郁李仁 140 克	火麻仁 210 克	黄精 140 克	石斛 140 克	炒枣仁 210 克
芡实 140 克	肉桂 70 克	金樱子 140 克	益智仁 140 克	乌药 140 克
柴胡 140 克	黄芩 105 克	枳实 140 克	厚朴 140 克	郁金 210 克
川楝子 140 克	槟榔 210 克	川芎 140 克	生白术 350 克	生白芍 350 克
莱菔子 210 克	当归 350 克	知母 105 克	玄参 140 克	焦山楂 210 克

炒神曲 210 克	炒麦芽 210 克	鸡内金 140 克	丹参 140 克	菊花 140 克
炙甘草 140 克	远志 140 克	陈皮 140 克	香附 105 克	牡丹皮 140 克
蒲公英 210 克	连翘 140 克	黄连 105 克	干姜 105 克	续断 140 克
附子 70 克	半边莲 140 克	猫爪草 140 克	石见穿 140 克	半枝莲 140 克
杜仲 140 克	蜜百合 140 克	合欢皮 140 克	桑寄生 140 克	白花蛇舌草 210 克

上药煎取浓汁，三七 70 克（研粉冲入），刺五加 1000 克（另煎取汁），阿胶、龟甲胶和鹿角胶各 200 克（黄酒烊化），熔化收膏，每日晨起、睡前各服 1 勺。

二诊（2016-08-01）

患者自述诸症明显减轻，于上方加柴胡 140 克、茯苓 140 克，继续服用 1 个疗程，随诊。

便秘案 2（功能性便秘）

张某，女，86 岁。

初诊（2012-11-1）

主　诉：腹胀、排便困难 1 个月余，加重 1 周。

现病史：患者素有便秘病史，1 个月前无明显诱因出现腹胀、排便困难，于家中自行口服药物治疗，症状好转。1 周前该患者自觉腹胀及排便困难症状加重，今为寻求中医药治疗遂来我处就诊。

患者症见：便秘，腹部痛，乏力，纳差，眠差，头痛，腰痛，舌红，少苔，脉沉细。

既往史：便秘。

诊　断：便秘（精血不足）。

药　用：益气养血，润肠通便。

药　用：

黄芪 210 克	枸杞子 140 克	生地黄 210 克	熟地黄 210 克	山茱萸 140 克
太子参 140 克	麦冬 140 克	女贞子 140 克	墨旱莲 140 克	菟丝子 140 克
首乌藤 210 克	肉苁蓉 210 克	桑葚 140 克	杏仁 140 克	川芎 140 克
当归 700 克	生白术 700 克	茯苓 140 克	白芷 140 克	蔓荆子 140 克

蜜百合 140 克	郁金 210 克	合欢皮 140 克	枳实 140 克	厚朴 140 克
焦山楂 210 克	炒神曲 210 克	炒麦芽 210 克	赤芍 140 克	白芍 140 克
黄精 140 克	石斛 140 克	莱菔子 210 克	炙甘草 140 克	杏仁 140 克
炒枣仁 210 克	柏子仁 210 克	火麻仁 210 克	郁李仁 210 克	玄参 140 克
知母 105 克	牡丹皮 140 克	鸡内金 210 克	槟榔 210 克	桑寄生 140 克
续断 140 克	牛膝 140 克	杜仲 140 克	桔梗 140 克	天花粉 140 克

上药煎取浓汁，刺五加 1000 克（另煎取汁），阿胶、鹿角胶和龟甲胶各 200克（黄酒烊化），熔化收膏，每日晨起、睡前各服 1 勺。

二诊（2014-01-21）

患者自述症状好转，于上方继续服用 1 个疗程，随诊。

三诊（2014-04-21）

患者自述症状好转，偶见胃胀痛，于上方加香附 105 克、木香 105 克、荔枝核 105 克继续服用 1 个疗程，随诊。

四诊（2014-07-25）

患者自述便秘缓解，现眠差、入睡困难，于上方加龙齿 140 克、煅龙骨 210克、煅牡蛎 210 克，继续服用 1 个疗程，随诊。

五诊（2014-10-8）

患者自述诸症好转，为巩固治疗，要求继续服用上方 1 个疗程，随诊。

按语

《素问·举痛论》云："热气留于小肠，肠中痛，瘅热焦渴，则坚干不得出，故痛而闭不通矣。"认为热邪内犯可以导致便秘。《诸病源候论·大便病诸候》曰："大便难者，由五脏不调，阴阳偏有虚实，谓三焦不和，则冷热并结故也。"认为便秘由脏腑不调、三焦不和、冷热并结所致。《素灵微蕴·噎膈解》云："饮食消腐，其权在脾；粪溺疏泄，其职在肝。"张景岳认为"秘结一证……当辨者惟二……阴结者……宜补宜滋润……先阳后阴阳结者……宜攻宜泻。"《素问·金匮真言论》谓："北方黑色，入通于肾，开窍于二阴，藏精于肾。"《证治汇补·秘结》曰："夫肾主五液，故肾实则津液足，而大便滋润，肾虚则津液竭，而大便燥结。"肾阳亏虚，温煦无权，气虚无力推动血液运行，而致瘀血停留肠道加重便秘，患者受到外邪侵袭、情志损伤、饮食不节、年老体衰、病后产后体质虚弱等内外因的影响，使得人体气机紊乱、脏腑不调，人体气血亏虚，阴阳失于平衡，易导致大便干结，引起便秘。

案1患者年老体虚，精血不足，气机推动无力，故停止排便排气；口干口苦，阳气不足，故畏寒；阴精耗伤，不能濡养心神，故目涩、眠差；肾虚不能固涩，故夜尿多。方中黄芪、太子参等扶正益气；麦冬、石斛、黄精等养阴润燥；菟丝子、肉苁蓉、桑葚等益精养血；郁李仁、火麻仁、杏仁等润燥滑肠。

案2患者年老体虚，精血不足，气机推动无力，故胃部胀痛伴便秘，乏力，纳差，眠差；精血不能上济于脑，故头痛；肾精不足，不能滋养腰府，故腰痛。方中黄芪、太子参等扶正益气；麦冬、石斛、黄精等养阴润燥；菟丝子、肉苁蓉、桑葚等益精养血；郁李仁、火麻仁、杏仁等润燥滑肠；柏子仁、炒枣仁养心安神。

泄泻案1（肠道功能紊乱）

马某，男，32岁。

初诊（2015-01-27）

主　诉：便溏1个月余，加重3天。

现病史：患者1个月前无明显诱因出现便溏，其后症状日渐加重，3天前因大量饮食刺激食物，便溏症状明显加重，今为寻求中医药治疗遂来我处就诊。

患者症见：便溏，日行2～3次，胃胀，嗳气，口干苦，眠差，舌红，苔薄白，脉滑。

既往史：慢性胃炎病史。

诊　断：泄泻（气滞湿阻）。

治　则：除湿止泻，行气除满。

药　用：

黄芪 140克	首乌藤 210克	生地黄 140克	山茱萸 140克	枸杞子 140克
女贞子 140克	墨旱莲 140克	菟丝子 140克	茯苓 140克	炒白术 140克
清半夏 105克	砂仁 105克	陈皮 140克	牡丹皮 140克	郁金 210克

远志 140 克	五味子 140 克	赤芍 140 克	川芎 140 克	苍术 140 克
香附 105 克	焦山楂 210 克	炒神曲 210 克	炒麦芽 210 克	蒲公英 140 克
连翘 140 克	合欢皮 140 克	生龙骨 210 克	生牡蛎 210 克	肉豆蔻 140 克
生山药 140 克	白扁豆 140 克	珍珠母 140 克	炒薏仁 210 克	黄连 70 克
莱菔子 140 克	柴胡 140 克	黄芩 105 克	枳实 140 克	厚朴 140 克
炙甘草 70 克	焦栀子 105 克	太子参 140 克		

上药煎取浓汁，刺五加 1000 克（另煎取汁），阿胶、鹿角胶和龟甲胶各 200克（黄酒烊化），熔化收膏，每日晨起、睡前各服 1 勺。

二诊（2015-08-05）

患者自述症状好转，舌红，苔薄白，脉滑。为巩固治疗，上方继续服用 1 个疗程，随诊。

三诊（2016-06-13）

患者自述症状好转，但因工作压力致眠差症状加重，舌红，苔薄白，脉滑。于上方加炒枣仁 210 克、合欢皮 105 克，继续服用 1 个疗程，随诊。

泄泻案 2（肠道功能紊乱）

程某，女，53 岁。

初诊（2015-12-16）

主　诉：反复腹泻 1 个月余，加重 3 天。

现病史：患者平素体质虚弱，1 个月前无明显诱因出现腹泻伴右下腹胀痛，自行口服药物（具体不详）后略有好转。3 天前因进食刺激食物病情加重，今为寻求中医药治疗遂来我处就诊。

患者症见：腹泻伴右下腹胀痛，日行 3～4 次，口干苦，眠差，目涩，舌红，苔薄白，边齿痕，脉沉弦细。

既往史：胆囊炎，甲状腺结节，冠心病病史。

诊　断：泄泻（肝郁脾虚）。

治　则：疏肝行气，健脾止泻。

药 用：

黄芪 140 克	太子参 140 克	熟地黄 140 克	山茱萸 140 克	枸杞子 140 克
清半夏 105 克	麦冬 140 克	女贞子 140 克	墨旱莲 140 克	菟丝子 140 克
首乌藤 210 克	砂仁 105 克	柴胡 140 克	黄芩 105 克	枳实 140 克
厚朴 140 克	肉豆蔻 140 克	连翘 140 克	蒲公英 210 克	菊花 140 克
茯苓 140 克	黄连 105 克	炒白术 140 克	白扁豆 140 克	川芎 140 克
当归 140 克	木香 105 克	香附 105 克	夏枯草 140 克	鳖甲 140 克
三棱 140 克	莪术 140 克	郁金 140 克	延胡索 140 克	茵陈蒿 210 克
金钱草 210 克	鸡内金 140 克	焦山楂 210 克	炒神曲 210 克	炒麦芽 210 克
五味子 140 克	牡丹皮 140 克	丹参 140 克	生龙骨 210 克	生牡蛎 210 克
续断 140 克	牛膝 140 克	杜仲 140 克	炙甘草 70 克	乌梅 105 克
生山药 140 克	白花蛇舌草 210 克			

上药煎取浓汁，三七 70 克（研粉冲入），刺五加 1000 克（另煎取汁），阿胶、鹿角胶和龟甲胶各 200 克（黄酒烊化），熔化收膏，每日晨起、睡前各服 1 勺。

二诊（2016-03-18）

患者自述，近期连续大量饮食刺激食物致腹泻，日行 4~5 次，舌红，苔薄白，脉沉细，上方继续服用 1 个疗程，随诊。

泄泻案 3（肠易激综合征）

刘某，男，52 岁。

初诊（2016-04-23）

主 诉：腹泻伴腹痛多年，加重 1 个月。

现病史：患者平素体质虚弱，25 年前无明显诱因出现腹痛伴腹泻，水样便，经口服药物后略缓解。1 个月前自觉烦躁、易怒，腹泻伴腹痛症状加重，日 10 余次，今为寻求中医药治疗遂来我处就诊。

患者症见：腹泻，腹痛，饭后痛减，烦躁、易怒，肛门坠胀，眠差，畏寒，舌红，苔薄白，脉沉细。

既往史：肠易激综合征病史。

诊　　断：泄泻（脾胃虚寒）。

治　　则：温中健脾，理气止泻。

药　　用：

黄芪 210 克	桂枝 105 克	熟地黄 105 克	山茱萸 140 克	枸杞子 140 克
麦冬 105 克	生山药 140 克	郁金 210 克	茯苓 210 克	炒白术 210 克
焦山楂 210 克	炒神曲 210 克	炒麦芽 210 克	焦栀子 105 克	陈皮 140 克
防风 140 克	白芍 140 克	木香 105 克	柴胡 140 克	黄芩 105 克
枳实 140 克	厚朴 140 克	肉桂 70 克	远志 140 克	羌活 105 克
补骨脂 140 克	吴茱萸 105 克	肉豆蔻 140 克	五味子 140 克	芡实 140 克
益智仁 140 克	乌药 140 克	金樱子 140 克	覆盆子 140 克	莲子 140 克
炒薏仁 210 克	清半夏 105 克	砂仁 105 克	白头翁 140 克	黄连 70 克
干姜 70 克	附子 70 克	煅龙骨 210 克	煅牡蛎 210 克	苍术 140 克
川芎 140 克	香附 105 克	诃子 140 克	炙甘草 70 克	乌梅 105 克
细辛 35 克	党参 140 克	延胡索 140 克	珍珠母 210 克	

上药煎取浓汁，刺五加 1000 克（另煎取汁），阿胶、鹿角胶和龟甲胶各 200 克（黄酒烊化），熔化收膏，每日晨起、睡前各服 1 勺。

二诊（2016-12-27）

患者自述症状好转，但仍存在口干苦、心烦、眠差的症状，舌红、苔黄、脉滑的症状，上方加土茯苓 210 克、马齿苋 140 克、蒲公英 210 克、白扁豆 140 克、远志 140 克、首乌藤 210 克、泽泻 140 克、生龙齿 300 克，继续服用 1 个疗程，随诊。

三诊（2018-05-08）

患者自述症状好转，但偶尔失眠，上方加炒枣仁 210 克，继续服用 1 个疗程，随诊。

泄泻案 4（小肠切除术后）

李某，男，42 岁。

初诊（2022-7-24）

主　诉：便溏半年余，加重1周。

现病史：患者半年前因长期饮食不节后便溏，自行服用参苓白术散等中成药治疗后稍缓解。1周前因过食生冷食物导致便溏症状加重，今为寻求中医药治疗遂来我处就诊。

患者症见：便溏，肠鸣，水谷不化，畏寒，手足凉，舌红，苔薄白，脉沉细，形体消瘦。

既往史：小肠切除术后，结肠多发息肉术后。

诊　断：泄泻（脾肾阳虚）。

治　则：健脾益肾，收敛止泻。

药　用：

黄芪210克	党参140克	茯苓210克	炒白术210克	肉豆蔻140克
炒薏仁210克	防风105克	生山药140克	清半夏105克	砂仁140克
桔梗140克	补骨脂140克	吴茱萸70克	五味子140克	附子70克
肉桂70克	干姜70克	仙鹤草140克	香附105克	木香105克
石莲子140克	升麻70克	柴胡70克	炒扁豆140克	芡实140克
桂枝105克	大枣105克	炙甘草70克	陈皮140克	泽泻105克
车前子105克	远志140克	煅龙骨140克	煅牡蛎140克	乌药105克
益智仁140克	桑寄生140克	续断140克	女贞子140克	墨旱莲140克
菟丝子140克	鸡内金140克	焦山楂140克	炒神曲140克	炒麦芽140克
巴戟天70克	诃子140克	郁金140克	佛手140克	

上药煎取浓汁，鹿角胶200克（黄酒烊化），熔化收膏，每日晨起、睡前各服1勺。

二诊（2022-09-18）

患者自述便溏缓解，舌暗红，苔薄白，脉沉细，上方加山茱萸140克、乌梅140克、僵蚕70克、三七70克和水蛭70克，继续服用1个疗程，随诊。

泄泻案5（放射性肠炎）

白某，女，59岁。

初诊（2015-09-03）

主　诉：腹泻，便中带血 1 年余，加重 1 周。

现病史：患者约 1 年前于哈尔滨医科大学附属医院诊断为宫颈癌，随后对症进行放疗及化疗，出院后出现腹泻，并偶有便中夹血，颜色鲜红或暗红，自行口服药物（具体不详）后症状略缓解。1 周前该患者自觉腹泻症状加重，今为寻求中医药治疗遂来我处就诊。

患者症见：腹泻，便中夹血，胃痛，纳差，汗多，畏寒，眠差，前胸后背痛，舌红，苔黄，脉沉弦细。

既往史：宫颈癌。

诊　断：泄泻（脾肾阳虚）。

治　则：补脾益肾，养血止血。

药　用：

黄芪 210 克	蜜百合 140 克	熟地黄 140 克	山茱萸 140 克	枸杞子 140 克
重楼 140 克	女贞子 140 克	墨旱莲 140 克	菟丝子 140 克	首乌藤 210 克
茯苓 140 克	炒白术 140 克	陈皮 140 克	肉豆蔻 140 克	乌药 140 克
白及 140 克	防风 140 克	鸡内金 140 克	附子 70 克	清半夏 105 克
砂仁 105 克	桂枝 105 克	焦山楂 210 克	炒神曲 210 克	炒麦芽 210 克
土茯苓 210 克	黄连 105 克	黄柏 70 克	焦栀子 105 克	生龙骨 210 克
生牡蛎 210 克	五味子 140 克	细辛 35 克	白头翁 140 克	穿心莲 140 克
蒲公英 210 克	败酱草 210 克	三七 70 克	仙鹤草 140 克	槐花 140 克
肉桂 70 克	淫羊藿 70 克	巴戟天 70 克	吴茱萸 105 克	血余炭 105 克
生山药 140 克	炒薏仁 210 克	枳实 140 克	厚朴 140 克	柴胡 140 克
黄芩 105 克	木香 105 克	连翘 140 克	干姜 70 克	白芍 105 克
当归 140 克	延胡索 140 克	益智仁 140 克	炙甘草 70 克	青皮 140 克
大枣 35 个	苍术 140 克	杜仲 140 克	桑寄生 140 克	续断 140 克
合欢皮 140 克	香附 105 克			

上药煎取浓汁，西洋参 140 克（研粉冲入），刺五加 1000 克（另煎取汁），阿胶、鹿角胶和龟甲胶各 200 克（黄酒烊化），熔化收膏，每日晨起、睡前各服 1 勺。

二诊（2015-12-09）

患者自述服药后症状好转，但畏寒变为烘热，上方加蜜百合 210 克、麦冬 210 克，上方继续服用 1 个疗程，随诊。

三诊（2016-03-21）

患者自述症状好转，因连续饮食不节，出现泄泻，上方继续服用 1 个疗程，随诊。

四诊（2016-7-6）

患者自述症状好转，为巩固治疗，患者要求继续服用上方 1 个疗程，随诊。

按语

"泄泻"最早记载于《黄帝内经》，为后世奠定了泄泻的理论基础。《素问·气交变大论》中有"鹜溏""飧泄""注下"等病名，指出风、寒、湿、热皆可致泻。如《素问·举痛论》曰："寒气客于小肠，小肠不得成聚，故后泄腹痛矣。"《素问·阴阳应象大论》有"湿盛则濡泄""春伤于风，夏生飧泄"等记载。对于病机，《素问·至真要大论》提出："暴注下迫，皆属于热。"对于泄泻所涉及的脏腑及临证表现，《素问·宣明五气》曰："大肠小肠为泄。"《素问·脏气法时论》谓："脾病者……虚则腹满肠鸣，飧泄食不化。"《素问·脉要精微论》曰："胃脉实则胀，虚则泄。"关于泄泻的治疗，明朝张介宾提出分利之法是治疗泄泻的原则。《景岳全书·泄泻》云："凡泄泻之病，多由水谷不分，故以利水为上策。"明朝李中梓在《医宗必读·泄泻》中提出治泻九法，即淡渗、升提、清凉、疏利、甘缓、酸收、燥脾、温肾、固涩。

案 1 患者脾胃虚弱，湿邪内盛，饮食不节，更伤脾胃，故便溏，日行 2~3 次；胃胀，打呃，烧心，气机阻滞，阳气不能通达，故怕热；肝火旺盛，故口干口苦；痰火上扰，故眠差；脾胃气虚，不能固涩，故汗出。方中黄芪、太子参、柴胡、白扁豆等益气升清；清半夏、陈皮、白术、茯苓等化痰祛湿；山楂、神曲、麦芽、莱菔子等消食除积；栀子、黄芩、连翘等燥湿解毒；香附、郁金等行气消滞；龙骨、牡蛎、珍珠母等重镇安神；合欢皮、首乌藤、柴胡等疏肝安神。

案 2 患者脾胃虚弱，湿邪内侵，气机升降失调，清浊不分，故腹泻伴右上腹胀痛，日行 3～4 次，肝火旺盛，故口干口苦、眠差、目涩。方中黄芪、太子参、白扁豆等益气升清；清半夏等化痰祛湿；鸡内金、山楂、神曲、麦芽消食除积；木香、香附、郁金等行气消滞；龙骨、牡蛎等重镇安神；柴胡等疏肝安神。

案 3 肝火旺盛，克伐脾胃，清气不升，湿浊内生，故烦躁，眠差，腹泻，腹痛，饭后痛减；气虚不能生举，故肛门坠胀；阳气不足，不能温煦，故畏寒。方中黄芪等益气升清；清半夏、陈皮、白术、茯苓等化痰祛湿；山楂、神曲、麦芽消食除积；栀子、黄芩等燥湿解毒；香附等行气消滞；龙骨、牡蛎、珍珠母等重镇安神；乌梅、山茱萸、诃子等固涩止泻。

案 4 患者饮食不节，致使脾胃虚弱，湿邪内生，阻滞气机，故便溏；脾胃虚弱，运化失调，故肠鸣，水谷不化；阳气不足，不能温煦，故畏寒，手足凉，形体消瘦。方中黄芪、党参、柴胡、白扁豆等益气升清；清半夏、陈皮、白术、茯苓等化痰祛湿；焦山楂、炒神曲、炒麦芽、莱菔子消食除积；栀子、黄芩、连翘等燥湿解毒；香附、郁金等行气消滞；龙骨、牡蛎等重镇安神；补骨脂、附子、肉桂等助阳止泻。

案 5 患者脾胃虚弱，湿毒内生，失治误治，故腹泻，便中夹血；胃痛，纳差，阳气虚弱，不能收敛，故汗多，畏寒；胆胃不和，故眠差，前胸后背痛。方中黄芪、西洋参、柴胡等益气升清；清半夏、茯苓等化痰祛湿；山楂、神曲、麦芽消食除积；栀子、黄芩、连翘等燥湿解毒；龙骨、牡蛎等重镇安神；首乌藤、柴胡等疏肝安神。

湿热痢案 1（溃疡性结肠炎）

王某，男，41 岁。

初诊（2016-08-11）

主 诉：腹泻伴脓血便 3 天。

现病史：患者 3 天前因天气变化及饮食不节出现腹泻，脓血样便，日 7～8 次，自行服用美沙拉嗪肠溶片治疗，症状略有缓解，排便为稀便，日行 5～6 次。今为寻求中医药治疗遂来我处就诊。

患者症见：腹泻，日行 5～6 次，口干，里急后重，舌红，苔黄，脉细数。

既往史：溃疡性结肠炎，脂肪肝。

诊　断：湿热痢（湿热下注）。

治　则：清利湿热，行气止泻。

药　用：

柴胡 140 克	黄芩 105 克	枳实 140 克	厚朴 140 克	土茯苓 210 克
茵陈蒿 210 克	白头翁 210 克	黄连 105 克	黄柏 70 克	秦皮 140 克
葛根 140 克	金钱草 210 克	仙鹤草 140 克	草果仁 210 克	菟丝子 140 克
牡丹皮 140 克	川芎 140 克	丹参 140 克	焦栀子 105 克	马齿苋 140 克
败酱草 210 克	陈皮 140 克	茯苓 140 克	炒白术 350 克	清半夏 105 克
砂仁 105 克	苍术 140 克	藿香 140 克	佩兰 140 克	白及 140 克
青黛 140 克	滑石 140 克	炙甘草 140 克	炒薏仁 210 克	郁金 210 克
蒲公英 210 克	黄芪 140 克	川芎 140 克	连翘 140 克	焦山楂 210 克
炒神曲 210 克	炒麦芽 210 克	鸡内金 140 克	肉豆蔻 140 克	白扁豆 140 克
山茱萸 140 克	女贞子 140 克	墨旱莲 140 克	车前子 140	枸杞子 140 克

上药煎取浓汁、收膏，每日晨起、睡前各服 1 勺。

二诊（2018-10-31）

患者自述症状好转，为巩固疗效，上方继续服用 1 个疗程，随诊。

湿热痢案 2（溃疡性结肠炎）

张某，女，58 岁。

初诊（2015-10-12）

主　诉：腹泻伴腹痛 1 个月余，加重 1 周。

现病史：患者平素体质虚弱，1 个月前无明显诱因出现腹泻伴腹痛，水样便，间断性脓血便，到当地医院就诊，诊断为溃疡性结肠炎，经口服药物治疗，症状略改善。1 周前该患者自觉腹泻伴腹痛症状加重，今为寻求中医药治疗遂来我处就诊。

患者症见：腹泻伴腹痛，间断性脓血便，乏力，纳差，下肢凉，舌红，苔薄白，脉细数。

　　既往史：溃疡性结肠炎，慢性胃炎病史。

　　诊　断：泄泻（湿热下注兼脾肾亏虚）。

　　治　则：清热除湿止泻，温脾益肾和胃。

　　药　用：

黄芪 210 克	炒白术 210 克	茯苓 140 克	炒薏仁 210 克	清半夏 105 克
生山药 140 克	焦山楂 210 克	炒神曲 210 克	炒麦芽 210 克	白及 210 克
青黛 140 克	柴胡 140 克	黄连 105 克	黄芩 105 克	枳实 140 克
厚朴 140 克	白头翁 140 克	木香 105 克	黄柏 70 克	秦皮 140 克
白扁豆 140 克	肉豆蔻 140 克	陈皮 140 克	党参 140 克	太子参 140 克
蒲公英 210 克	马齿苋 140 克	山茱萸 140 克	益智仁 140 克	乌药 140 克
枸杞子 140 克	麦冬 105 克	牡丹皮 140 克	干姜 70 克	大枣 35 个
炙甘草 70 克	延胡索 140 克	香附 105 克	砂仁 105 克	郁金 140 克
仙鹤草 140 克	杜仲 140 克	生龙骨 210 克	生牡蛎 210 克	儿茶 140 克
吴茱萸 105 克	乌梅 140 克	细辛 35 克	附子 35 克	白花蛇舌草 210 克

　　上药煎取浓汁，刺五加 1000 克（另煎取汁），阿胶、鹿角胶和龟甲胶各 200 克（黄酒烊化），熔化收膏，每日晨起、睡前各服 1 勺。

二诊（2016-08-04）

　　患者自述服药后症状好转，但因近期连续饮食刺激食物，再次腹泻，舌红，苔薄白，脉沉细，上方继续服用 1 个疗程，随诊。

湿热痢案 3（溃疡性结肠炎）

　　王某，女，68 岁。

　　初诊（2020-09-18）

　　主　诉：腹泻、腹痛伴脓血便 2 个月余，加重 1 周伴胃胀。

　　现病史：患者 2 个月前无明显诱因出现腹泻伴腹痛，水样便，间断性脓血便，于当地医院诊断为溃疡性结肠炎，口服药物后症状未见明显缓解。1 周前该患者自觉腹泻伴腹痛症状加重，今为寻求中医药治疗遂来我处就诊。

患者症见：形体消瘦，腹泻伴腹痛，间断性脓血便，大便日行 2～3 次，肠鸣，乏力，眠可，舌红，苔薄白，脉沉细数。

既往史：溃疡性结肠炎，疣状胃炎伴黏膜脱垂，胆囊炎病史。

诊　断：泄泻（湿热下注伴脾肾亏虚）。

治　则：清热利湿，补益脾肾。

药　用：

炒薏仁 210 克	茯苓 140 克	炒白术 140 克	生山药 140 克	熟地黄 105 克
山茱萸 140 克	陈皮 140 克	砂仁 105 克	清半夏 105 克	补骨脂 140 克
肉豆蔻 140 克	焦山楂 210 克	炒神曲 210 克	炒麦芽 210 克	柴胡 105 克
枳实 105 克	厚朴 105 克	木香 105 克	香附 105 克	炒扁豆 140 克
芡实 140 克	党参 140 克	川芎 140 克	连翘 140 克	白及 140 克
乌药 140 克	黄连 70 克	干姜 70 克	葛根 140 克	蒲公英 210 克
三七 70 克	石莲子 140 克	土茯苓 210 克	水蛭 70 克	黄柏 70 克
黄芪 210 克	制首乌 140 克	女贞子 140 克	墨旱莲 140 克	菟丝子 140 克
桑寄生 140 克	续断 140 克	杜仲 140 克	佛手 140 克	仙鹤草 140 克
槐花 140 克	延胡索 140 克	地榆 140 克	炙甘草 70 克	秦皮 140 克
白头翁 140 克	吴茱萸 105 克			

上药煎取浓汁，刺五加 1000 克（另煎取汁），阿胶、鹿角胶和龟甲胶各 200 克（黄酒烊化），熔化收膏，每日晨起、睡前各服 1 勺。

二诊（2021-2-19）

患者自述服药后症状好转，舌红，苔薄白，脉沉细，上方继续服用 1 个疗程，随诊。

三诊（2021-9-20）

患者自述服药后症状好转，但半月前因口服银杏叶提取物片、血塞通片等药物，出现腹泻腹痛伴黑便的情况，舌红，苔薄白，脉沉细，上方继续服用 1 个疗程，随诊。

按语

溃疡性结肠炎是现代医学的命名，在传统医学中没有相关明确表述，而根据其便黏液脓血、腹泻、腹部疼痛等不同症状，可归在"痢疾""泄泻""肠风""肠癣""脏毒"及"便血"等的范畴，其中涉及"痢疾""泄泻"的论述最多。涉及本病的表述，最早可追溯到《黄帝内经》。《素问·太阴阳明篇》："下为飧泄，久为肠澼。"《素问·风论篇》："久风入中，则为肠风，飧泄。"另外，《内经》中亦有"赤白""赤沃"的阐述。《难经》中进一步将泄泻细化，分为五种类型：胃泄、脾泄、大肠泄、小肠泄、大瘕泄。其中大肠泄患者以进食后腹部窘迫疼痛、肠鸣为主要症状；小肠泄患者以大便夹有脓血，腹痛不甚为主要表现；大瘕泄者以里急后重、大便不畅为主要表现。肠鸣切痛、便脓血、腹部疼痛、里急后重是其发病的常见症状，并把该病称为"大肠泄""小肠泄""大瘕泄"，在一定程度上补充完善了该病的中医学理论。张仲景把痢疾和泄泻两者合而为一，并谓之"下利"，且成功创立了白头翁汤、桃花汤分别治疗疫毒痢和虚寒痢。巢元方第一次在《诸病源候论》中谈及"痢"之称呼。宋代官修方书《太平惠民合剂局方》首创"痢疾"称谓。

《严氏济生方》载："夫泻痢两证，皆因肠胃先虚，虚则六淫得以外入，七情得以内伤，至于饮食不节，过食生冷，多饮寒浆，洞扰肠胃，则成注下不已，余积不消，则成滞下。"中医学认为本病是源于素体脾肾不足，而遇外感时邪疫毒，内伤饮食不节，情志失调等原因诱发，致湿热蕴阻肠道，气滞不通，传化不利，或湿热熏灼大肠，肠道热盛肉溃，膜络损伤而出现便黏液脓血、腹痛腹胀等症。病位在肠，与脾胃、肝、肾皆相关。病性以本虚标实多见，急性发作期以标实证尤其突出，病机特征是湿热内结，气血失调，而慢性缓解期则以本虚表现为主，兼夹标实之症，病机特征是脾虚失运，湿瘀肠腑。

案 1 患者饮食不节，湿毒内生，下迫大肠，故腹泻，日行 5～6 次，口干，里急后重。方中土茯苓、茵陈蒿、白头翁等利湿去浊，黄连、黄柏、马齿苋、蒲公英等泻火解毒；茯苓、白术、陈皮、清半夏等健脾和胃；焦山楂、炒神曲、炒麦芽、鸡内金等消食化积。

案 2 患者素体虚弱，因饮食导致湿热毒邪内侵，气机升降失调，下迫大肠，故腹泻伴腹痛，出现间断性脓血便。方中黄芪、太子参、仙鹤草、白扁豆等益气升清；清半夏、陈皮等化痰祛湿；焦山楂、炒神曲、炒麦芽消食除积；香附、郁金等行气消滞；龙骨、牡蛎等重镇安神；柴胡等疏肝安神；乌梅、山茱萸等固涩止泻。

案 3 患者年老体虚，脾肾亏虚，起居无度，湿毒内生，故腹泻伴腹痛，水样便，间断性脓血便，大便日行 2～3 次，先成形，后不成形。脾胃虚弱，运化失调，水气相击，故肠鸣，久泻伤气，故乏力。方中黄芪、仙鹤草等益气健脾；茯苓、生山药、炒薏仁等健脾祛湿；木香、厚朴、枳实、香附等理气调滞；柴胡、葛根等升清止泻。

呃逆案 1（神经性呃逆）

许某，男，67 岁。

初诊（2019-08-19）

主　诉：胃脘部不适反复发作 10 余天。

现病史：患者 1 个月前无明显诱因出现胃脘部胀痛伴呃逆泛酸，自行口服药物（具体不详）后，症状略有缓解，停药后复感症状反复发作，遂来我院就诊。

患者症见：胃脘部胀痛伴呃逆泛酸，眠差，心烦，易怒，便溏，日 1 次，舌红，苔薄白，脉沉细。

既往史：胆囊炎，胆结石，脂肪肝。

诊　断：呃逆（痰气交阻）。

治　则：行气疏肝健脾，清热养阴止呃。

药　用：

黄芪 140 克	熟地黄 105 克	山茱萸 140 克	枸杞子 140 克	麦冬 105 克
女贞子 140 克	墨旱莲 140 克	菟丝子 140 克	生山药 140 克	茯苓 140 克
炒白术 140 克	郁金 140 克	川芎 140 克	木香 105 克	柴胡 105 克
枳实 140 克	厚朴 140 克	远志 140 克	焦山楂 210 克	炒神曲 210 克
炒麦芽 210 克	香附 105 克	沙参 105 克	清半夏 105 克	煅龙骨 210 克
煅牡蛎 210 克	珍珠母 210 克	党参 140 克	陈皮 140 克	肉桂 140 克
丹参 140 克	桑寄生 140 克	杜仲 140 克	牛膝 140 克	黄芩 70 克
苍术 140 克	当归 105 克	焦栀子 70 克	淡豆豉 105 克	炒扁豆 140 克

连翘 140 克	茵陈蒿 210 克	金钱草 210 克	海金沙 140 克	石韦 140 克
鸡内金 140 克	路路通 140 克	苦参 105 克	天麻 140 克	瓜蒌 140 克
夏枯草 140 克	浙贝母 140 克	蒲公英 210 克	黄柏 70 克	牡丹皮 140 克
三棱 140 克	莪术 140 克	重楼 140 克	炒薏仁 210 克	泽泻 140 克
车前子 140 克	地龙 140 克			

上药煎取浓汁，三七 70 克和水蛭 70 克（研粉冲入），刺五加 1000 克（另煎取汁），阿胶、鹿角胶和龟甲胶各 200 克（黄酒烊化），熔化收膏，每日晨起、睡前各服 1 勺。

二诊（2019-11-14）

患者自述服药后症状好转，但仍眠差，舌红，苔薄白，脉沉细，上方加炒枣仁 140 克，继续服用 1 个疗程，随诊。

呃逆案 2（神经性呃逆）

刘某，男，65 岁。

初诊（2016-08-22）

主　诉：间断性呃逆 3 年，加重 1 周。

现病史：患者于 3 年前无明显诱因出现呃逆，发作时纳差，曾于多处就诊止呃，保护胃黏膜及中药治疗（具体药物及用量不详），症状反复发作，时轻时重。1 周前该患者因饮食不节后出现呃逆症状加重，今为寻求中医药治疗遂来我处就诊。

患者症见：呃逆，口干口苦，怕冷，舌红，苔黄，脉沉细。

既往史：高血压病，腔梗，胃息肉，脂肪肝。

诊　断：呃逆（湿热痰阻）。

治　则：清热除湿化痰，养阴降逆止呃。

药　用：

黄芪 140 克	首乌藤 210 克	熟地黄 140 克	山茱萸 140 克	枸杞子 140 克
麦冬 140 克	女贞子 140 克	墨旱莲 140 克	菟丝子 140 克	柴胡 140 克
黄芩 105 克	枳实 140 克	厚朴 140 克	生龙骨 210 克	生牡蛎 210 克

珍珠母 210 克	牡丹皮 140 克	丹参 140 克	茵陈蒿 210 克	吴茱萸 105 克
巴戟天 70 克	土茯苓 210 克	金钱草 210 克	郁金 210 克	桑寄生 140 克
续断 140 克	茯苓 140 克	炒白术 140 克	陈皮 140 克	焦山楂 210 克
炒神曲 210 克	炒麦芽 210 克	鸡内金 140 克	清半夏 105 克	砂仁 105 克
代赭石 210 克	旋覆花 140 克	紫苏 140 克	生姜 105 克	大枣 35 个
白芍 140 克	川芎 140 克	当归 140 克	姜黄 140 克	泽兰 140 克
淫羊藿 70 克	桔梗 140 克	芡实 140 克	蒲公英 210 克	连翘 140 克
虎杖 140 克				

上药煎取浓汁，人参 105 克（研粉冲入），刺五加 1000 克（另煎取汁），阿胶、鹿角胶和龟甲胶各 200 克（黄酒烊化），熔化收膏，每日晨起、睡前各服 1 勺。

二诊（2016-10-15）

患者自述症状好转，为巩固治疗，上方继续服用 1 个疗程，随诊。

三诊（2018-09-10）

患者自述上次服完膏方 1 年余无任何不适，但近期因家庭矛盾，连续饮酒。

现症见：胃脘部胀痛，偶有呃逆，上方加竹茹 140 克，继续服用 1 个疗程，随诊。

按语

呃逆是指以喉间频发短促呃呃声响、不能自制为主要表现的病证。西医学的单纯性膈肌痉挛，其他如胃炎、胃肠神经官能症、胃扩张，以及胸腹手术后等引起的膈肌痉挛可出现呃逆。张仲景于《金匮要略·呕吐哕下利病脉证治》中将其分为实证、寒证；并有橘皮汤、橘皮竹茹汤等治方。张介宾在《景岳全书·呃逆》述："呃之大要，亦惟三者而已，一曰寒呃，二曰热呃，三曰虚脱之呃。寒呃可温可散，寒去则气自舒也；热呃可降可清，火静而气自平也；惟虚脱之呃则诚危殆之证。"此为后世寒热虚实辨证分类及治法奠定了基础。李用粹在《证治汇补·呃逆》系统地提出治疗法则："治当降气化痰和胃为主，随其所感而用药。气逆者，疏导之；食停者，消化之；痰滞者，涌吐之；热郁者，清下之；血瘀者，破导之；若汗吐下后，服凉药过多者，当温补；阴火上冲者，当平补；虚而夹热者，当凉补。"

案 1 患者肝郁气滞，郁而化火，胃气上逆，故胃脘部胀痛伴呃逆泛酸，眠差，心烦，易怒。方中柴胡、郁金、木香等疏肝行气；蒲公英、连翘等泻火解毒；麦冬、沙参等养阴和胃；龙骨、牡蛎、珍珠母等重镇降逆。

案2患者脾胃虚弱，胃气上逆，迁延不愈，故呃逆，口干口苦，怕冷。方中黄芪、人参等益气健脾；旋覆花、清半夏等化痰降逆；土茯苓、金钱草、虎杖等利湿去浊；龙骨、牡蛎、珍珠母、代赭石等重镇降逆。

第四章　肝胆病证

肝着1（慢性乙型病毒性肝炎合并肝纤维化）

李某，男，57岁。

初诊（2014-11-13）

主 诉：右胁部胀痛伴乏力2年余，加重1周。

现病史：患者2年前出现右胁部胀痛伴乏力，于当地医院就诊并诊断为慢性乙型病毒性肝炎，并给予恩替卡韦片口服治疗，服药期间症状未见明显改善。患者1周前自觉右胁部胀痛伴乏力症状加重，并出现明显胃痛、恶心、纳差。今为寻求中医药治疗遂来我处就诊。

患者症见：右胁部胀痛，胃痛，恶心，纳差，口干，目涩，畏寒，眠可，二便正常，舌暗红，苔薄白，脉沉弦缓。

辅助检查：乙肝五项：表面抗原（＋）、e抗体（＋）、核心抗体（＋）。乙型肝炎病毒DNA定量＜5.00E+02IU/ml。肝纤维化四项：透明质酸201.8ng/ml。消化系彩超：肝回声稍改变伴肝内高回声团（肝右后叶可见1.3cm×1.2cm高回声团）。胃镜：浅表萎缩性胃炎伴疣状隆起，糜烂性十二指肠球炎。

既往史：慢性乙型病毒性肝炎、肝纤维化。

诊 断：肝着（肝郁脾虚血瘀）。

治 则：补益脾肾，解毒散浊，化瘀通络。

药 用：

黄芪140克	党参140克	熟地黄140克	山茱萸140克	枸杞子140克
茯苓140克	麦冬140克	制首乌140克	女贞子140克	墨旱莲140克

炒白术 140 克	菟丝子 140 克	柴胡 105 克	黄芩 70 克	枳实 105 克
厚朴 105 克	重楼 140 克	土茯苓 210 克	清半夏 105 克	砂仁 140 克
威灵仙 140 克	半枝莲 140 克	丹参 140 克	川芎 140 克	当归 140 克
赤芍 140 克	知母 105 克	半边莲 140 克	郁金 140 克	蒲公英 210 克
连翘 140 克	桑寄生 140 克	续断 140 克	炒神曲 140 克	炒麦芽 140 克
夏枯草 140 克	猫爪草 140 克	白花蛇舌草 210 克	板蓝根 140 克	生甘草 70 克
陈皮 140 克	香附 105 克	木香 105 克	虎杖 140 克	桂枝 105 克

上药煎取浓汁，三七、水蛭各 70 克（研粉冲入），龟甲胶和鹿角胶各 200 克（黄酒烊化），刺五加 1000 克（另煎取汁），熔化收膏，每日晨起、睡前各服 1 勺。

二诊（2015-10-13）

患者自述乏力症状明显好转，胃痛、恶心、纳差症状消失，舌红，苔薄白，脉沉弦缓。

辅助检查：胃镜示：浅表萎缩性胃炎。乙型肝炎病毒 DNA 定量 < 1.00E+02IU/ml。

上方减去川芎 140 克、香附 105 克、木香 105 克，加干姜 105 克、小茴香 105 克、白芍 140 克，继续服用 1 个疗程。

三诊（2016-08-18）

患者自述口干、目涩、畏寒症状明显减轻。患者自述近 2 个月内因频繁饮酒，现右胁部胀痛症状加重。

辅助检查：肝纤维化四项：透明质酸 314.48ng/ml。乙型肝炎病毒 DNA 定量 < 1.00E+02IU/ml。

给予膏方调整，上方丹参用量改成 210 克、苦参 140 克、葛根 210 克，加强化瘀散浊之效，继续服用 1 个疗程，同时嘱患者忌酒，勿劳累。

四诊（2017-10-21）

患者自述口干、目涩、畏寒等症状消失，右胁部胀痛症状减轻，遂继续服用上方 1 个疗程。

五诊（2019-01-20）

患者自述服用膏方后症状好转，现偶感乏力，舌红，苔薄白，脉沉弦缓。

辅助检查：乙型肝炎病毒DNA定量＜1.00E+02IU/ml。肝纤维化四项：透明质酸43.92ng/ml。上方去威灵仙、板蓝根、夏枯草，继续服用1个疗程。

六诊（2019-07-20）

患者自述在体力工作中劳累过度，腰部酸痛明显伴乏力，于上方加独活140克、狗脊140克、补骨脂140克，继续服用1个疗程。

七诊（2021-09-16）

患者自述偶见乏力，余无明显不适。患者偶见乏力，舌红，苔薄白，脉沉缓。

辅助检查：胃镜示：浅表性胃炎。乙型肝炎病毒DNA定量＜1.00E+02IU/ml。消化系彩超示：肝实质回声均匀。

继续服用上方1个疗程。同时嘱定期复查。

肝着2（慢性乙型病毒性肝炎合并肝纤维化）

厉某，男，40岁。

初诊（2016-12-06）

主　诉：胁肋胀痛1个月余，加重1周。

现病史：患者1个月前于单位体检诊断为慢性乙型病毒性肝炎，未给予重视，偶见胁肋胀痛。近1周患者自觉两胁肋胀痛症状加重，伴眠差、多梦、口干苦。今为求系统中医药治疗，遂来我处就诊。

患者现症见：胁肋胀痛，口干口苦，乏力，睡眠差，二便正常，舌红，苔薄白，边齿痕，脉沉细。

辅助检查：乙肝五项：表面抗原（＋）、e抗体（＋）、核心抗体（＋）。乙型肝炎病毒DNA定量：4.84E+06IU/ml。肝纤维化四项：透明质酸＞1000ng/ml，Ⅲ型胶原173.45ng/ml，Ⅲ型前胶原N端肽21.76ng/ml。消化系彩超：肝回声弥漫性改变，胆囊炎，脾大（脾厚4.2cm）。血常规：血小板95×109/L，淋巴比率54.4%。凝血常规：纤维蛋白原1.74g/L，活动度63.7%。生化系列：甘油三酯1.82mmol/L，丙氨酸氨基转移酶 81U/L，天门冬氨酸氨基转移酶 56U/L，谷氨酰转肽酶 72U/L。尿常规：白细胞 316.4/ml。肿瘤系列：AFP 116IU/ml，CA199 40.46IU/ml。

诊　　断：肝着（肝郁脾虚，湿热瘀阻）。

治　　则：补益肝肾，清热利湿，养心安神。

药　　用：

黄芪 350 克	太子参 140 克	熟地黄 140 克	山茱萸 140 克	枸杞子 140 克
麦冬 140 克	女贞子 140 克	墨旱莲 140 克	菟丝子 140 克	首乌藤 210 克
柴胡 140 克	黄芩 105 克	枳实 140 克	厚朴 140 克	蒲公英 210 克
川芎 140 克	苦参 140 克	猫爪草 140 克	石见穿 140 克	半边莲 140 克
半枝莲 140 克	山慈菇 140 克	马齿苋 140 克	茵陈蒿 350 克	金钱草 350 克
土茯苓 350 克	郁金 140 克	蜜百合 140 克	白芍 140 克	木香 105 克
香附 105 克	佛手 140 克	三七 70 克	重楼 140 克	垂盆草 140 克
鳖甲 140 克	白花蛇舌草 210 克	生龙骨 210 克	生牡蛎 210 克	焦栀子 105 克
焦山楂 210 克	炒麦芽 210 克	炒神曲 210 克	鸡内金 140 克	当归 140 克
生山药 140 克	夏枯草 140 克	生甘草 70 克	仙鹤草 140 克	牡丹皮 140 克

上药煎取浓汁，川贝母 50 克（研粉冲入），刺五加 1000 克（另煎取汁），阿胶、鹿角胶和龟甲胶各 200 克（黄酒烊化），熔化收膏，每日晨起、睡前各服 1 勺。

二诊（2017-04-05）

患者自述睡眠、口干苦症状好转，两胁肋胀痛有所减轻。由于近日生活压力较大，出现乏力、疲劳、眼部干涩的症状。

辅助检查：乙肝五项：表面抗原（+）、e 抗体（+）、核心抗体（+）。乙型肝炎病毒 DNA 定量：7.34E+02IU/ml。肝纤四项：透明质酸 185.56ng/ml，Ⅲ型胶原 110.92ng/ml，Ⅲ型前胶原 N 端肽 16.04ng/ml。血常规：血小板 99×109/L，淋巴比率 48.1%。凝血常规：纤维蛋白原 2.65g/L，活动度 75.6%。生化系列：丙氨酸氨基转移酶 50U/L，天门冬氨酸氨基转移酶 44U/L，谷氨酰转肽酶 72U/L。肿瘤系列：AFP 18.5IU/ml。

于上方中郁金改 210 克，加三棱 140 克、莪术 140 克、炒僵蚕 105 克、黄精 140 克、石斛 140 克，去马齿苋，继续服用 1 个疗程，随诊。

肝着3（慢性乙型病毒性肝炎）

刘某，女，34岁。

初诊（2013-05-23）

主　诉：右上腹胀痛伴口干苦1个月余，加重1周。

现病史：患者1个月前出现右上腹胀痛伴口干苦、乏力，患者未予重视，未予以治疗。1周前患者右上腹胀痛伴口干口苦、乏力症状加重。今为求系统中医药治疗，遂来我处就诊。

患者现症见：右上腹胀痛，口干口苦，乏力，舌红，苔薄黄，脉滑。

辅助检查：消化系彩超：肝脏轻度弥漫性回声改变，胆囊受累，脾高值。肝功测定：总胆红素19.6μmol/L，间接胆红素9.8μmol/L，天门冬氨酸氨基转移酶161U/L，丙氨酸氨基转移酶240U/L，胆碱酯酶3654U/L。血常规：白细胞1.87×109/L，血小板66×109/L。乙肝五项：表面抗原（＋）、e抗原（＋）、核心抗体（＋）。

既往史：慢性乙型病毒性肝炎病史。

诊　断：肝着（肝郁脾虚兼湿热）。

治　则：理气健脾，清热利湿，滋养肝肾。

药　用：

黄芪 210 克	西洋参 140 克	熟地黄 140 克	山茱萸 140 克	枸杞子 140 克
麦冬 105 克	女贞子 80 克	墨旱莲 105 克	菟丝子 105 克	制首乌 140 克
牡丹皮 140 克	苦参 210 克	茵陈蒿 210 克	半边莲 140 克	白花蛇舌草 210 克
半枝莲 140 克	五味子 140 克	茯苓 140 克	炒白术 140 克	蒲公英 210 克
败酱草 210 克	姜黄 140 克	泽兰 140 克	炒麦芽 210 克	炒神曲 210 克
焦山楂 210 克	枳壳 140 克	厚朴 105 克	鸡内金 140 克	鳖甲 140 克
生山药 140 克	金钱草 210 克	蜜百合 140 克	桔梗 140 克	当归 140 克
川芎 140 克	白芍 140 克	清半夏 105 克	砂仁 105 克	木香 105 克
生甘草 105 克	香附 105 克	薏苡仁 140 克	肉苁蓉 105 克	郁金 140 克

　　上药煎取浓汁，刺五加1000克（另煎取汁），阿胶、龟甲胶和鹿角胶各200克（黄酒烊化），熔化收膏，每日晨起、睡前各服1勺。

二诊（2013-11-15）

患者自述右上腹胀痛、口干苦、乏力等症状明显减轻。

辅助检查：消化系彩超：肝脏轻度弥漫性回声改变，胆囊炎，脾稍大。肝功测定：胆碱酯酶4868U/L。乙肝五项：表面抗原（＋）、核心抗体（＋）。

继续服用1个疗程，随诊。

三诊（2014-12-23）

患者自述因平素情志抑郁，饮食失节，生活劳累过度，右上腹胀痛，口干口苦，乏力症状明显加重，并出现胃胀、泛酸、烧心、纳差等症状。

患者症见：右上腹胀痛，胃脘部胀痛，泛酸，烧心，口干苦，恶心，纳差，乏力，舌红，苔薄白，脉弦。

辅助检查：消化系彩超：肝脏回声弥漫性改变，胆囊炎，脾稍大。肝功测定：总胆红素31.8μmol/L，间接胆红素18μmol/L，天门冬氨酸氨基转移酶541U/L，丙氨酸氨基转移酶791U/L，谷氨酰转肽酶105U/L，胆碱酯酶3654U/L。血常规：白细胞2.56×109/L，血小板77×109/L，血红蛋白154g/L。乙肝五项：表面抗原（＋）、e抗原（＋）、核心抗体（＋）。胃镜：浅表性胃炎（胆汁反流型）。

于上方加煅瓦楞子210克、黄连70克、吴茱萸35克，继续服用1个疗程。

四诊（2015-06-04）

患者自述症状好转，胃胀、泛酸、烧心症状消失。

辅助检查：消化系彩超：肝脏回声改变（肝硬化），胆囊受累，脾大。肝功测定：胆碱酯酶2107U/L。血常规：白细胞2.43×109/L，血小板63×109/L。乙肝五项：表面抗原（＋）、核心抗体（＋）。肝纤维化四项：透明质酸：202.71ng/ml，IV型胶原100.21ng/ml。

给予膏方调整，于上方去三七70克、莪术140克、代赭石210克，继续服用1个疗程。

五诊（2017-04-20）

患者自述症状好转，现口服恩替卡韦，但平素饮食不节，口苦明显。患者现症见：右上腹胀痛伴口干苦，乏力，舌红，苔薄白，脉沉细。

辅助检查：消化系彩超：肝脏回声改变（肝硬化），胆囊炎，脾大。肝功测定：胆碱酯酶 21077U/L。血常规：白细胞 3.94×109/L，血小板 78×109/L。乙肝五项：表面抗原（＋）、核心抗体（＋）。肝纤维化四项：透明质酸：202.71ng/ml，Ⅳ型胶原 100.21ng/ml。乙型肝炎病毒 DNA 定量 < 1.00E+02IU/ml。尿常规：白细胞：26.8×109/L，红细胞 57.5×109/L，细菌 8579.1/μL。

给予膏方调整，上方去西洋参，加太子参 140 克、黄芪 140 克、香附 105 克、夏枯草 140 克、重楼 140 克、泽泻 140 克、车前子草 140 克、杜仲 140 克、续断 140 克，继续服用 1 个疗程，随诊。

肝着 4（慢性乙型病毒性肝炎）

孟某，男，45 岁。

初诊（2020-07-28）

主　诉：两胁胀痛 1 个月余，加重 1 周。

现病史：患者 1 个月前出现两胁胀痛，于当地医院就诊，经给予口服药物治疗后症状未见缓解。患者 1 周前与家人争吵后自觉两胁胀痛症状加重，伴乏力、盗汗、眠差，今为寻求中医药治疗遂来我处就诊。

患者症见：两胁胀痛，心烦易怒，乏力，盗汗，眠差，小便黄，大便正常，舌红，苔根部黄，脉弦细。

辅助检查：消化系彩超：肝回声改变（脂肪肝）。肝功测定：丙氨酸氨基转移酶 66U/L，天门冬氨基转移酶 48U/L，球蛋白 23.7g/L。血常规：血小板 131 × 109/L。凝血常规：纤维蛋白原 2.29g/L。乙肝五项：表面抗原（＋）、e 抗体（＋）、核心抗体（＋）。乙型肝炎病毒 DNA 定量 < 1.00E+02IU/ml。

既往史：慢性乙型病毒性肝炎病史，胆囊切除术后。

诊　断：肝着（肝肾阴虚、湿热内蕴）。

治　则：疏肝解郁，清热利湿，补益肝肾，养心安神。

药　用：

| 黄芪 140 克 | 太子参 140 克 | 熟地黄 140 克 | 枸杞子 140 克 | 山茱萸 140 克 |

麦冬 140 克	女贞子 140 克	墨旱莲 140 克	首乌藤 210 克	菟丝子 140 克
牛膝 140 克	柴胡 105 克	黄芩 70 克	枳实 140 克	厚朴 140 克
焦栀子 105 克	生山药 140 克	茯苓 140 克	木香 105 克	炒白术 140 克
茵陈蒿 210 克	金钱草 210 克	白花蛇舌草 210 克	土茯苓 210 克	半枝莲 140 克
半边莲 140 克	猫爪草 140 克	石见穿 140 克	陈皮 140 克	香附 105 克
淡豆豉 105 克	蜜百合 140 克	远志 140 克	焦山楂 210 克	珍珠母 210 克
炒枣仁 210 克	炒神曲 210 克	炒麦芽 210 克	虎杖 140 克	垂盆草 140 克
蒲公英 210 克	连翘 140 克	重楼 140 克	马齿苋 140 克	佛手 140 克
黄连 70 克	芡实 140 克	仙鹤草 140 克	煅牡蛎 210 克	煅龙骨 210 克

上药煎取浓汁，三七 70 克（研粉冲入），刺五加 1000 克（另煎取汁），阿胶、龟甲胶和鹿角胶各 200 克（黄酒烊化），熔化收膏，每日晨起、睡前各服 1 勺。

二诊（2021-07-18）

患者自述服药后症状有所改善，睡眠较佳，无明显盗汗现象，仍有两胁胀痛伴乏力、心烦易怒。舌红，苔薄白，脉弦细。

辅助检查：消化彩超示：肝回声改变（脂肪肝）。乙肝五项：表面抗原（＋）、核心抗体（＋）。肝功测定：丙氨酸氨基转移酶 68U/L，球蛋白 22.1g/L。血常规：血小板 120×109/L。凝血常规：纤维蛋白原 1.76g/L。乙型肝炎病毒 DNA 定量 < 1.00E+02IU/ml。

继续服用 1 个疗程。

三诊（2022-07-15）

患者自述服药后症状有所改善，已无明显不适。舌红，苔薄白，脉沉弦。

辅助检查：消化系彩超示：肝回声改变（脂肪肝）。乙肝五项：表面抗原（＋）、核心抗体（＋）。肝功测定：天门冬氨基转移酶 45U/L，丙氨酸氨基转移酶 73U/L。乙型肝炎病毒 DNA 定量 < 1.00E+02 IU/ml。

于上方加鸡内金 140 克，继续服用 1 个疗程，随诊。

肝着 5（慢性乙型病毒性肝炎）

闫某，男，39 岁。

初诊（2018-12-26）

主　诉：右上腹胀痛伴乏力、口干口苦3个月余。

现病史：患者近3个月出现右上腹胀痛伴乏力、口干口苦，今为寻求中医药治疗遂来我处就诊。

患者症见：右上腹胀痛，乏力，口干口苦，手足欠温，便溏，舌红，苔白，脉沉弦细。

辅助检查：乙肝五项：表面抗原（＋）、e抗体（＋）、核心抗体（＋）。乙型肝炎病毒DNA定量6.09E+06IU/ml。肝功测定：天门冬氨酸氨基转移酶163U/L，丙氨酸氨基转移酶187U/L，谷氨酰转肽酶90U/L。肿瘤系列：AFP 8IU/ml。

既往史：慢性乙型病毒性肝炎病史。

诊　断：肝着（肝郁脾虚，湿热内阻）。

治　则：健脾利湿，行气解郁，养肝化瘀。

药　用：

黄芪140克	西洋参140克	熟地黄140克	枸杞子140克	山茱萸140克
女贞子140克	墨旱莲140克	菟丝子140克	制首乌140克	柴胡140克
黄芩105克	枳实140克	厚朴140克	茯苓140克	炒白术140克
土茯苓210克	炒薏仁210克	茵陈蒿350克	金钱草210克	白花蛇舌草210克
猫爪草140克	焦山楂210克	炒麦芽210克	炒神曲210克	生山药140克
虎杖140克	垂盆草140克	郁金210克	桑寄生140克	续断140克
杜仲140克	牛膝140克	重楼140克	蒲公英210克	生甘草105克
木香105克	香附105克	当归140克	川芎140克	苍术140克
清半夏105克	砂仁105克	淫羊藿70克	陈皮140克	葛根140克
连翘140克	半边莲140克	半枝莲140克	牡丹皮140克	丹参140克
焦栀子105克	吴茱萸105克	莲子140克	生甘草70克	

上药煎取浓汁，刺五加1000克（另煎取汁），阿胶、龟甲胶和鹿角胶各200克（黄酒烊化），熔化收膏，每日晨起、睡前各服1勺。

二诊（2019-5-13）

患者自述服药两个多月后，症状明显好转，无明显不适感。舌淡红，苔薄白，脉沉弦细。

辅助检查：乙肝五项：表面抗原（＋）、e抗体（＋）、核心抗体（＋）。乙型肝炎病毒 DNA 定量 5.0E + 02IU/ml。

继续服用 1 个疗程，随诊。

肝着 6（慢性乙型病毒性肝炎）

施某，男，32 岁。

初诊（2015-7-16）

主 诉：右胁肋胀痛伴乏力 4 月余，加重 1 周。

现病史：患者 4 月前出现右胁部胀痛伴乏力，于当地医院就诊，诊断为慢性乙型病毒性肝炎，经口服药物症状稍有缓解（具体药物用量不详）。1 周前该患者前自觉右胁部胀痛伴乏力症状加重，今为寻求中医药治疗遂来我处就诊。

患者症见：右胁肋胀痛，纳差，口干苦，夜尿多，心烦，舌淡紫，苔白微厚，脉沉弦细。

辅助检查：乙肝五项：表面抗原（＋）、e 抗原（＋）、核心抗体（＋）。乙型肝炎病毒 DNA 定量：9.87E+05IU/ml。生化系列：天门冬氨酸氨基转移酶 44U/L，丙氨酸氨基转移酶 77U/L，尿酸 456.7mmol/L。尿常规：细菌 521.1/μL。消化系彩超：肝回声改变，前列腺炎。

既往史：慢性乙型病毒性肝炎。

诊 断：肝着（肝郁脾虚兼湿热、肾气不足）。

治 则：健脾疏肝，清热利湿，补肾助阳。

药 用：

黄芪 210 克	太子参 140 克	熟地黄 140 克	山茱萸 140 克	枸杞子 140 克
麦冬 140 克	女贞子 140 克	墨旱莲 140 克	菟丝子 140 克	首乌藤 210 克
柴胡 140 克	黄芩 105 克	枳实 140 克	厚朴 140 克	蒲公英 210 克
败酱草 210 克	茵陈蒿 350 克	金钱草 210 克	土茯苓 210 克	垂盆草 140 克
苦参 210 克	虎杖 140 克	半边莲 140 克	半枝莲 140 克	猫爪草 140 克
石见穿 140 克	五味子 140 克	郁金 140 克	佛手 140 克	木香 105 克
陈皮 140 克	蜜百合 140 克	连翘 140 克	生甘草 70 克	白花蛇舌草 210 克

清半夏 105 克	砂仁 105 克	姜黄 140 克	泽兰 140 克	川芎 140 克
当归 140 克	牡丹皮 140 克	丹参 140 克	茯苓 140 克	炒白术 140 克
鳖甲 140 克	生龙骨 210 克	生牡蛎 210 克		

上药煎取浓汁，川贝母 50 克（研粉冲入），刺五加 1000 克（另煎取汁），阿胶、龟甲胶和鹿角胶各 200 克（黄酒烊化），熔化收膏，每日晨起、睡前各服 1 勺。

二诊（2015-11-13）

患者自述症状好转，口苦症状缓解，伴口干，食欲不佳，饭后易腹胀，舌淡红，苔白厚，脉沉弦。

辅助检查：乙肝五项：表面抗原（+）、e 抗体（+）、核心抗体（+）。乙型肝炎病毒 DNA 定量＜5.00E+02IU/ml。肝功测定：天门冬氨酸氨基转移酶 33U/L，丙氨酸氨基转移酶 29U/L。消化系彩超：肝回声改变，胆囊炎。

给予上方调整。上方加鸡内金 140 克、焦三仙各 210 克、重楼 140 克、黄精 140 克、石斛 140 克继续服用 1 个疗程。

三诊（2016-05-12）

患者自述无明显不适，诸症好转，舌淡红，苔薄白，脉沉弦。

辅助检查：乙肝五项：表面抗原（+）、核心抗体（+）。乙型肝炎病毒 DNA 定量＜1.00E+02IU/ml。生化系列：天门冬氨酸氨基转移酶 23U/L，丙氨酸氨基转移酶 21U/L，尿酸 456.7mmol/L。尿常规：细菌 29.9/μL。消化系彩超：肝回声改变，胆囊壁毛糙，前列腺回声欠均伴钙化。

继续服用 1 个疗程，随诊。

肝着 7（慢性乙型病毒性肝炎）

王某，女，51 岁。

初诊（2015-7-29）

主　诉：右胁肋胀痛伴乏力 1 个月余，加重 1 周。

现病史：患者 1 个月前出现右胁肋部胀痛伴乏力，于当地医院就诊，诊断为慢性乙型病毒性肝炎，未经治疗。患者1周前自觉右胁部胀痛伴乏力症状未见明显加重，今为寻求中医药治疗遂来我处就诊。

患者症见：右胁部胀痛，走窜不定，乏力，口干口苦，纳少，眠可，二便正常，舌红，苔薄白，脉沉弦细。

辅助检查：乙肝五项：表面抗原（+）、e抗体（+）、核心抗体（+）。乙型肝炎病毒DNA定量：6.771E+03IU/ml。消化系彩超：肝回声改变，胆囊壁欠光滑。

既往史：慢性乙型病毒性肝炎。

诊　　断：肝着（肝郁脾虚）。

治　　则：补益肝肾，清热解毒，利湿散浊。

药　　用：

黄芪210克	桂枝105克	熟地黄140克	山茱萸140克	枸杞子140克
麦冬140克	女贞子140克	墨旱莲140克	菟丝子140克	首乌藤210克
柴胡140克	黄芩105克	枳实140克	厚朴140克	蒲公英210克
连翘140克	猫爪草140克	石见穿140克	川芎140克	金钱草210克
半边莲140克	半枝莲140克	郁金210克	土茯苓210克	茯苓140克
当归140克	陈皮140克	苦参140克	茵陈蒿210克	焦栀子105克
生山药140克	焦山楂210克	炒麦芽210克	炒神曲210克	鸡内金210克
炒白术140克	木香105克	蜜百合140克	杜仲140克	牛膝140克
桑寄生140克	续断140克	炙甘草70克	黄连105克	虎杖140克
丹参140克	牡丹皮140克	苦荞麦140克	三七70克	白花蛇舌草210克

上药煎取浓汁，刺五加1000克（另煎取汁），阿胶、龟甲胶和鹿角胶各200克（黄酒烊化），熔化收膏，每日晨起、睡前各服1勺。

二诊（2017-05-12）

患者自诉诸症明显好转，已无明显不适。

辅助检查：乙肝五项：表面抗原（+）、e抗体（+）、核心抗体（+）。乙型肝炎病毒DNA定量<1.001E+02IU/ml。消化系彩超：肝回声改变，胆囊壁欠光滑。

继续服用1个疗程，随诊。嘱咐患者注意休息，勿劳累，调节情绪。

肝着 8（慢性乙型病毒性肝炎）

邹某，男，51 岁。

初诊（2022-02-12）

主　诉：两胁胀痛伴口干苦半年余，加重 1 个月。

现病史：患者半年前出现两胁胀痛伴口干苦，自行间断口服消炎利胆片等药物治疗，症状未见明显好转。1 个月前该患者自觉两胁胀痛伴口干苦症状加重，今为寻求中医药治疗遂来我处就诊。

患者症见：两胁胀痛，口干口苦，便秘，睡眠差，舌红，苔薄白，脉沉弦细。

辅助检查：乙肝五项：表面抗原（＋）、e 抗原（＋）、核心抗体（＋）。乙型肝炎病毒 DNA 定量：4.00E+07IU/ml。消化系彩超：肝回声改变（脂肪肝），肝内多发囊肿，胆囊壁欠光滑。

既往史：慢性乙型病毒性肝炎 20 余年。

诊　断：肝着（肝郁脾虚）。

治　则：疏肝理气，健脾补肾，清热解毒，活血化瘀。

药　用：

黄芪 140 克	党参 140 克	熟地黄 140 克	山茱萸 140 克	枸杞子 140 克
麦冬 140 克	制首乌 140 克	首乌藤 210 克	女贞子 140 克	墨旱莲 140 克
菟丝子 140 克	柴胡 105 克	黄芩 70 克	枳实 140 克	厚朴 140 克
清半夏 105 克	陈皮 140 克	砂仁 70 克	茯苓 70 克	炒白术 140 克
当归 140 克	川芎 140 克	茵陈蒿 210 克	金钱草 210 克	猫爪草 140 克
石见穿 140 克	半枝莲 140 克	半边莲 140 克	白英 140 克	白花蛇舌草 210 克
桑寄生 140 克	续断 140 克	杜仲 140 克	肉苁蓉 140 克	桑葚 140 克
山慈菇 140 克	夏枯草 140 克	香附 105 克	木香 105 克	炒薏仁 210 克
郁金 105 克	牡丹皮 140 克	丹参 140 克	蒲公英 210 克	连翘 140 克
重楼 140 克	杏仁 105 克	炒枣仁 210 克	远志 140 克	炙甘草 70 克
合欢皮 140 克	焦山楂 140 克	炒麦芽 140 克	炒神曲 140 克	鸡内金 140 克

上药煎取浓汁，三七和水蛭各 70 克（研粉冲入），刺五加 1000 克（另煎取汁），

阿胶、龟甲胶和鹿角胶各100克（黄酒烊化），熔化收膏，每日晨起、睡前各服1勺。

二诊（2022-04-27）

患者自诉诸症明显好转，已无明显不适。

辅助检查：乙肝五项：表面抗原（＋）、e抗体（＋）、核心抗体（＋）。乙型肝炎病毒DNA定量：6.57E+03IU/ml。消化系彩超：肝内多发小囊肿，胆囊壁欠光滑。

继续服用1个疗程，随诊。

肝着9（慢性乙型病毒性肝炎）

张某，女，52岁。

初诊（2012-09-18）

主　诉：两胁肋胀痛半月，近日加重。

现病史：患者半月前受凉后发热恶寒，自行口服感冒药（具体用药用量不详）后出现两胁胀痛伴乏力，未予重视，后胁肋胀痛持续加重，今为寻求中医药治疗遂来我处就诊。

患者症见：两胁胀痛，乏力，口干苦，食欲差，大便溏，眠差，心烦，舌红，苔薄白，脉弦细。

辅助检查：乙肝五项：表面抗原（＋）、e抗原（＋）、核心抗体（＋）。肝功测定：丙氨酸氨基转移酶117.2U/L，天门冬氨酸氨基转移酶59.3U/L。

既往史：慢性乙型病毒性肝炎。

诊　断：肝着（肝郁脾虚，湿热内蕴）。

治　则：补益肝肾，清热解毒，健脾利湿，养心安神。

药　用：

熟地黄140克	山茱萸140克	麦冬105克	枳实105克	枸杞子105克
黄柏105克	茯苓105克	白术105克	女贞子105克	墨旱莲105克
菟丝子105克	黄芪140克	五味子105克	蒲公英140克	白花蛇舌草140克

虎杖 105 克	苦参 140 克	西洋参 140 克	焦山楂 140 克	炒神曲 140 克
炒麦芽 140 克	茵陈蒿 140 克	金钱草 140 克	败酱草 140 克	清半夏 105 克
砂仁 105 克	陈皮 140 克	牡丹皮 105 克	姜黄 105 克	泽兰 105 克
生山药 105 克	白芍 105 克	当归 105 克	川芎 105 克	香附 105 克
木香 105 克	生甘草 70 克	丹参 105 克	半边莲 140 克	巴戟天 70 克
桂枝 70 克	淫羊藿 70 克	杜仲 105 克	鸡内金 140 克	知母 105 克
蜜百合 105 克	黄芩 70 克	黄连 70 克	干姜 70 克	炒枣仁 140 克
焦栀子 70 克	薏苡仁 140 克	煅龙骨 140 克	煅牡蛎 140 克	槟榔 140 克
泽泻 105 克	肉桂 70 克			

上药煎取浓汁，刺五加 1000 克（另煎取汁），鹿角胶 100 克和龟甲胶 200 克（黄酒烊化），熔化收膏，每日晨起、睡前各服 1 勺。

二诊（2015-05-22）

患者近月来因饮食肥甘后出现右胁肋胀痛、恶心，并伴有腹胀，舌红，苔腻，脉弦滑数。于上方加厚朴 140 克、佛手 140 克、砂仁 140 克，继续服用 1 个疗程，随诊。

肝着 10（丙型病毒性肝炎）

王某，女，38 岁。

初诊（2020-10-27）

主　诉：乏力伴周身关节疼痛 3 个月，加重 1 周。

现病史：患者 3 个月前出现乏力伴周身关节疼痛，未予重视，后乏力伴周身关节疼痛持续加重，今为寻求中医药治疗遂来我处就诊。

患者症见：右上腹胀痛，乏力，周身关节疼痛，口干，畏寒，多梦，大便时不成形，心烦易怒，舌红，苔薄白，脉沉细。

辅助检查：肝功测定：丙氨酸氨基转移酶 48U/L，天门冬氨酸氨基转移酶 77U/L。丙肝病毒 RNA 定量：4.92E+03IU/ml。

既往史：慢性丙型病毒性肝炎病史。

诊　断：肝着（肝郁脾虚、肾气不足）。

治　则：补益肝肾，祛风除湿，解毒化瘀，养心安神。

药　用：

黄芪 140 克	党参 140 克	熟地黄 140 克	山茱萸 140 克	枸杞子 140 克
麦冬 140 克	制首乌 140 克	首乌藤 210 克	女贞子 140 克	墨旱莲 140 克
菟丝子 140 克	生山药 140 克	茯苓 140 克	炒白术 140 克	清半夏 105 克
砂仁 140 克	陈皮 140 克	川芎 140 克	丹参 140 克	牡丹皮 140 克
焦栀子 105 克	柴胡 105 克	黄芩 70 克	枳实 105 克	厚朴 105 克
郁金 140 克	炒枣仁 210 克	蜜百合 140 克	远志 140 克	合欢花 140 克
地龙 140 克	夏枯草 140 克	猫爪草 140 克	石见穿 140 克	蒲公英 210 克
连翘 140 克	白花蛇舌草 210 克	茵陈蒿 210 克	金钱草 210 克	五味子 140 克
桂枝 105 克	乌药 140 克	水蛭 70 克	重楼 140 克	桑寄生 140 克
续断 140 克	杜仲 140 克	益母草 210 克	大枣 105 克	赤芍 140 克
白芍 140 克	炒麦芽 140 克	炒神曲 140 克	焦山楂 140 克	鸡内金 140 克
炙甘草 70 克	白英 140 克	半枝莲 140 克	半边莲 140 克	巴戟天 70 克
肉桂 70 克	附子 70 克	鸡血藤 210 克	当归 140 克	羌活 105 克
独活 105 克				

上药煎取浓汁，刺五加 1000 克（另煎取汁），阿胶和鹿角胶各 200 克，龟甲胶 100 克（黄酒烊化），熔化收膏，每日晨起、睡前各服 1 勺。

二诊（2021-03-26）

患者自述症状好转，无明显不适。舌红，苔薄白，脉沉细。

辅助检查：丙肝病毒 RNA 定量 < 1.00E+03IU/ml。

继续服用 1 个疗程，随诊。

按语

祖国医学历代文献并无"病毒性肝炎"的病名记载，与本病相关的症状描述，可见于胁痛、肝着、臌胀、肝积、黄疸、疫毒、虚劳、郁证、呕吐等证候中。中医学治疗病毒性肝炎以治肝、脾、肾为主，治胆、胃、肠为辅，抓住湿、热、瘀、痰不放，舒展气机，解毒化浊，时刻不忘顾护气阴。肝郁脾虚是病毒性肝炎的基本病理证型。《素问·宝命全形论》云"土得木而达"，反映出肝脾二脏在生理上的制化关系。《金匮要略》云："见肝之病，知肝传脾，当先实脾。"这也体现了肝脾之间的密切联系。正由于两脏在生理病理上的制克关系，所以临床上肝郁脾虚的病患尤为多见，病毒性肝炎病人亦是如此。

慢性病毒性肝炎患者长期肝郁脾虚，肝的疏泄功能以及脾的运化功能日渐衰退，病情进一步加重，导致水饮停聚，瘀血阻滞，从而出现肝病面容、肝掌、蜘蛛痣、水肿等水饮瘀阻之征。慢性病毒性肝炎疾病的晚期，病情延绵，邪必损正，久而及肾，致肾气亏虚，不荣于肝，最终导致肝肾精气不足而出现腰膝酸软，头晕乏力，视物模糊，甚至神昏、出血等症。张雅丽教授辨治慢性病毒性肝炎时，认为疏肝理气虽重要，但调理气血阴阳最为关键，故治疗重在整体调节人体脏腑的平衡，扶正重在温补中州，脾胃健运则气血生化有源，同时需要注重调补肝肾，活血祛痰，化瘀解毒。

肝着案 1 中该患者肝弹性指数偏高，肝病日久，肝失疏泄，瘀血内阻，易发生积聚之证。故多在方中加入蒲公英、连翘、夏枯草、莪术、猫爪草、石见穿等散结解毒；患者系家族遗传性肝炎，先天不足，且患者快至花甲之年，肝肾亏损，故方中加入女贞子、墨旱莲、菟丝子、山茱萸、枸杞子、杜仲、续断、桑寄生等补益肝肾，增强免疫功能；肝病日久，气血失于调达，气滞血瘀，故见肝经循行部位右胁部胀痛，舌质暗红，故以柴胡疏肝散加减，以疏肝解郁，行气止痛，气行血自通；肝气犯胃导致胃失和降，见恶心纳差，另患者时感体倦乏力，故方中加黄芪、党参、甘草、茯苓等健脾益气，能提高机体免疫和解毒功能，发挥机体防御能力；考虑到木郁土壅日久，肝失所养，阴血亏虚，故加当归、熟地黄以养肝血，诸药配伍，共奏肝脾同治、气血兼顾之功。二诊时患者自述症状好转，胃痛、恶心、纳差症状消失。胃镜检查见浅表萎缩性胃炎。右胁胀痛减轻，服药期间发作频率减少，说明诊疗思路正确，肝胃不和已去之六七，现仍有右胁部胀痛、口干、目涩、畏寒、眠可、二便正常等症状，舌红，苔薄白，脉沉弦缓。

说明仍有阴阳两虚的病理基础，守上方去川芎、香附、木香等辛温行气药，防止其伤阴血，加上干姜、小茴香、白芍等药以燮理阴阳。之后患者继续服用膏方，期间出现各种症状，临症加减，整体上症状稳定。于2020年9月16日，患者萎缩性胃炎好转变成浅表性胃炎，肝弹性硬度恢复正常。

肝着案 2 中患者为慢性乙肝患者，肝失疏泄，肝气郁结，肝郁脾虚，脾失健运，水湿内蕴，病久易滞血瘀，血瘀痰湿等郁而化热，相互影响，造成肝脏纤维化，辨证当属肝郁脾虚、湿热瘀血证。方中重用黄芪益气健脾利湿，配四君子汤、太子参功效更显；马齿苋凉血；茵陈蒿、金钱草、土茯苓清热利湿；猫爪草、石见穿、半边莲、半枝莲、垂盆草、茵陈蒿等配合三七、仙鹤草，活血化瘀，清热解毒；鳖甲、山慈菇、夏枯草软坚散结，诸药合用，共同起到健脾清热利湿、活血化瘀散结的功效。

肝着案 3 中患者素感疫毒，但由于生活贫困，过于劳累，间断口服抗病毒药物，致使病情反复加重，耗伤心血，气血不充，又有湿热内阻之症候，属本虚标实。故而取四物汤以补血养血，金匮肾气丸合二至丸补益肝肾以固其本，佐以茵陈蒿、金钱草清热利湿，木香、香附、黄芪等补气行血，使全方补而不滞。药后正气得复，乏力症状明显改善。

肝着案 4 中患者平素情绪易怒，肝气郁滞，容易化生肝火，肝火扰心，故见心烦易怒，睡眠不佳；肝郁日久化热，耗伤肝阴，阴血不足，阴虚易生内热，导致热迫津液外泄而出现盗汗。辨证当属肝肾阴虚、湿热内蕴，以知柏地黄汤为治疗基础方，方中熟地黄为君药，滋肾阴、益精髓；山茱萸滋肾益肝，生山药滋肾补脾，知母泻火滋阴、清热润燥；女贞子、墨旱莲合为二至丸，女贞子甘苦凉、滋肾柔肝，配墨旱莲甘酸寒，养阴益精，天麻、钩藤平肝息风，黄芩、黄连、栀子清降肝火，栀子豉汤清热除烦；佐以茵陈蒿、金钱草、虎杖清热利湿，又恐清热药物寒凉伤及脾胃，故加入太子参、白术、茯苓益气健脾，使全方祛邪而不伤正。

肝着案 5 中患者感染病毒后多情志不遂，怒郁伤肝，肝失调达，失于疏泄，用柴胡疏肝行气解郁，加之素体阳气虚弱，阴阳不相顺接，故而手足冰凉，加淫羊藿、杜仲、续断、菟丝子等温补肾阳；乙癸同源，以山茱萸、枸杞子、生山药、女贞子、墨旱莲等补益肝肾；肝郁犯脾，故见大便稀溏，加入参苓白术散以健脾益气利湿，以吴茱萸、葛根等温阳止泻；日久气血运行不畅，郁而化热，聚湿生痰，以苍术、清半夏等燥湿化痰；蒲公英、连翘、重楼、半边莲、半枝莲等清热解毒散淤；茵陈蒿、金钱草、虎杖等清热利湿。

肝着案 6 中患者中医辨证肝郁脾虚兼湿热，肾气不足。方中柴胡疏肝散疏肝解郁，木旺克土，肝郁乘脾，故加入茯苓、白术、陈皮燥湿健脾，方中重用茵陈蒿、金钱草，以利湿退黄、利尿通淋，湿气从小便去；半边莲、半枝莲、猫爪草、石见穿清热利湿解毒，并加入一味砂仁芳香行气化湿，使气行则水行，全方共奏疏肝健脾、清热利湿，兼补益肝肾之功。二诊患者自述症状好转，但仍有腹胀等脾虚之症，故加入鸡内金、焦三仙等健脾消积之品，进一步健脾和胃。三诊时患者已无明显不适，继续守方服用。

肝着案 7 中患者乙肝病毒感染为患，日久肝脾损伤，故以疏肝解郁，补益肝肾，清热解毒，利湿散浊为基本大法。取柴胡疏肝散化裁，配合木香、郁金等药物行气疏肝解郁；蒲公英、连翘、猫爪草、石见穿、重楼等清热解毒；郁金、川芎、丹参行气活血；鳖甲、夏枯草、清半夏散结；女贞子、墨旱莲、菟丝子等补益肝肾，以上诸药共调肝脾肾，脏腑功能渐复，乏力、两胁胀痛症状改善。

肝着案 8 中本案患者就诊时为乙肝大三阳病毒复制活跃期，患者感受湿热疫毒之邪日久，侵袭肝脏，气郁化热消耗肝阴，阴虚而见内热，中医辨证为肝阴不足。方中以熟地黄、麦冬滋阴生津，女贞子、墨旱莲、枸杞子养肝体柔肝阴，党参、黄芪补气健脾以行补气生津之法；患者口干口苦，仍是肝经有热之征象，故在方中加入茵陈蒿、金钱草、石见穿、半边莲、半枝莲、白英、白花蛇舌草等清热解毒利湿；患者乙肝病史多年，未经系统治疗，久病入络，故加入牡丹皮、丹参活血化瘀。二诊患者明显好转，由大三阳转成小三阳，病毒载量也明显下降，故守上方继续服用。

肝着案 9 中患者结合病史，四诊合参，本病症属肝郁脾虚兼湿热。缘患者素有乙肝病毒内伏于体，就诊前不慎感受风寒邪毒，乙肝邪毒触发，侵袭肝脏，导致肝的疏泄功能失司，肝郁犯脾，水谷精微失于运化，四肢失于濡养，故见纳差、乏力；水湿不化滞留肠道，故大便溏薄。方中以柴胡疏肝散疏肝解郁，行气止痛；"实脾，则肝自愈，此治肝补脾之要也。"故加入四君子汤益气健脾，加入焦三仙、鸡内金健脾益胃，使气血生化有源。情志不遂，肝郁化火，心火扰动肝火，故睡眠不佳，加入黄连、知母、煅龙骨、煅牡蛎泻火安神。蒲公英、白花蛇舌草、虎杖、泽泻等清热化湿泻浊，淫羊藿、杜仲、巴戟天温补肾阳，桂枝调和营卫，补充"正气"，祛除浊毒，使邪不可干。

肝着案10中缘患者素感受疫毒，肝郁气滞，木旺乘土，脾失健运，因此调肝扶正、益气健脾也是本病治疗的重要环节。方中熟地黄、麦冬、当归、女贞子、墨旱莲滋补肝肾，养阴柔肝；清半夏、柴胡疏肝止痛；党参、黄芪、茯苓、鸡内金、炒神曲、炒麦芽、焦山楂补益脾气，以助运化，固护中州；蜜百合、远志、炒枣仁滋阴养心安神。

臌胀案 1（肝硬化代偿期）

孟某，女，72 岁。

初诊（2015-05-16）

主　诉：双下肢乏力 1 个月余，加重 1 周。

现病史：患者有肝硬化病史，曾多次住院对症治疗，症状好转后出院，患者约 1 周前无明显诱因出现双下肢乏力，自行口服药物治疗未见明显缓解，患者为求中医药系统诊疗，于今日求诊于我院门诊。

患者症见：双下肢乏力，尿频，尿急，尿痛，舌红，少苔，脉沉细。

辅助检查：乙肝五项：表面抗原（＋）、e 抗原（＋）、核心抗体（＋）。血常规：白细胞 2.8×109/L，红细胞 3.55×109/L，血红蛋白 111g/L，血小板 71×109/L。凝血常规：凝血酶原时间 14.7s，凝血酶原活动度 68%。肝功测定：丙氨酸氨基转移酶 72U/L，天门冬氨酸氨基转移酶 118U/L，总胆红素 27.3μmol/L，直接胆红素 14.7μmol/L。

既往史：慢性乙型病毒性肝炎、肝硬化。

诊　断：臌胀（肝肾阴虚）。

治　则：益气养阴，利湿化瘀。

药　用：

黄芪 210 克	太子参 140 克	熟地黄 140 克	山茱萸 140 克	枸杞子 140 克
麦冬 140 克	女贞子 140 克	墨旱莲 140 克	菟丝子 140 克	首乌藤 210 克

柴胡 140 克	黄芩 105 克	枳实 140 克	厚朴 140 克	白花蛇舌草 210 克
蜜百合 140 克	天花粉 140 克	黄精 140 克	石斛 140 克	姜黄 140 克
泽兰 140 克	牡丹皮 140 克	鳖甲 140 克	茯苓 140 克	炒白术 140 克
蒲公英 210 克	连翘 140 克	木香 105 克	川芎 140 克	当归 140 克
香附 105 克	佛手 140 克	郁金 210 克	生甘草 70 克	桑寄生 140 克
续断 140 克	杜仲 140 克	狗脊 140 克	茵陈蒿 210 克	金钱草 210 克
猫爪草 140 克	石见穿 140 克	半枝莲 140 克	半边莲 140 克	山慈菇 140 克
地龙 105 克	土鳖虫 105 克	丹参 140 克	炒僵蚕 105 克	生山药 140 克
土茯苓 210 克	鸡内金 140 克	三棱 140 克	莪术 140 克	焦山楂 210 克
炒神曲 210 克	炒麦芽 210 克	石韦 140 克	海金沙 140 克	王不留行 140 克

上药煎取浓汁，三七粉、水蛭和川贝母各 70 克（研粉冲入），刺五加 1000 克（另煎取汁），阿胶、龟甲胶和鹿角胶各 200 克（黄酒烊化），熔化收膏，每日晨起、睡前各服 1 勺。

二诊（2016-08-02）

患者自述诸症好转，舌红，苔薄白，脉沉细。

辅助检查：乙肝五项：表面抗原（＋）、核心抗体（＋）。生化系列：天门冬氨酸氨基转移酶 44U/L。乙型肝炎病毒 DNA 定量：2.17E+03IU/ml。血常规：血小板 68×109/L。凝血常规：凝血酶原活动度 67.4%。

于上方加鳖甲、三七和水蛭各 140 克，继续服用 1 个疗程，随诊。

臌胀案 2（肝硬化代偿期）

楚某，男，39 岁。

初诊（2014-09-02）

主　诉：右胁肋胀痛 1 周。

现病史：患者 1 周前出现无诱因右胁胀痛，于黑龙江省武警总队医院检查，诊断为肝炎、肝硬化，今为求系统中医药治疗故来我处就诊。

患者症见：右胁肋胀痛，口干苦，乏力，纳差，二便及眠可，舌淡红，苔薄黄，脉略数。

辅助检查：肝胆脾 CT：脾大，肝多发异常密度影（考虑占位性病变），慢性胆囊炎。肝功测定：丙氨酸氨基转移酶 131U/L，天门冬氨酸氨基转移酶 67U/L，谷氨酰转肽酶 100U/L。血常规：血小板 57×109/L。乙肝五项：表面抗原（＋）、e 抗体（＋）、核心抗体（＋）。

既往史：慢性乙型病毒性肝炎。

诊　　断：臌胀（肝郁脾虚，湿热内蕴）。

治　　则：疏肝理气，健脾补肾，清热利湿，活血化瘀。

药　用：

黄芪 210 克	西洋参 140 克	熟地黄 140 克	山茱萸 140 克	枸杞子 140 克
麦冬 140 克	女贞子 140 克	墨旱莲 140 克	菟丝子 140 克	首乌藤 210 克
茯苓 140 克	炒白术 140 克	生山药 140 克	枳实 140 克	厚朴 140 克
焦山楂 210 克	炒神曲 210 克	炒麦芽 210 克	鸡内金 140 克	五味子 140 克
苦参 210 克	茵陈蒿 350 克	猫爪草 140 克	石见穿 140 克	蒲公英 210 克
败酱草 210 克	柴胡 140 克	黄芩 105 克	牡丹皮 140 克	金钱草 210 克
半边莲 140 克	半枝莲 140 克	鳖甲 140 克	生甘草 70 克	郁金 140 克
当归 140 克	川芎 140 克	煅龙骨 210 克	煅牡蛎 210 克	蜜百合 140 克
木香 105 克	香附 140 克	清半夏 105 克	砂仁 105 克	白花蛇舌草 210 克
姜黄 140 克	泽兰 140 克	佛手 140 克	陈皮 140 克	

上药煎取浓汁，川贝母 50 克（研粉冲入），刺五加 1000 克（另煎取汁），阿胶、龟甲胶和鹿角胶各 200 克（黄酒烊化），熔化收膏，每日晨起、睡前各服 1 勺。

二诊（2015-03-18）

患者自述右胁肋胀痛症状减轻，但近期外出时受凉见风，略有咳嗽，舌淡红，苔薄黄，脉略数。

辅助检查：消化系彩超：肝回声弥漫性改变（肝硬化），门静脉高压，肝内实性占位，胆囊炎。肝功测定：丙氨酸氨基转移酶 32U/L，天门冬氨酸氨基转移酶 27U/L，谷氨酰转肽酶 26U/L。血常规：血小板 92×109/L。乙肝五项：表面抗原（＋）、e 抗体（＋）、核心抗体（＋）。乙型肝炎病毒 DNA 定量＜1.00E+03IU/ml。

于上方加桔梗、竹茹、款冬花和杏仁各 140 克，继续服用 1 个疗程，随诊。

三诊（2016-02-18）

患者自述上述症状均好转，继续服用 1 个疗程，随诊。

臌胀案 3（肝硬化代偿期）

张某，女，52 岁。

初诊（2019-10-10）

主　诉：腹胀伴乏力 2 个月余，加重 1 周。

现病史：患者 2 个月前出现腹胀，于当地医院就诊诊断为肝硬化，经口服药物治疗后症状未缓解，其后症状反复发作。1 周前该患者自觉腹胀伴乏力症状加重，今为寻求中医药治疗遂来我处就诊。

患者症见：腹胀难忍伴两胁胀痛，乏力，目涩，口干，身痒，脱发，睡眠差，夜尿多，心烦易怒，舌淡红，苔薄白，脉沉弦稍无力。

辅助检查：上腹部磁共振：肝硬化，脾大，肝内异常信号。血常规：白细胞 3.53×109/L，血小板 70×109/L，血红蛋白 126g/L。生化系列：丙氨酸氨基转移酶 78U/L，天门冬氨基转移酶 88U/L，谷氨酰转肽酶 178U/L，总胆固醇 7.07mmol/L，前白蛋白 101mg/L，总胆红素 31.5μmol/L，直接胆红素 9.2μmol/L，间接胆红素 22.3μmol/L。乙肝五项：表面抗原（＋）、核心抗体（＋）。乙型肝炎病毒 DNA 定量 ＜1.00E+02IU/ml。

既往史：慢性乙型病毒性肝炎。

诊　断：臌胀（肝肾阴虚）。

治　则：补益肝肾，清热解毒，健脾化瘀，养心安神。

药　用：

黄芪 210 克	太子参 140 克	熟地黄 140 克	山茱萸 140 克	枸杞子 140 克
麦冬 140 克	女贞子 140 克	墨旱莲 140 克	菟丝子 140 克	生山药 140 克
何首乌 140 克	首乌藤 210 克	柴胡 105 克	黄芩 70 克	枳实 105 克
厚朴 105 克	茯苓 140 克	炒白术 140 克	陈皮 140 克	清半夏 105 克
砂仁 105 克	土茯苓 210 克	半枝莲 140 克	半边莲 140 克	茵陈蒿 210 克
金钱草 210 克	香附 105 克	虎杖 140 克	垂盆草 140 克	苦参 105 克

猫爪草 140 克	伸筋草 140 克	焦山楂 210 克	炒神曲 210 克	炒麦芽 210 克
郁金 140 克	当归 140 克	赤芍 140 克	白芍 140 克	蒲公英 210 克
连翘 140 克	重楼 140 克	马齿苋 140 克	夏枯草 140 克	炒枣仁 210 克
丹参 140 克	煅龙骨 140 克	煅牡蛎 140 克	川芎 105 克	侧柏叶 105 克
仙鹤草 140 克	珍珠母 210 克	知母 105 克	牡丹皮 105 克	佛手 140 克
浙贝母 140 克				

上药煎取浓汁，三七 70 克、鳖甲 140 克（研粉冲入），刺五加 1000 克（另煎取汁），龟甲胶和鹿角胶各 200 克（黄酒烊化），熔化收膏，每日晨起、睡前各服 1 勺。

二诊（2020-04-19）

患者自述乏力症状消失，腹胀伴两胁胀痛减轻，睡眠有所改善。患者症见：腹胀伴两胁发胀，目涩，口稍干，身痒，脱发，食欲尚可，但多吃易胀，睡眠差，小便夜 2 次，大便正常，舌淡红，苔薄白，脉沉弦。

辅助检查：上腹部磁共振：肝硬化，脾大，肝内异常信号。血常规：白细胞 2.84×109/L，血小板：65×109/L，血红蛋白 128g/L。生化系列：丙氨酸氨基转移酶 52U/L，天门冬氨基转移酶 62U/L，谷氨酰转肽酶 105U/L，总胆固醇 6.37mmol/L，前白蛋白 124mg/L，总胆红素 210.2μmol/L，直接胆红素 8.1μmol/L，间接胆红素 22.1μmol/L。乙肝五项：表面抗原（＋）、核心抗体（＋）。乙型肝炎病毒 DNA 定量＜1.00E+02IU/ml。

继续服用 1 个疗程，随诊。

臌胀案 4（肝硬化代偿期）

贾某，男，40 岁。

初诊（2018-01-15）

主　诉：乏力伴口干苦 1 个月余，加重 1 周。

现病史：患者 1 周前无明显诱因出现乏力伴口干苦，到当地医院就诊诊断为肝硬化，经口服药物治疗后症状未见明显缓解。1 周前该患者觉乏力伴口干苦加重，今为寻求中医药治疗遂来我处就诊。

患者症见：乏力，口干苦，时牙龈出血，眠差，舌红，苔薄白，脉沉细。

辅助检查：消化系彩超：肝硬化（门静脉1.6cm），胆囊壁欠光滑，脾大。血常规：血小板89×109/L。乙肝五项：表面抗原（＋）、e抗原（＋）、核心抗体（＋）。

既往史：慢性乙型病毒性肝炎。

诊　断：臌胀（脾虚气滞）。

治　则：补益肝肾，疏肝理气，清热利湿。

药　用：

黄芪140克	西洋参140克	熟地黄140克	山茱萸140克	枸杞子140克
麦冬140克	女贞子140克	墨旱莲140克	菟丝子140克	桂枝105克
首乌藤210克	柴胡140克	黄芩105克	枳实140克	厚朴140克
郁金140克	仙鹤草140克	三七140克	茵陈蒿140克	白花蛇舌草210克
金钱草210克	枳实140克	半边莲140克	泽兰140克	姜黄140克
鳖甲140克	夏枯草140克	蒲公英210克	虎杖140克	茯苓140克
当归140克	炒白术140克	连翘140克	黄柏70克	桑寄生140克
续断140克	杜仲140克	牛膝140克	知母105克	生山药140克
焦山楂140克	炒麦芽140克	炒神曲140克	鸡内金140克	黄连105克
肉桂70克	苦参140克	炒僵虫140克	土鳖虫105克	水蛭70克
蒲黄140克	茜草140克	血余炭140克	川芎140克	生甘草70克
莪术140克	三棱140克			

上药煎取浓汁，刺五加1000克（另煎取汁），龟甲胶和鹿角胶各200克（黄酒烊化），熔化收膏，每日晨起、睡前各服1勺。

二诊（2020-09-20）

患者自述症状好转，服药期间无牙龈出血，睡眠好转，偶见胃胀，舌红，苔薄白，脉沉弦细。

辅助检查：消化系彩超：肝硬化（门静脉1.49cm），胆囊壁欠光滑，脾大。血常规：血小板76×10/L。乙肝五项：表面抗原（＋）、e抗体（＋）、核心抗体（＋）。

于上方加巴戟天70克、附子70克、淫羊藿70克、黄连70克、苦参70克、砂仁105克，继续服用1个疗程，随诊。

臌胀案 5（肝硬化代偿期）

李某，男，58 岁。

初诊（2012-9-25）

主　诉：腹胀伴乏力 1 个月余，加重 1 周。

现病史：患者 1 个月前无明显诱因出现腹胀伴乏力，到当地医院就诊，诊断为肝硬化，经口服药物治疗后症状未见缓解。1 周前该患者觉腹胀伴乏力症状加重，今为寻求中医药治疗遂来我处就诊。

患者症见：腹胀伴乏力，胸闷，纳差，眠差，便溏，心烦焦虑，舌红，苔白，脉沉弦细。

辅助检查：消化系彩超：肝硬化伴肝内结节，右侧胸腔积液。肝功测定：谷氨酰转肽酶 245U/L，总胆红素 28.4μmol/L，间接胆红素 22μmol/L，总蛋白 55.6g/L，白蛋白 29.9g/L。肿瘤系列：AFP 7.8IU/ml。乙肝五项：e 抗体（＋）、核心抗体（＋）。尿常规：尿蛋白 2+。

既往史：慢性乙型病毒性肝炎，脾切除术后，慢性肾功能不全。

诊　断：臌胀（肝郁脾虚）。

治　则：补脾益气，行湿除满，补益肝肾。

药　用：

黄芪 140 克	西洋参 140 克	姜黄 105 克	泽兰 105 克	白花蛇舌草 140 克
半边莲 140 克	半枝莲 140 克	茵陈蒿 140 克	苦参 140 克	金钱草 140 克
蒲公英 140 克	枳实 105 克	厚朴 105 克	木香 105 克	黄芩 70 克
黄连 70 克	干姜 105 克	牛膝 105 克	茯苓 105 克	白术 105 克
陈皮 140 克	苍术 105 克	草果仁 105 克	焦栀子 70 克	焦山楂 140 克
炒麦芽 140 克	炒神曲 140 克	泽泻 105 克	熟地黄 140 克	山茱萸 140 克
生山药 140 克	枸杞子 140 克	麦冬 105 克	女贞子 105 克	墨旱莲 105 克
菟丝子 105 克	丹参 140 克	牡丹皮 105 克	五味子 105 克	珍珠母 140 克
代赭石 210 克	煅龙骨 210 克	煅牡蛎 210 克	鳖甲 105 克	浮小麦 350 克
肉桂 70 克	巴戟天 70 克	砂仁 105 克	清半夏 105 克	刺五加 140 克
桃仁 105 克	红花 105 克	炒枣仁 140 克		

上药煎取浓汁，龟甲胶和鹿角胶各 200 克（黄酒烊化），熔化收膏，每日晨起、睡前各服 1 勺。

二诊（2013-01-27）

患者自述症状好转，腹胀有所减轻，大便成形，舌红，苔白，脉沉弦细。

辅助检查：消化系彩超：肝硬化伴肝内结节，胆囊受累，右侧胸腔积液。肝功测定：谷氨酰转肽酶 216U/L，总胆红素 33.1μmol/L，间接胆红素 28.1μmol/L，总蛋白 54.5g/L，白蛋白 30.4g/L。乙肝五项：核心抗体（＋）。尿常规：尿蛋白 3+。

于上方加桑白皮 140 克、葶苈子 140 克，继续服用 1 个疗程，随诊。

臌胀案 6（肝硬化代偿期）

郎某，女，65 岁。

初诊（2019-03-15）

主　诉：两胁肋胀痛伴乏力 1 年余，加重 1 周。

现病史：患者 1 年前无明显诱因出现两胁肋胀痛伴乏力，到当地医院就诊诊断为肝硬化，经口服恩替卡韦片治疗后患者病情略好转。1 周前该患者自觉腹胀伴乏力症状加重，今为寻求中医药治疗遂来我处就诊。

患者症见：两胁肋胀痛，乏力，口干苦，时牙龈出血，眠差，小便黄，舌红，苔薄白，脉沉弦细。

辅助检查：肝功测定：总胆红素 35.5μmol/L，直接胆红素 10.4 μmol/L。血常规：血小板 67×109/L。乙肝五项：表面抗原（＋）、e 抗原（＋）、核心抗体（＋）。

既往史：慢性乙型病毒性肝炎。

诊　断：臌胀（肝郁脾虚）。

治　则：疏肝健脾，解毒化瘀，软坚散结。

药　用：

黄芪 420 克	桂枝 105 克	西洋参 70 克	熟地黄 210 克	山茱萸 210 克
女贞子 210 克	墨旱莲 210 克	菟丝子 210 克	制首乌 210 克	川芎 105 克
茯苓 140 克	炒白术 210 克	茵陈蒿 210 克	金钱草 210 克	白花蛇舌草 210 克

猫爪草 210 克	石见穿 210 克	半枝莲 210 克	半边莲 210 克	三棱 70 克
莪术 70 克	清半夏 210 克	砂仁 70 克	木香 105 克	虎杖 210 克
郁金 210 克	土茯苓 210 克	仙鹤草 210 克	延胡索 210 克	焦山楂 210 克
炒麦芽 210 克	炒神曲 210 克	柴胡 210 克	黄芩 210 克	枳实 210 克
厚朴 210 克	山慈菇 210 克	鳖甲 210 克	泽泻 210 克	炒薏仁 210 克
首乌藤 210 克	鸡内金 210 克	枸杞子 210 克	煅龙骨 210 克	煅牡蛎 210 克
珍珠母 210 克	三七 140 克	侧柏叶 210 克	重楼 140 克	麦冬 210 克
生山药 140 克	肉桂 70 克			

上药煎取浓汁，刺五加 1000 克（另煎取汁），阿胶、龟甲胶和鹿角胶各 200克（黄酒烊化），熔化收膏，每日晨起、睡前各服 1 勺。

二诊（2019-11-29）

患者自诉诸症好转，偶感背部不适，口干，牙龈出血消失，睡眠可，舌红，苔薄白，脉沉弦细。

辅助检查：乙肝五项：表面抗原（＋）、核心抗体（＋）。乙型肝炎病毒 DNA定量<1.0E+02IU/ml。消化系彩超:肝硬化(门静脉内径 1.16cm)、脾大(肋下 6.6cm)。

于上方中加夏枯草 140 克，继续服用 1 个疗程，随诊。

三诊（2020-09-05）

患者自诉后背不适及口干缓解。

患者症见：偶有两胁胀痛，舌红，苔薄白，脉沉弦细。

辅助检查：乙肝五项：表面抗原（＋）、核心抗体（＋）。乙型肝炎病毒 DNA定量<1.0E +02IU/ml；消化系彩超：肝硬化（门静脉正常）、脾大（肋下 5.4cm）。

继续服用 1 个疗程，随诊。

臌胀案 7（肝硬化失代偿期）

杨某，女，83 岁。

初诊（2021-11-11）

主　诉：腹胀、乏力伴尿少 1 个月余，加重 1 周。

现病史：患者 1 个月前出现腹胀、乏力伴尿少，于当地医院就诊诊断为肝硬化，自行口服药物（具体药物用量不详）后症状未缓解，其后症状反复发作，1周前该患者自觉腹胀、乏力伴尿少症状加重。今为寻求中医药治疗遂来我处就诊。

患者症见：腹胀，乏力，口干苦，纳差，耳聋，双下肢浮肿，尿少，大便不成形，舌暗红，无苔，脉沉弦细数。

辅助检查：肿瘤系列：CA125 132U/ml，CA119 50U/ml。肝功测定：白蛋白31.3g/L，谷氨酰转肽酶116U/L。血常规：血红蛋白92g/L，红细胞2.69×109/L，血小板98×109/L；彩超：脂肪肝，肝弥漫性改变，双下肢斑块形成。CT：双肺间质炎症，右胸腔积液，腹腔积液。心电图：心肌供血不足。

既往史：肝硬化，胆囊切除，脾大。

诊　　断：臌胀（肝肾阴虚，淤结水停）。

治　　则：滋养肝肾、解毒化瘀、利水消肿。

药　　用：

黄芪 140 克	太子参 140 克	熟地黄 105 克	山茱萸 140 克	枸杞子 105 克
麦冬 105 克	制首乌 140 克	首乌藤 140 克	女贞子 140 克	墨旱莲 140 克
菟丝子 140 克	柴胡 105 克	黄芩 70 克	枳实 105 克	厚朴 105 克
茯苓 140 克	炒白术 140 克	知母 105 克	大腹皮 140 克	牡丹皮 140 克
生山药 140 克	泽泻 140 克	丹参 140 克	香附 105 克	木香 105 克
川芎 140 克	茵陈蒿 210 克	金钱草 210 克	猪苓 140 克	半枝莲 140 克
半边莲 140 克	赤芍 140 克	桑寄生 140 克	续断 140 克	杜仲 140 克
牛膝 140 克	蒲公英 210 克	连翘 140 克	焦山楂 140 克	炒麦芽 140 克
炒神曲 140 克	金银花 140 克	三七 70 克	水蛭 70 克	夏枯草 140 克
五味子 140 克	鸡内金 140 克	砂仁 140 克	茯苓皮 350 克	陈皮 140 克
石莲子 140 克	佛手 140 克	白英 140 克	马齿苋 140 克	鳖甲 140 克
肉豆蔻 140 克	桑白皮 140 克	郁金 140 克	炒薏仁 140 克	白花蛇舌草 140 克

上药煎取浓汁，刺五加 1000 克（另煎取汁），龟甲胶、鹿角胶各 200 克（黄酒烊化），熔化收膏，每日晨起、睡前各服 1 勺。

二诊（2022-03-12）

患者自述症状好转，腹胀较前有所减轻，下肢水肿减轻，小便量较前增加很多，食欲和睡眠有所好转，舌暗红，少苔，脉沉弦细。上方去金钱草，加生地黄

140 克、沙参 140 克，继续服用 1 个疗程，随诊。

臌胀案 8（肝硬化失代偿期）

张某，女，63 岁。

初诊（2016-08-04）

主　诉：上腹胀痛伴口干苦 1 个月余，加重 1 日。

现病史：该患者平素心情抑郁，1 个月前出现上腹胀痛伴口干苦，自行口服药物治疗后症状略好转，其后症状反复发作，1 日前自觉上腹胀痛伴口干苦症状加重，今为求系统中医药治疗遂来我处治疗。

患者症见：上腹胀痛，胃脘部胀痛，口干苦，恶心纳差，舌红，苔薄白，脉沉细。

辅助检查：消化系彩超：肝硬化，脾大（肋下 5.9cm），胆囊受累。乙型肝炎病毒 DNA 定量：9.36E + 05IU/ml。乙肝五项：表面抗原（＋）、核心抗体（＋）。肿瘤系列：CA199 49.85IU/ml。血常规：白细胞：2.04×10^9/L，血小板 56×10^9/L。肝功测定：总胆红素 28.9μmol/L，直接胆红素：9.1μmol/L，间接胆红素 19.8μmol/L。胃镜：食管静脉曲张，胃溃疡（胃角、胃窦），十二指肠球部溃疡（大量胆汁潴留）。幽门螺杆菌：阳性（DPM=1117）。

既往史：肝硬化，慢性乙型病毒性肝炎，脾大。

诊　断：臌胀（肝郁脾虚）。

治　则：疏肝理气，行气止痛，清热利湿，补益肝肾。

药　用：

黄芪 210 克	太子参 140 克	熟地黄 140 克	山茱萸 140 克	枸杞子 140 克
麦冬 140 克	女贞子 140 克	墨旱莲 140 克	菟丝子 140 克	首乌藤 210 克
柴胡 140 克	黄芩 105 克	枳实 140 克	厚朴 140 克	陈皮 140 克
郁金 210 克	土茯苓 210 克	茵陈蒿 210 克	金钱草 210 克	猫爪草 140 克
石见穿 140 克	半枝莲 140 克	半边莲 140 克	白花蛇舌草 210 克	苦参 140 克
蒲公英 210 克	连翘 140 克	重楼 140 克	生甘草 70 克	木香 105 克
川芎 140 克	香附 105 克	山慈菇 140 克	鳖甲 140 克	五味子 140 克

白及 140 克	黄连 105 克	姜黄 140 克	泽兰 140 克	代赭石 210 克
旋覆花 140 克	茯苓 140 克	炒白术 140 克	败酱草 210 克	清半夏 105 克
砂仁 105 克	生山药 140 克	鸡内金 140 克	焦山楂 210 克	炒神曲 210 克
炒麦芽 210 克	当归 140 克	桑寄生 140 克	续断 140 克	狗脊 140 克
杜仲 140 克				

上药煎取浓汁，三七粉和川贝母各 70 克（研粉冲入），刺五加 1000 克（另煎取汁），龟甲胶和鹿角胶各 200 克（黄酒烊化），熔化收膏，每日晨起、睡前各服1勺。

二诊（2018-07-18）

患者腹胀好转，胃脘部胀痛及恶心纳差症状消失。现症见：上腹胀痛伴口干口苦，舌红，苔薄白，脉沉细。

辅助检查：消化系彩超：肝硬化，脾大（肋下 3.0cm），胆囊受累。乙型肝炎病毒 DNA 定量：1.17E＋05IU/ml。乙肝五项：表面抗原（＋）、核心抗体（＋）。肿瘤系列：CA199 37.8 IU/ml。血常规：白细胞 $1.5×109/L$，血小板 $44×109/L$，血红蛋白 109g/L。

于上方继续服用 1 个疗程，随诊。

臌胀案 9（肝硬化失代偿期）

丁某，男，64 岁。

初诊（2016-6-14）

主　诉：两胁胀痛伴乏力 1 个月余，加重 1 周。

现病史：患者 1 个月前出现两胁肋胀痛伴乏力，经口服药物治疗后患者症状略缓解（具体用药用量不详）。近 1 周患者自觉两胁胀痛伴乏力症状加重，今为求系统中医药治疗，遂来我处就诊。

患者症见：两胁肋胀痛，乏力，口干苦，纳差，眠差，二便正常，舌红，苔白，脉沉弦细。

辅助检查：乙肝五项：表面抗原（＋）、e 抗体（＋）、核心抗体（＋）。乙型肝炎病毒 DNA 定量：1.12E＋04IU/ml。肝纤维化四项：透明质酸：235.41ng/ml。肝胆脾 CT：肝硬化，肝脏弥漫性病变，脾脏略大，肝右叶多发异常密度影。消化系彩超：肝硬化，门静脉高压，胆囊受累，脾内钙化点。幽门螺杆菌：阳性（DPM=211）。血常规：白细胞 $3.91×109/L$，血小板 $90×109/L$。肝功测定：总胆红素 40.9μmol/L，直接胆红素 16.4μmol/L，间接胆红素 24.5μmol/L。

既往史：慢性乙型病毒性肝炎，肝硬化。

诊　断：臌胀（肝郁脾虚）。

治　则：疏肝理脾，补益肝肾，活血化瘀，散结通络。

药　用：

黄芪 210 克	西洋参 140 克	熟地黄 140 克	山茱萸 140 克	枸杞子 140 克
麦冬 140 克	女贞子 140 克	墨旱莲 140 克	菟丝子 140 克	首乌藤 210 克
柴胡 140 克	黄芩 105 克	枳实 140 克	厚朴 140 克	焦栀子 105 克
焦山楂 210 克	炒神曲 210 克	炒麦芽 210 克	鸡内金 210 克	连翘 210 克
垂盆草 210 克	蒲公英 210 克	苦参 210 克	猫爪草 140 克	白花蛇舌草 210 克
石见穿 140 克	半边莲 140 克	半枝莲 140 克	五味子 140 克	茯苓 140 克
炒白术 140 克	苍术 140 克	清半夏 105 克	砂仁 105 克	乌梅 140 克
三棱 140 克	莪术 140 克	炒薏仁 210 克	丹参 140 克	牡丹皮 140 克
川芎 140 克	当归 140 克	郁金 140 克	陈皮 140 克	车前子 140 克
鳖甲 140 克	夏枯草 140 克	生龙骨 210 克	生牡蛎 210 克	土茯苓 210 克
土鳖虫 105 克	生甘草 70 克	陈皮 140 克	桑寄生 140 克	续断 140 克
狗脊 140 克	蜜百合 140 克	山慈菇 140 克	重楼 140 克	杜仲 140 克
牛膝 140 克	黄连 105 克			

上药煎取浓汁，三七 70 克、川贝母 50 克和水蛭 70 克（研粉冲入），刺五加 1000 克（另煎取汁），阿胶、龟甲胶和鹿角胶各 200 克（黄酒烊化），熔化收膏，每日晨起、睡前各服 1 勺。

二诊（2017-05-05）

患者自述症状好转，继续服用 1 个疗程，随诊。

臌胀案 10（肝硬化失代偿期）

苏某，女，48 岁。

初诊（2021-07-27）

主　诉：右胁胀痛伴口干苦 1 个月余，加重 1 周。

现病史：患者约 1 个月前无诱因出现右胁胀痛并伴有口干苦，于多处治疗后症状未见明显改善。1 周前自觉右胁胀痛伴口干苦症状加重，并伴有体倦乏力，就诊于哈尔滨医科大学附属医院，经治疗后症状略有缓解（具体用药用量不详）。今为求系统中医药治疗遂来我处就诊。

患者症见：右胁胀痛，口干苦，体倦乏力，畏寒，大便秘结，心烦，舌红，苔薄白，脉沉细。

辅助检查：消化系彩超：肝回声弥漫性改变，胆囊受累，脾大，门静脉内径增宽（1.4cm）。凝血常规：凝血酶原时间 14.3s。乙型肝炎病毒 DNA 定量 < 5.00E+02IU/ml。血常规：白细胞 2.23×109/L。乙肝五项：表面抗原（＋）、核心抗体（＋）。

既往史：慢性乙型病毒性肝炎，肝硬化。

诊　断：臌胀（肝郁脾虚）。

治　则：疏肝理气，补益肝肾，清热解毒，活血化瘀。

药　用：

黄芪 210 克	党参 140 克	熟地黄 140 克	山茱萸 140 克	枸杞子 140 克
麦冬 140 克	制首乌 140 克	首乌藤 140 克	女贞子 140 克	墨旱莲 140 克
菟丝子 140 克	柴胡 105 克	黄芩 70 克	枳实 105 克	厚朴 105 克
猫爪草 140 克	石见穿 140 克	白花蛇舌草 210 克	茵陈蒿 210 克	金钱草 210 克
土茯苓 210 克	川芎 105 克	当归 140 克	生山药 140 克	白芍 105 克
木香 105 克	香附 105 克	郁金 140 克	三七 70 克	桑寄生 140 克
半边莲 140 克	半枝莲 140 克	续断 140 克	杜仲 140 克	肉苁蓉 140 克
桑葚 140 克	杏仁 105 克	生白术 140 克	茯苓 140 克	蒲公英 140 克
连翘 140 克	白英 140 克	大枣 70 克	生甘草 70 克	桂枝 105 克

巴戟天 70 克	肉桂 70 克	马齿苋 140 克	炒枣仁 140 克	蜜百合 140 克
乌药 105 克	丹参 70 克	侧柏叶 105 克	仙鹤草 140 克	焦山楂 140 克
炒麦芽 140 克	炒神曲 140 克			

上药煎取浓汁，刺五加 1000 克（另煎取汁），阿胶、龟甲胶和鹿角胶各 200 克（黄酒烊化），熔化收膏，每日晨起、睡前各服 1 勺。

二诊（2021-11-10）

患者自述便秘好转，右胁胀痛症状有所减轻，但近期因工作原因导致入睡困难、心烦焦虑，舌红，苔薄白，脉沉弦细。于上方中加夏枯草 140 克、垂盆草 140 克、鸡内金 140 克、橘核 140 克、鳖甲 140 克、黄连 70 克，减去制首乌，继续服用 1 个疗程，随诊。

三诊（2022-08-03）

患者自述症状有所减轻。

辅助检查：彩超示：肝回声改变，胆囊炎，脾大，门静脉内径正常；乙型肝炎病毒 DNA 定量 < 1.00E+02IU/ml；血常规：白细胞 2.57×109/L，血小板 37×109/L；乙肝五项：表面抗原（+）、核心抗体（+）。

继续服用 1 个疗程，随诊。

臌胀案 11（肝硬化失代偿期）

周某，男，57 岁。

初诊（2021-10-11）

主　诉：腹胀伴乏力 1 个月余，加重 1 周。

现病史：患者约 10 年前因外伤住院，检查过程中发现乙型肝炎病毒感染，确诊为乙型病毒性肝炎，未予重视。约 6 年前确诊为肝硬化，自行口服恩替卡韦片治疗，0.5 毫克日一次口服。约 1 个月前患者因饮食不节出现上消化道出血，就诊于哈尔滨医科大学附属第二医院系统治疗，好转后出院。今为求系统中医药治疗遂来我处就诊。

患者症见：腹胀，体倦乏力，下肢水肿，眠差，畏寒，尿少，便不成形，心烦易怒，舌红，苔薄白，脉沉细。

辅助检查：消化系彩超：肝回声弥漫性改变（肝硬化），肝内多发囊肿，门静脉高压（门静脉内径 1.75cm），胆囊受累，胆囊结石，脾大，腹腔积液。凝血常规：凝血酶原时间 16.1s，凝血酶原活动度 44.5%。肝纤维化四项：透明质酸 157.49ng/ml，Ⅳ型胶原 103.64ng/ml。血常规：白细胞 2.27×10^9/L，血小板 36×10^9/L，血红蛋白 85g/L，红细胞 2.68×10^9/L。肿瘤系列：CA125 236.4IU/ml。

既往史：慢性乙型病毒性肝炎，肝硬化，脾大。

诊　断：臌胀（阳虚水停）。

治　则：温补脾肾，行气利水，活血化瘀。

药　用：

熟地黄 140 克	山茱萸 140 克	枸杞子 140 克	麦冬 140 克	制首乌 140 克
首乌藤 210 克	女贞子 140 克	墨旱莲 140 克	菟丝子 140 克	柴胡 105 克
黄芩 70 克	枳实 105 克	厚朴 105 克	茯苓皮 350 克	炒白术 140 克
清半夏 105 克	砂仁 140 克	陈皮 140 克	肉豆蔻 140 克	炒薏仁 210 克
茵陈蒿 210 克	金钱草 210 克	半边莲 140 克	半枝莲 140 克	白英 140 克
猫爪草 140 克	石见穿 140 克	土茯苓 210 克	郁金 140 克	仙鹤草 140 克
夏枯草 140 克	香附 105 克	木香 105 克	大腹皮 140 克	猪苓 140 克
冬瓜皮 140 克	生山药 140 克	石莲子 140 克	三七 70 克	桑寄生 140 克
续断 140 克	杜仲 140 克	牛膝 140 克	车前子 140 克	茯苓 140 克
黄芪 140 克	蜜百合 140 克	远志 140 克	肉桂 70 克	炒枣仁 210 克
蒲公英 210 克	连翘 140 克	鳖甲 140 克	五味子 140 克	马齿苋 140 克
鸡内金 140 克	焦山楂 140 克	炒麦芽 140 克	炒神曲 140 克	白花蛇舌草 210 克
虎杖 140 克	焦栀子 105 克	党参 140 克	垂盆草 140 克	巴戟天 70 克
防风 105 克	独活 105 克	佛手 140 克		

上药煎取浓汁，龟甲胶和鹿角胶各 200 克（黄酒烊化），熔化收膏，每日晨起、睡前各服 1 勺。

二诊（2022-05-11）

患者自述下肢浮肿消退，乏力症状有所减轻。

患者症见：右上腹不适，偶有嗳气，体倦乏力，纳可，睡眠尚可，二便尚可，饮食不节后多会出现大便性状改变。舌红，苔白，脉弦细。给予膏方调整，去大腹皮、冬瓜皮，继续服用1个疗程，随诊。

臌胀案 12（肝硬化失代偿期）

乔某，女，59 岁。

初诊（2016-03-01）

主　诉：腹胀、乏力伴双下肢浮肿 1 周，加重 1 日。

现病史：该患者 1 周前无明显诱因出现腹胀、乏力伴双下肢浮肿，到当地医院就诊，做彩超示肝硬化，胆囊受累，胆囊息肉样病变，脾大，腹水，经口服药物治疗后病情略好转。1 日前该患者自觉腹胀、乏力伴双下肢浮肿症状加重。今为求系统中医药诊疗，遂来我处就诊。

患者症见：腹胀，乏力，双下肢浮肿，手足热，微胀，口干苦，尿少，舌红，苔薄白，脉沉弦细。

辅助检查：消化系彩超：肝硬化，胆囊受累伴胆囊息肉样病变，脾大，门静脉 1.6cm，腹腔少量积液。血常规：白细胞 3.12×10^9/L，红细胞 3.57×10^9/L，血小板 62×10^9/L。凝血常规：凝血酶原时间 15.1s，部分凝血酶原时间 41.4s；活动度：47.3%。乙肝五项：表面抗原（+）、e 抗原（+）、核心抗体（+）。乙型肝炎病毒 DNA 定量：1.3E+04IU/ml。生化系列：丙氨酸氨基转移酶 80U/L，天门冬氨酸氨基转移酶 146U/L，谷氨酰转肽酶 72U/L，总胆红素 55.3μmol/L，直接胆红素 25.3μmol/L，间接胆红素 30μmol/L。

既往史：慢性乙型病毒性肝炎，肝硬化。

诊　断：臌胀（肝郁脾虚，湿热内蕴）。

治　则：补益肝肾，利水消肿，清热利湿。

药　用：

黄芪 210 克	太子参 140 克	熟地黄 140 克	山茱萸 140 克	枸杞子 140 克
麦冬 140 克	女贞子 140 克	墨旱莲 140 克	菟丝子 140 克	姜黄 140 克
泽兰 140 克	猫爪草 140 克	石见穿 140 克	半边莲 140 克	半枝莲 140 克
茵陈蒿 350 克	金钱草 210 克	土茯苓 210 克	柴胡 140 克	黄芩 105 克

枳实 140 克	厚朴 140 克	虎杖 140 克	五味子 140 克	乌梅 140 克
牡丹皮 140 克	三棱 140 克	莪术 140 克	郁金 140 克	白花蛇舌草 210 克
连翘 140 克	蒲公英 210 克	重楼 140 克	生甘草 70 克	远志 140 克
香附 105 克	川芎 140 克	鳖甲 140 克	夏枯草 140 克	当归 140 克
生龙骨 210 克	生牡蛎 210 克	大腹皮 140 克	葶苈子 140 克	泽泻 140 克
猪苓 140 克	冬瓜皮 140 克	桑白皮 140 克	茯苓皮 350 克	焦栀子 105 克
垂盆草 140 克	杜仲 140 克			

上药煎取浓汁，刺五加 1000 克（另煎取汁），阿胶、龟甲胶和鹿角胶各 200 克（黄酒烊化），熔化收膏，每日晨起、睡前各服 1 勺。

二诊（2016-05-07）

患者自述周身较前轻快，双下肢浮肿减轻，口干，眠差，舌红，苔薄白，脉沉细。

辅助检查：彩超：肝硬化，胆囊受累伴胆囊息肉样病变，脾大，门静脉 1.2cm，腹腔少量积液；血常规：白细胞 6.59×109/L，红细胞 3.36×109/L，血小板 77×109/L；凝血常规：凝血酶原时间 17.1s，部分凝血酶原时间 46.5s；活动度：40.4%；乙肝五项：表面抗原（+）、e 抗原（+）、核心抗体（+）；乙型肝炎病毒 DNA 定量 <5.00E+02IU/ml；生化系列：天门冬氨酸氨基转移酶 64U/L，谷氨酰转肽酶 72U/L，总胆红素 79.2μmol/L，直接胆红素 49.6μmol/L，间接胆红素 29.6μmol/L。按原方继续服用 1 个疗程，随诊。

臌胀案 13（肝硬化失代偿期）

朱某，男，77 岁。

初诊（2013-09-24）

主　诉：眼睑及双下肢浮肿 5 年余，加重半年。

现病史：患者于 5 年前无明显诱内出现眼睑及下肢水肿等症状，到哈尔滨医科大学附属第一医院检查示低蛋白血症，予输注白蛋白等对症治疗后症状时轻时重。半年前患者自觉上述症状加重。今为求系统中医药诊疗，遂来我处就诊。

患者症见：眼睑、双下肢浮肿，乏力，胸闷，口干，时有鼻衄，牙龈出血，舌暗红，苔少，脉沉弦。

辅助检查：消化系彩超：肝中度弥漫性改变，肝多发囊肿，门静脉增宽（门静脉1.4cm），门静脉系统迂回扩张，脐静脉开放，慢性胆囊炎，脾轻度大（脾厚4.1cm）。血常规：白细胞2.8×109/L。凝血常规：凝血酶原时间16.2s，活动度：61.4%。乙肝五项：表面抗原（＋）；乙型肝炎病毒DNA定量＜5.00E+02IU/ml。生化系列：直接胆红素8.5μmol/L。

既往史：慢性病毒性肝炎病史。

诊　　断：臌胀（肝肾阴虚）。

治　　则：补益肝肾，清热解毒，收敛止血。

药　　用：

黄芪210克	西洋参140克	熟地黄140克	山茱萸140克	枸杞子140克
蜜百合140克	女贞子105克	墨旱莲105克	菟丝子105克	制首乌140克
首乌藤210克	桂枝105克	茯苓140克	炒白术140克	陈皮140克
枳实140克	厚朴140克	生蒲黄140克	荆芥炭140克	血余炭140克
当归140克	川芎140克	茵陈蒿210克	苦参210克	白花蛇舌草210克
猫爪草140克	石见穿140克	半边莲140克	川贝母70克	鳖甲140克
姜黄105克	泽兰105克	牡丹皮140克	郁金210克	仙鹤草140克
白及140克	清半夏105克	砂仁105克	焦山楂210克	炒麦芽210克
炒神曲210克	鸡内金140克	桑寄生140克	续断140克	猪苓105克
生甘草70克				

上药煎取浓汁，刺五加1000克（另煎取汁），阿胶、龟甲胶和鹿角胶各200克（黄酒烊化），熔化收膏，每日晨起、睡前各服1勺。

二诊（2014-11-04）

患者自述未见出血，乏力症状好转。

辅助检查：血常规：白细胞2.1×109/L，红细胞3.84×109/L。生化系列：总胆红素33.7μmol/L，直接胆红素18.1μmol/L，间接胆红素15.6μmol/L。于上方中加入赤芍140克、知母140克，继续服用1个疗程，随诊。

酒臌案 1（酒精性肝硬化）

张某，男，60岁。

初诊（2018-08-25）

主　诉：腹胀大伴乏力1个月余，加重1周。

现病史：患者素嗜饮酒，1个月前无明显诱因出现腹胀大伴乏力，未予重视及治疗，后腹胀日渐加重，近1周腹胀大明显加重，为求系统中医药治疗，遂来我处就诊。

患者症见：腹胀大，面色萎黄，神倦乏力，纳差，舌淡红，苔少，脉沉细。

既往史：嗜酒，肝硬化。

辅助检查：消化系彩超：肝脏弥漫性病变（肝硬化），门静脉高压（门静脉1.5cm），胆囊炎，胆囊结石（充满型），脾大（脾厚约6.1cm），腹腔积液。血常规：血小板30×109/L，白细胞0.92×109/L，红细胞2.47×109/L。凝血常规：凝血酶原时间15.4s，部分凝血酶原时间43.7s，活动度：47.2%。生化系列：丙氨酸氨基转移酶12U/L，天门冬氨酸氨基转移酶17U/L，总胆红素31.1μmol/L，直接胆红素14.7μmol/L，间接胆红素16.4μmol/L。乙肝五项：表面抗体（＋）。

诊　断：酒臌（肝肾阴虚）。

治　则：补肾健脾，行湿除满，疏肝理气。

药　用：

黄芪210克	太子参140克	熟地黄140克	山茱萸140克	麦冬140克
女贞子140克	墨旱莲140克	菟丝子140克	生山药140克	枳实105克
厚朴105克	白芍105克	茯苓皮700克	炒白术140克	木香105克
香附105克	大枣35个	生甘草70克	郁金140克	佛手140克
泽泻140克	桂枝105克	蒲公英140克	夏枯草140克	仙鹤草140克
血余炭140克	三七70克	焦山楂210克	炒麦芽210克	炒神曲210克
陈皮140克	砂仁105克	木瓜105克	大腹皮140克	杜仲140克
桑寄生140克	续断140克	何首乌140克	重楼140克	连翘140克
猪苓105克	柴胡105克	黄芩70克	当归105克	巴戟天70克

生姜 70 克	淫羊藿 70 克

上药煎取浓汁，阿胶、龟甲胶和鹿角胶各 200 克（黄酒烊化），熔化收膏，每日晨起、睡前各服 1 勺。

二诊（2019-08-29）

患者自述症状好转。舌淡红，苔白，脉沉细。继续服用 1 个疗程，随诊。嘱患者戒酒，限盐限水，增加蛋白摄入。

酒臌案 2（酒精性肝硬化）

吕某，男，43 岁。

初诊（2013-09-26）

主　诉：腹胀大 1 个月，加重 1 周。

现病史：患者素嗜饮酒，1 个月前因饮酒后出现腹胀大，未予重视及治疗，后腹胀日渐加重，近 1 周腹大明显加重，少尿，为求系统中医药治疗，遂来我处就诊。

患者症见：腹胀大，面色萎黄，神倦乏力，口干，下肢浮肿，少尿，尿黄，大便稀，便次多，舌红，苔根部白，脉沉弦。

辅助检查：消化系彩超：肝脏回声弥漫性病变，胆囊炎，右肾小结石，腹腔积液。血常规：血小板 96×109/L，血红蛋白 121g/L，红细胞 3.42/L。凝血常规：凝血酶原时间 16.7s，部分凝血酶原时间 32.5s，活动度：61%。生化系列：丙氨酸氨基转移酶 37U/L，天门冬氨酸氨基转移酶 87U/L，总胆红素 40.4μmol/L，直接胆红素 36.2μmol/L，白蛋白 29g/L，球蛋白 41.3g/L。乙肝五项：表面抗体（＋）。

既往史：嗜酒，酒精性肝病史 10 年。

诊　断：臌胀（脾肾阳虚，水湿内停）。

治　则：补肾健脾，行湿除满，疏肝理气。

药　用：

黄芪 210 克	西洋参 140 克	熟地黄 140 克	山茱萸 140 克	枸杞子 140 克

麦冬 140 克	女贞子 105 克	墨旱莲 105 克	菟丝子 105 克	制首乌 140 克
杜仲 140 克	蜜百合 140 克	茵陈蒿 210 克	金钱草 210 克	苦参 210 克
蒲公英 210 克	败酱草 210 克	黄芩 105 克	苍术 140 克	半枝莲 105 克
黄柏 70 克	黄连 105 克	木香 105 克	陈皮 140 克	清半夏 105 克
砂仁 105 克	五味子 140 克	虎杖 140 克	茯苓 210 克	白术 140 克
枳实 140 克	厚朴 140 克	莱菔子 140 克	防己 140 克	冬瓜皮 140 克
姜黄 140 克	泽兰 140 克	大腹皮 140 克	薏苡仁 140 克	川芎 140 克
土茯苓 210 克	伸筋草 210 克	当归 140 克	川芎 140 克	牡丹皮 140 克
仙鹤草 140 克	泽泻 140 克	桂枝 105 克	生甘草 70 克	干姜 105 克
槟榔 210 克	鳖甲 140 克	半边莲 105 克	白花蛇舌草 210 克	

上药煎取浓汁，阿胶、龟甲胶和鹿角胶各 200 克（黄酒烊化），刺五加 1000 克（另煎取汁），熔化收膏，每日晨起、睡前各服 1 勺。嘱患者戒酒，限盐限水，增加蛋白摄入。

二诊（2014-06-10）

患者自述仍觉乏力，腹胀明显减轻，下肢浮肿有所减轻，口干恢复正常，小便量较前增多，大便次数较前有所减少，舌红，苔薄白，脉沉弦。

辅助检查：消化系彩超：腹腔积液。血常规：血小板 129×109/L，血红蛋白 118g/L，红细胞 3.29g/L。凝血常规：凝血酶原时间 13.3s，部分凝血酶原时间 35.3s，活动度：92%。生化系列：丙氨酸氨基转移酶 38U/L，天门冬氨酸氨基转移酶 101U/L，总胆红素 41.7μmol/L，直接胆红素 31.2μmol/L，白蛋白 26.2g/L，球蛋白 43.3g/L。乙肝五项：表面抗体（+）。

于上方黄芪改 350 克、去大腹皮，加白芍 140 克，继续服用 1 个疗程，随诊。嘱患者戒酒，限盐限水，增加蛋白摄入。

按语

肝硬化是各种慢性肝病所导致的弥漫性肝纤维化、伴再生结节形成，导致肝小叶结构发生扭曲变形。肝硬化的进展是不可逆的，其病程缠绵，难以根治，且易出现上消化道出血、感染、腹水、肝肾综合征、肝肺综合征等多种并发症，晚期亦可出现肝衰竭，10%以上的肝硬化患者会进展为原发性肝癌，严重危害人们的生命健康。

中医虽无此病名，但根据其临床特征，可纳入中医学"黄疸""肝积""胁痛""癥瘕""积聚"及"臌胀"范畴。中医认为本病的病因主要有情志不遂、饮食不节、过多地饮用烈酒，或感受湿热疫毒，导致脏腑功能受损、肝郁脾虚、气机阻滞、水湿内停或肝胆湿热、痰瘀互结而致，日久可以出现脾肾阳虚、肝阴暗耗、阴虚内热、各种阴阳虚实错杂的表现。早在中医古籍《灵枢》中对肝硬化就有相关描述，"腹胀身皆大，大与肤胀等也，色苍黄，腹筋起，此其候也。"臌胀之证，源于肝郁脾虚，湿毒内蕴，气滞血瘀，痰瘀互结，渐积而成。气、血、痰、湿之郁是关键。诸郁不解导致血瘀结聚，形成癥瘕。同时，气血脏腑受诸郁所伤，功能失调，正气渐弱，多属虚实夹杂之证。喻嘉言曾概括为"胀病亦不外水裹、气结、血瘀。"临床表现较为复杂，但总以肝硬、脾大为主要见症。治疗时，不宜因虚而纯用补剂，否则瘀结日甚；亦不可攻利太猛，劫伐正气，与病无益。治以行气解郁，软坚散结，达到软肝缩脾的目的。

由于肝硬化病机复杂，涉及脏腑较多、症状多变、虚实相兼，一方一药难以奏效。张雅丽教授经多年临床验证，应用中药膏方治疗肝硬化，实为最佳选择。中药膏方具有药力大，针对性强，作用持久，治疗兼症多，集治、调、养于一体之优势，对肝硬化等慢性肝病具有显著的疗效。

案例1中患者已至古稀之年，正气渐衰，湿热邪毒郁结肝经，肝失条达，日久化火耗伤阴血，肝络失养，故见两胁胀痛；湿热邪气侵袭脾阳，脾阳不升，故见下肢乏力；肾气衰败，肾与膀胱气化失司，故见尿频、尿急、尿痛。结合舌脉，中医辨证为肝肾阴虚。以补肝汤加减滋养补肝；桑寄生、续断、杜仲、狗脊补肾益精；蜜百合、天花粉、黄精、石斛补气养阴；女贞子、墨旱莲平补肝阴，以增强滋阴养血之力；加入木香、香附、佛手行气，防止滋腻之弊；蒲公英、连翘散结解毒；茵陈蒿、金钱草清热利湿，石韦、海金沙、王不留行利尿通淋，使湿热从小便去。全方补而不滞，利湿不伤阴，气血阴阳平衡。

案例2中患者感受疫毒之邪日久，肝郁气滞，肝气犯脾，肝郁脾虚，故见两胁胀痛、乏力、纳差等症。处方以小柴胡汤化裁，加猫爪草、石见穿、蒲公英清热解毒；茵陈蒿、金钱草、土茯苓利湿；茯苓、白术、甘草益气健脾；郁金、柴胡疏肝；鳖甲软坚散结，防止进一步传变；加焦三仙、鸡内金增加食欲。诸药合用，取得药效。

案例3中患者年逾五旬，平素性急，属于肝肾阴虚之体。情志怫郁，肝郁气滞，故见腹胀难忍，两胁发胀；久病伤脾，脾胃气机失调导致脘腹胀满，脾胃运化失调，导致食后胀满加重；肝肾阴虚，水不涵木，阴不敛阳，肝风内动而发瘙痒。方用小柴胡汤加减和解少阳枢机，疏解肝气；归芍左归饮加味滋养肝肾，左归饮是补肾滋阴的名方，加入当归补血养肝，白芍柔肝和营，肝体得养，肝用则和；诸药合用肝肾同补，精血同生，相火敛，风自灭；佐以牡丹皮、赤芍、丹参清热凉血、活血散瘀，使全方补而不滞，补而不燥。

案例4中患者感受疫毒之邪，肝气郁滞，脾运不健，水谷精微失于输布，故见乏力；气血生化乏源，心神失养故见眠差；肝火犯胃故见牙龈出血；肝郁化火故见口苦。四诊合参，中医辨证为肝郁脾虚。方中用黄芪助以西洋参，加强其补气升清的作用；气弱则血不足，故加女贞子、墨旱莲、当归等养肝体以助肝用；肝气弱不疏，则气结自留，故用枳实、郁金等疏其壅滞；白术、茯苓、甘草健脾益气。本方补而不滞，通而不伤正。

案例5中患者病久，脾肾阳虚，不能温化水湿，水湿浊邪停积腹中，故见腹胀大；水湿下注，膀胱气化不利，则尿少；水饮上凌心肺，则见胸闷；水湿之邪下注于肠道，则见便溏；苔白亦是水湿内停的表现。方中用实脾散化裁，温阳健脾，行气利水；水湿为阴邪，肉桂、巴戟天等温阳药物防止甘寒淡渗之品滋腻生湿，亦可奏温散水湿之效；防止湿邪化热伤阴津，加入女贞子、墨旱莲、菟丝子等滋补肝肾之阴。

案例6中患者感受疫毒之邪，肝气郁滞，脾运不健，水谷精微失于输布，故见乏力；气血生化乏源，心神失养故见眠差；肝失疏泄，藏血功能障碍，故见龈衄；肝郁化火故见口苦。四诊合参，中医辨证为肝郁脾虚。方中用小柴胡汤化裁，疏解肝气，肝气得疏；重用黄芪，加茯苓、白术补气健脾，脾气得运，木得土则疏，土得木则运，肝脾相辅相成；二至丸补益肝肾，滋阴止血，首乌藤、珍珠母、炒枣仁安神；茵陈蒿、金钱草利湿；久病亦伤血分，故加入三七、三棱、莪术配鳖甲软坚散结。

案例 7 中患者为老年女性，体质虚弱，肝肾阴虚，津液不能输布，水液停聚中焦，血瘀不行，故腹胀、尿少。方用六味地黄丸补益肝肾；四君子汤加减益气健脾；张景岳言："气水本同类，故治水者，当兼理气，盖气化水自化也。"故本案选用柴胡疏肝散疏肝解郁，取其气行而水自除之意；五皮散利水消肿，通调水道，宽胸利气；肝损伤日久则淤血阻滞，故见舌质暗，因而取三七、丹参、水蛭活血通络不留淤，川芎、木香、香附行气活血之意；佐以焦三仙、鸡内金消食健脾，使气血生化有源。

案例 8 中患者平素心情抑郁，肝郁气滞，故见肝经走行部位左上腹胀痛，肝气横逆犯胃，或平素生活饮食不节，导致脾胃失和。中医辨证为臌胀，肝郁脾虚。方中用柴胡疏肝散理气兼以调血，调肝之中兼行和胃；猫爪草、石见穿、半边莲、半枝莲、白花蛇舌草、蒲公英、连翘等药清热解毒；茵陈蒿、金钱草清利湿热，保肝护肝；旋覆花、代赭石降逆止呕；白及敛疮止血生肌；四君子汤益气健脾，使气血生化有源。

案例 9 中患者感染乙肝病毒，未予重视，迁延不愈，肝脏持续受损，脉络淤阻。肝失疏泄，气滞血瘀，故见两胁胀痛；脾失健运，湿浊内蕴，可见苔白，胆红素等代谢废物升高；肝气横逆犯脾胃，胃失和降，故见纳差；患者已至花甲之年，病久及肾，心肾不交，故见眠差。四诊合参，中医辨证为臌胀，肝郁脾虚。方中用柴胡疏肝散疏肝理气，山茱萸、枸杞子、女贞子、墨旱莲、杜仲、牛膝等补益肝肾，首乌藤、郁金、蜜百合等养心安神，四君子汤取健脾扶正、利水渗湿之功，苍术、清半夏燥湿化痰，垂盆草、蒲公英、白花蛇舌草、苦参、猫爪草清热解毒利湿，鳖甲软坚缩脾，三七活血止血而无伤阴留瘀之弊，佐以焦三仙、鸡内金进一步促进脾胃消化，增强脾胃之能，固护脾胃。

案例 10 中患者素有外感疫毒侵袭内藏于里，加之情志不佳，肝郁气滞故见两胁胀痛，肝病传脾，脾失运化，气血生化乏源，故见体倦乏力；气机郁滞，通降失职，糟粕内停不能下行导致大便秘结。中医辨证本案为臌胀，肝郁脾虚。方中以柴胡疏肝散疏肝理气，通络止痛；女贞子、墨旱莲、山茱萸、枸杞子补益肝肾；

黄芪、党参、甘草补气健脾；猫爪草、石见穿、白花蛇舌草、马齿苋清热解毒；茵陈蒿、金钱草、土茯苓清热利湿；桂枝、巴戟天、肉桂温经通脉，补火助阳；佐以焦三仙健脾助运，防止滋腻太过。全方舒展气机，气通则病自消。

案例11中患者臌胀而见乏力，畏寒，尿少，大便不成形，为阳虚水盛所致。病久及肾，心肾不交，故见夜寐欠酣。故以温补脾肾、化气利水为法，以实脾饮化裁，取温阳健脾、崇土实脾而制水之功；以参苓白术散化裁，取益气健脾、祛湿止泻之法；党参代替人参，配黄芪益气健脾效果更佳；予以佛手、清半夏燥湿；郁金、陈皮、大腹皮、柴胡、枳实等疏肝行气消胀；枸杞子、女贞子、墨旱莲、菟丝子、山茱萸等补益肝肾；半边莲、半枝莲、石见穿、猫爪草等清热解毒；猪苓利水渗湿而不伤阴；鸡内金配伍焦三仙进一步促进脾胃消化，增强脾胃功能。

案例12中患者感受疫毒之邪，肝气郁滞，脾运不健，水不化津，水湿泛溢肌肤而成下肢水肿；肝疏泄不利，致胆汁不循常道，外溢肌肤，而发为口苦。方中重用茵陈蒿，配合金钱草、垂盆草清解利湿，使水湿热邪从小便而出；重用茯苓皮，"以皮行皮"，除肌腠皮间之水，合桑白皮、大腹皮、葶苈子利水消肿；猪苓、泽泻利水渗湿，利湿而不伤阴；三棱、莪术可助鳖甲破血行气；女贞子、墨旱莲、枸杞子、山茱萸滋补肝肾之阴。

案例13中系老年男性，气血阴阳俱虚，患者感受疫毒之邪，侵袭肝脏，肝失调达，肝气横逆犯脾，气血生化乏源，以致于土壅木郁，肝脾两伤，故见乏力、胸闷；气行则血行，气滞则血瘀，故见舌暗；久病肝郁化火，肝火犯胃犯肺，故见鼻衄，牙龈出血；脾失健运，故见眼睑、双下肢浮肿。方中用八珍汤化裁，补气益血，使气血生化有源；患者有出血倾向，故方中慎用破血动血药物，加入白及、仙鹤草、蒲黄、血余炭、荆芥炭收敛止血；另加入焦三仙、鸡内金补气血生化之源。

案例14中患者平素嗜酒，导致素体虚弱，酒毒日久损伤脾胃，脾气虚弱，无力运化水谷精微，气血生化无源，故见乏力、面色萎黄、纳差；酒毒日久损伤阴液，故见舌淡红、苔少、脉沉细。方中用实脾散合肾气丸化裁，白术健脾和中，渗湿利水；木香善调脾胃之滞气；木瓜酸温能于土中泻木，兼祛湿利水；因本案中患者脾阳受损症状不明显，且有一定的伤阴之象，故去辛热燥烈之附子、干姜；考虑患者年老肾阳不足，故加入杜仲、续断、桑寄生、巴戟天、淫羊藿、桂枝温补肾阳，温散水湿；泽泻利水渗湿，标本兼治，补泻兼施。

案例15中患者为酒精性肝硬化（失代偿期），因长期饮酒，酒毒为湿热之品，日久损伤脾胃阳气，气水失于温化，聚于腹中而成臌胀。方中配伍茵陈蒿、金钱草清热利湿而解酒毒；此时患者水湿症状较重，需要先治其标，法当化湿，故方中所配伍的药物大多具有行气利水功效。脾胃为人体气血阴阳的生化源泉，若脾胃安定，气血调和，则可不受肝脏之邪，且脾胃乃后天之本，脾胃健则人体气血充实条达，亦有利于肝脏的生理功能恢复，因此加入党参、茯苓、白术、甘草，助脾气健旺；厚朴、莱菔子下气除胀；并加入墨旱莲、菟丝子、女贞子、生山药等清补肝阴之品；因肝藏血，体阴而用阳，肝体要靠阴血濡养，肝无血养而失柔，肝病迁延不愈，病久耗伤气血，故二诊在前方的基础上加入白芍，补益肝之阴血，养血柔肝而止痛。

胁痛 1（脂肪肝）

周某，男，42 岁。

初诊（2012-07-24）

主　诉：右胁疼痛伴呕吐 2 个月，加重 3 日。

现病史：患者素嗜饮酒，2 个月前无明显诱因出现右胁疼痛，自行口服消炎利胆片等药物治疗（具体用药用量不详），症状有所缓解。近 3 日疼痛加重，伴恶心呕吐，未经系统治疗，今为寻求中医药治疗遂来我处就诊。

患者症见：右胁疼痛，口干口苦，胸闷恶心呕吐，腹胀腹泻，小便正常，舌红，苔薄白，脉沉弦。

辅助检查：生化系列：葡萄糖 6.36mmol/L，天门冬氨酸氨基转移酶 72U/L，谷氨酰转肽酶 669U/L，尿酸 544.2μmol/L，总胆红素 24.7μmol/L，直接胆红素 9.4μmol/L，间接胆红素 15.3μmol/L。消化系彩超：肝回声改变（脂肪肝），胆囊炎。胃镜：浅表性胃炎。幽门螺杆菌：阳性（DPM=202）。

诊　断：胁痛（肝郁脾虚）。

治　则：燥湿健脾，行气清热，消食化浊。

药　用：

苍术 140 克	黄柏 70 克	牛膝 105 克	黄芩 105 克	薏苡仁 140 克
茯苓 140 克	苦参 140 克	郁金 140 克	清半夏 105 克	砂仁 105 克
防己 140 克	土茯苓 140 克	萆薢 140 克	知母 105 克	牡丹皮 140 克
僵蚕 140 克	枳壳 105 克	厚朴 105 克	茵陈蒿 140 克	金钱草 140 克
鸡内金 105 克	槟榔 140 克	决明子 140 克	生白术 105 克	黄连 70 克
干姜 105 克	焦栀子 70 克	泽泻 140 克	当归 140 克	白花蛇舌草 140 克
丹参 105 克	桃仁 105 克	赤芍 105 克	川芎 105 克	陈皮 140 克
生甘草 70 克	蜜百合 140 克	刺五加 140 克	五味子 105 克	蒲公英 140 克
半边莲 105 克	水蛭 70 克	姜黄 105 克	泽兰 105 克	焦山楂 140 克
炒神曲 140 克	炒麦芽 140 克	香附 105 克	木香 105 克	

上药煎煮取浓汁，龟甲胶 2100 克（黄酒烊化），熔化收膏，每日晨起、睡前各服 1 勺。

二诊（2013-10-13）

患者自述症状明显减轻，无明显不适，舌红，苔薄白，脉沉弦。继续服用 1 个疗程，随诊。

胁痛 2（脂肪肝）

刘某，男，56 岁。

初诊（2015-11-03）

主　诉：右胁疼痛伴乏力、纳差 1 个月，加重 1 周。

现病史：患者 1 个月前无明显诱因出现右胁疼痛伴乏力、纳差，自行口服护肝片治疗后症状未见明显缓解。近 1 周右胁疼痛伴乏力、纳差症状加重，今为寻求中医药治疗遂来我处就诊。

患者症见：右胁疼痛，乏力，纳差，大便不成形，颜面红，舌红，苔根部白，脉沉弦。

辅助检查：生化系列：葡萄糖 6.5mmol/L，谷氨酰转肽酶 572U/L。消化系彩超：肝回声改变，胆囊小结石，胆囊炎。胃镜：浅表性胃炎。

既往史：嗜酒。

诊　断：胁痛（肝郁脾虚、肾气不足）。

治　则：疏肝理气，清热利湿，化瘀解毒。

药　用：

柴胡 140 克	黄芩 105 克	枳实 140 克	厚朴 140 克	土茯苓 210 克
重楼 140 克	茵陈蒿 350 克	金钱草 210 克	茯苓 140 克	炒薏仁 210 克
炒白术 140 克	黄连 105 克	木香 105 克	苦参 210 克	牡丹皮 140 克
丹参 140 克	垂盆草 140 克	姜黄 140 克	泽兰 140 克	赤芍 140 克
白芍 140 克	郁金 140 克	肉豆蔻 140 克	麦冬 105 克	白扁豆 140 克
焦山楂 140 克	炒麦芽 210 克	炒神曲 210 克	鸡内金 140 克	蒲公英 210 克
连翘 140 克	陈皮 140 克	滑石 140 克	菊花 140 克	地龙 140 克
牛膝 140 克	川芎 140 克	香附 105 克	泽泻 105 克	白花蛇舌草 210 克
清半夏 105 克	砂仁 105 克	焦栀子 105 克	生甘草 70 克	海金沙 140 克
三棱 140 克	莪术 140 克	三七 70 克	苍术 140 克	炒僵蚕 105 克
石韦 140 克	黄柏 70 克	山茱萸 140 克	枸杞子 140 克	生山药 140 克
生牡蛎 210 克	虎杖 140 克			

上药煎取浓汁，川贝母 50 克（研粉冲入），阿胶和龟甲胶各 200 克（黄酒烊化），刺五加 1000 克（另煎取汁），熔化收膏，每日晨起、睡前各服 1 勺。

二诊（2016-08-31）

患者自述症状明显减轻，无明显不适。舌红，苔薄白，脉沉弦。继续服用 1 个疗程，随诊。

胁痛 3（脂肪肝）

杨某，男，43 岁。

初诊（2019-11-11）

主　诉：两胁胀痛伴口干口苦半年余，加重 1 周。

现病史：患者半年前无明显诱因出现两胁胀痛伴口干苦，于当地医院就诊，诊断为脂肪肝，口服护肝片（具体用量不详）后症状略缓解，其后症状反复发作，1周前该患者自觉两胁胀痛伴口干口苦症状加重。今为寻求中医药治疗遂来我处就诊。

患者症见：两胁胀痛伴口干口苦，大便不成形，日行 2～3 次，眠可，舌红，苔薄白，边齿痕，脉沉弦细。

辅助检查：消化系彩超：脂肪肝，胆囊炎。生化系列：甘油三酯 4.39mmol/L，丙氨酸氨基转移酶 50U/L，天门冬氨酸氨基转移酶 52U/L。

诊　断：胁痛（肝郁脾虚）。

治　则：清热利湿，燥湿化痰，疏肝健脾。

药　用：

炒白术 140 克	黄连 105 克	木香 105 克	苦参 210 克	牡丹皮 140 克
黄芩 70 克	砂仁 140 克	黄连 70 克	金银花 140 克	连翘 140 克
炒僵蚕 105 克	桃仁 105 克	红花 105 克	炒枣仁 210 克	生山药 140 克
远志 140 克	黄芪 140 克	生地黄 140 克	熟地黄 140 克	山茱萸 140 克
枸杞子 140 克	麦冬 140 克	首乌藤 210 克	女贞子 140 克	墨旱莲 140 克
菟丝子 140 克	柴胡 105 克	枳实 140 克	厚朴 140 克	清半夏 105 克
茵陈蒿 210 克	金钱草 210 克	丹参 140 克	川芎 140 克	牡丹皮 140 克
干姜 70 克	泽泻 140 克	车前子 140 克	土茯苓 350 克	陈皮 140 克
香附 105 克	木香 105 克	郁金 140 克	栀子 105 克	蒲公英 140 克
焦山楂 140 克	炒神曲 140 克	炒麦芽 140 克	鸡内金 140 克	夏枯草 140 克
苍术 140 克	黄柏 70 克	牛膝 140 克	延胡索 210 克	炒薏仁 210 克
茯苓 140 克	炒白术 140 克	知母 105 克	当归 140 克	威灵仙 140 克
滑石 140 克	赤芍 140 克	桑寄生 140 克	续断 140 克	杜仲 140 克
金荞麦 140 克	蜜百合 140 克	合欢皮 140 克	鸡血藤 210 克	白花蛇舌草 210 克
忍冬藤 210 克	秦艽 140 克	鸡血草 210 克	萆薢 140 克	青皮 105 克
防己 105 克	党参 140 克			

上药煎取浓汁，鹿角胶和龟甲胶各 100 克（黄酒烊化），熔化收膏，每日晨起、睡前各服 1 勺。

二诊（2020-07-04）

患者自述症状明显减轻，无明显不适。舌红，苔薄白，脉沉弦。继续服用1个疗程，随诊。

按语

胁痛是指以一侧或两侧胁肋部疼痛为主要表现的病证，属临床较常见自觉症状。《素问·脏气法时论》："肝病者，两胁下痛引少腹。"其均有肝之病变导致胁痛的记载。《灵枢·五邪》曰："邪在肝，则两胁中痛。"依据中医经络循行理论，两胁为足厥阴肝经和足少阳胆经的循行路线，因此胁痛的中医脏腑定位以肝胆为主。患者大多由肝郁气滞、情志不畅，或劳累过度，或过食肥甘厚味，或饮酒无度，或身体虚弱造成，日久损伤脾胃阳气，以致失于健运，水谷精微无法输布，清气不升，浊气不降，气机升降失常，水湿不化，阻滞中焦，或郁而化热，湿热搏结，瘀阻肝络，阻碍肝脏疏泄功能，进而引起气血津液输布障碍，聚集于肝络而发为本病。

案例1中患者发病乃由嗜酒伤中，脾失健运，痰湿中阻，气郁化热，肝胆失其疏泄条达，故胁痛；湿热中阻，升降失常，故腹胀腹泻；苔黄腻提示湿热内蕴。方中以四妙散清理下焦，加之茵陈蒿、金钱草、白花蛇舌草等味共奏清热之效。以生白术、五味子止泻，以泽泻、泽兰利其水，鸡内金、焦三仙助其运化，白术、茯苓、甘草、刺五加益气健脾；血不利则为水，故以桃仁、丹参、赤芍、川芎等药理其血；炒僵蚕祛痰通络，蒲公英、土茯苓、白花蛇舌草解毒；泽泻化浊泻热降脂；湿热宜清，郁气宜行，故以清半夏、砂仁、木香、槟榔之类行其气，另有使内风起而祛湿之意。

案例2患者右胁疼痛，呕吐。弦脉主肝病，实为肝气乘脾，肝气不得疏，故而疼痛，肝主筋脉往往表现在四肢不调，抽搐痉挛。肝气乘脾，脾胃运化失司，故胸闷恶心呕吐，腿抽筋。该患主要症状与少阳病"口苦、咽干、心烦喜呕、胁下痞硬"等少阳经证相合，故投小柴胡汤加减治其本；《金匮要略》载"见肝之病，知肝传脾，当先实脾"，今见肝病乘脾，故肝脾同治，以茯苓、白术、白扁豆等药健脾气；脾病多湿，肝郁化热，湿热相搏，以四妙散加茵陈蒿、金钱草等利湿清热；加焦三仙、鸡内金则增进食欲，以陈皮、清半夏、枳壳、厚朴行其气，燥湿且恢复肠道行气、消化功能；因肝病病易入络，血运不利，以三棱、莪术活其血。

案例 3 患者平素长期饮食不节，久坐少动，肝脏内脂肪大量积聚，则肝气失于疏泄，故见口苦、两胁胀痛。肝失疏泄，木郁乘土，则脾虚；大肠传导功能失司，故每日大便 2～3 次，便质稀溏。舌脉亦为佐证。本病因在肝郁，累及脾胃，故首要理肝气郁积，以小柴胡汤化裁，调畅肝胆气机，清理湿热；茯苓白术配伍为健脾祛湿要药，与柴芩共奏疏肝健脾之效。青皮、陈皮调达肝气；肝郁则热易生，当重以金银花、连翘、茵陈蒿、金钱草清热利湿，以四妙散增其清利下焦之性；泽泻、萆薢、蒲公英等化浊降脂解毒；以六君子汤化裁，益气健脾；加焦三仙、鸡内金等，增强健脾之功。先天后天同补，故健脾之时，加补肾阴阳之熟地黄、桑寄生、杜仲、续断等味。全方以疏肝健脾为主，兼顾清热祛湿、降脂祛浊，调节肝脏脂肪代谢，同时予轻度活血化瘀之品桃仁、红花等，既病防变，防止积聚的发生，辨病辨证结合，疗效甚佳。

第五章　肾系疾病

淋证案 1（肾盂肾炎）

李某，女，29 岁。

初诊（2014-09-04）

主　诉：小便不畅、偶色红 1 个月，加重 1 日。

现病史：患者 1 个月前无明显诱因出现小便不畅，偶有小便色红，自行口服排石颗粒及盐酸左氧氟沙星分散片，症状略改善，期间症状反复发作。1 日该患者突发小便涩痛伴大量血尿，今为寻求中医药治疗遂来我处就诊。

患者症见：小便不畅、体倦乏力、汗多，活动后加重，睡眠差，大便干，舌红，苔白，脉沉细。

辅助检查：尿液分析：白细胞 41.50/μL，红细胞 63.00/μL。彩超：双肾小结石，左肾可见点状结石，右肾多枚结石，较大者 0.3cm，膀胱壁毛糙。

既往史：肾结石病史。

诊　断：石淋（湿热下注）。

治　则：清热利湿，排石通淋。

药　用：

柴胡 15 克	黄芩 15 克	郁金 15 克	枳壳 15 克	姜黄 15 克
青皮 15 克	白芍 15 克	山楂 10 克	川楝子 12 克	金钱草 30 克
滑石 15 克	远志 15 克	陈皮 15 克	生甘草 10 克	海金沙 20 克

水煎服，每日 1 剂，早晚饭后温服。

二诊（2014-09-16）

患者自觉小便不畅、大便干、睡眠差等症状缓解，给予膏方系统治疗。

药　用：

柴胡 105 克	黄芩 105 克	郁金 105 克	枳壳 105 克	金钱草 210 克
滑石 140 克	黄芪 140 克	熟地黄 140 克	海金沙 140 克	鸡内金 140 克
枸杞子 140 克	麦冬 140 克	防风 105 克	山茱萸 140 克	牡丹皮 140 克
茯苓 140 克	当归 140 克	川芎 140 克	蜜百合 140 克	生白术 140 克
郁金 140 克	远志 140 克	合欢皮 140 克	肉苁蓉 210 克	炒枣仁 210 克
桑葚 140 克	党参 140 克	白芍 140 克	生甘草 105 克	白花蛇舌草 210 克
木香 105 克	陈皮 140 克	枳实 140 克	黄柏 140 克	煅龙骨 210 克
牛膝 140 克	煅牡蛎 210 克	女贞子 140 克	墨旱莲 140 克	菟丝子 140 克

上药煎取浓汁，阿胶、鹿角胶和龟甲胶各 200 克（黄酒烊化），熔化收膏，每日晨起、睡前各服 1 勺，并叮嘱患者多饮水，适当运动。

三诊（2015-01-14）

患者目前无明显不适，复查泌尿系彩超显示右肾可见点状强回声，较初诊肾结石明显减少。遂按原方继续服用 1 个疗程。

该患者于 3 个月后复查泌尿系彩超，双肾未见结石。

淋证案 2（肾盂肾炎）

郑某，女，54 岁。

初诊（2016-09-03）

主　诉：尿频、尿急、尿痛伴腰痛1个月，近日加重。

现病史：患者1个月前因着凉后出现尿频、尿急、尿痛伴腰痛、乏力，于家中自行口服银花泌炎灵治疗后症状略缓解。近日自觉尿频、尿急、尿痛伴腰痛症状加重，今为寻求中医药治疗遂来我处就诊。

患者症见：尿频、尿急、尿痛，腰痛，乏力，畏寒，时胃胀，心烦，头晕，便不成形，舌红，苔薄黄，脉沉弦细。

辅助检查：尿液分析：白细胞32.3/μL，红细胞93.9/μL，细菌1276.4/μL，细菌（菌落数）12.8×105/ml，胆红素1+，尿蛋白±，隐血±。

既往史：腰椎间盘膨出并突出，左肾结石，甲状腺增生，乳腺多发结节，双肺感染伴支气管扩张病史。

诊　断：血淋（肝肾亏虚，肝气郁结）。

治　则：补益肝肾，疏肝解郁。

药　用：

黄芪140克	枸杞子140克	太子参140克	熟地黄140克	山茱萸140克
麦冬140克	女贞子140克	墨旱莲140克	菟丝子140克	首乌藤210克
昆布140克	茯苓140克	蒲公英210克	牡丹皮140克	白花蛇舌草210克
海藻140克	川芎140克	当归140克	白芷140克	炒白术140克
丹参140克	天麻140克	郁金210克	桑寄生140克	蔓荆子140克
杜仲140克	狗脊140克	金银花140克	焦山楂210克	金钱草210克
柴胡140克	黄芩105克	枳实140克	清半夏105克	鸡内金140克
厚朴140克	百部140克	桔梗140克	三棱140克	鱼腥草210克
莪术140克	鳖甲140克	夏枯草140克	生龙骨210克	土茯苓210克
青皮140克	牛膝140克	焦栀子105克	车前子140克	白茅根210克

上药煎取浓汁，刺五加1000克（另煎取汁），阿胶、鹿角胶和龟甲胶各200克（黄酒烊化），熔化收膏，每日晨起、睡前各服1勺。

服药半个疗程后，复查尿液分析：红细胞35.4/μL，细菌246.5/μL，细菌（菌落数）2.5×105/ml。嘱患者继续服用，不适随诊。

二诊（2018-12-04）

患者自述服膏方后症状好转，近期因劳累及天气等原因，复感不适，前来就诊。

辅助检查：尿液分析：白细胞 37.2/μL，其余指标正常。现症见：腰酸痛，食欲不振，畏寒，舌红，苔薄白，脉沉细。

上方加续断 140 克、炒麦芽 210 克、炒神曲 210 克、肉桂 70 克、砂仁 105克，继续服用 1 个疗程。

三诊（2020-11-21）

患者自述服用膏方后诸症皆减，近期眠差，心中郁烦。加之正值冬令，上方加淡豆豉 105 克，炒枣仁 140 克。继续服用 1 个疗程，随诊。

按语

淋证之名首见于《内经》，张仲景在《金匮要略》中称："淋之为病，小便如粟状，小腹弦急，痛引脐中。"说明本病是以小便淋沥不爽、尿道刺痛为主症。张仲景认为其病机为"热在下焦"。巢元方则在《诸病源候论》中认为本病是由于"肾虚而膀胱热"导致，故而这种肾虚为本、膀胱热为标的病机成为诸多医家诊治淋证的依据。

案例 1 中病人小便不畅，偶色红，是为血尿，超声示其有泌尿系结石，故而诊为淋证之石淋，乃湿热久蕴，熬尿成石。故用黄芩、郁金、金钱草、滑石、海金沙清热利湿，去久藏之湿热，同时采用海金沙通淋化石之功；因湿热久蕴，阻滞气机，致小便不畅，故用柴胡、枳壳、青皮、川楝、陈皮疏通受阻之气机，使小便通畅。久病必瘀，加之气滞，血随气郁，故加姜黄破血以行气，加山楂、郁金行气解郁。患者眠差，是以淋证之湿热蕴结下焦，下焦之热煎熬肾阴，肾阴不能上承而致心火偏亢，心肾不交而致眠差，故加远志以交通心肾，安神益智。白芍为足太阴引经药，引药力入脾经。二诊采用膏方调理，在清热通淋基础上，以熟地黄、山茱萸、枸杞子、桑葚、肉苁蓉、女贞子、墨旱莲及菟丝子等补益肝肾；体倦乏力入黄芪等补气升阳；加陈皮、川芎等行气防壅滞；因眠差加煅龙骨、煅牡蛎、合欢皮及炒枣仁养心安神；一众阳药恐伤阴，故加麦冬、蜜百合、白芍等滋阴涵阳。全方共奏清热消炎、排石通淋之功。三诊患者肾结石较开始明显减少，仍以金牛排石汤加减收尾。

案例 2 中，患者尿液分析出现红细胞，乃是血淋之症，再加有典型的肾虚表现，故膏方以加减知柏地黄丸及二至丸为底，加用阿胶滋阴清热，补虚止血，重用白茅根以凉血止血，清热利尿。又有甲状腺增生及乳腺多发结节，故用海藻玉壶汤及软坚散结汤加减以消瘿消肿散结，因是淋证，仍以清热利湿为治则之一，故入蒲公英、牡丹皮、白花蛇舌草、金钱草、鱼腥草、车前子等清热利湿；乏力入黄芪以补气；胃胀则采用焦三仙以消食化积去滞；心烦入焦栀子清三焦热，除心中烦；头晕痛以蔓荆子、天麻清利头目、平抑肝阳。服药半个疗程即见效，尿中白细胞已至正常范围，细菌及菌落数明显减少。二诊又出现白细胞增多现象，故复用膏方以清热解毒消炎；因出现畏寒现象，故入淫羊藿及肉桂温肾阳，补元阳并引火归元，以消寒翳。三诊因出现眠差、心中郁烦及咳嗽，故加炒枣仁以养心安神，入淡豆豉以消心中郁懑。

两案均属肾盂肾炎，治疗基本相同，药物随症状异同进行加减。纵观两案之治，清热利湿、补益肝肾治其本，通淋化石、软坚散结以治其标，正应巢元方所言："诸淋者，由肾虚而膀胱热故也。"

淋证案 3（复发性泌尿系感染）

高某，女，83 岁。

初诊（2017-07-11）

主　诉：尿频、尿急、尿痛伴腰痛、乏力 1 个月余，加重 1 周。

现病史：该患者 1 个月前因情绪因素导致尿频、尿急、尿痛伴腰痛、乏力，夜间加重，自行口服药物治疗后症状未见明显改善。1 周前自觉尿频、尿急、尿痛伴腰痛、乏力加重，今为寻求中医药治疗遂来我处就诊。

患者症见：尿频、尿急、尿痛，腰痛，乏力，纳差，舌红，苔薄白，脉沉细。

辅助检查：尿液分析：白细胞 49/μL，细菌 2459/μL，细菌（菌落数）24.6×105/ml，葡萄糖 2+。餐后血糖：10.3mmol/L。

既往史：2 型糖尿病史。

诊　　断：劳淋（湿热气郁）。

治　　则：补益肝肾，清热凉血，行气解郁。

药　　用：

黄芪 140 克	枸杞子 140 克	太子参 140 克	熟地黄 140 克	山茱萸 140 克
麦冬 140 克	女贞子 140 克	墨旱莲 140 克	菟丝子 140 克	首乌藤 210 克
川芎 140 克	郁金 210 克	牡丹皮 140 克	蒲公英 140 克	白花蛇舌草 210 克
枳实 140 克	厚朴 140 克	杜仲 140 克	牛膝 140 克	炒白术 140 克
茯苓 140 克	当归 140 克	焦山楂 210 克	炒神曲 210 克	炒麦芽 210 克
续断 140 克	丹参 140 克	连翘 140 克	桑寄生 140 克	鸡内金 140 克
狗脊 140 克	芡实 140 克	黄柏 70 克	知母 70 克	生甘草 70 克
柴胡 140 克	黄芩 105 克	赤芍 140 克	黄连 70 克	木香 105 克
香附 105 克	陈皮 140 克	清半夏 105 克	桔梗 140 克	砂仁 105 克
蜜百合 140 克				

上药煎取浓汁，三七和水蛭各 70 克（研粉冲入），刺五加 1000 克（另煎取汁），龟甲胶、鹿角胶各 150 克，阿胶 200 克（黄酒烊化），熔化收膏，每日晨起、睡前各服 1 勺。

二诊（2019-09-16）

患者服膏方后诸症减轻。

辅助检查：尿液分析：白细胞 45.7/μL，葡萄糖 - 。

现症见：咳嗽，气短，咳痰。舌红，苔薄白，脉沉细。于上方加杏仁 105 克，款冬花 140 克，川贝母 50 克（研粉冲入），继续服用 1 个疗程。

三诊（2020-01-09）

患者服膏方后自觉良好，近期自觉乏力及纳差，复来求诊。查尿液分析：葡萄糖 4+。现症见：胸闷，口干多饮，多尿，舌红，苔薄白略干，脉沉细。上方加五味子 140 克，生地黄 140 克，天冬 105 克，继续服用 1 个疗程。

四诊（2021-07-07）

患者自述服用膏方后诸症减轻，为巩固疗效，于上方加生山药 140 克，泽泻 105 克，天花粉 140 克。继续服用 1 个疗程，不适随诊。

淋证案 4（复发性泌尿系感染）

高某，女，46 岁。

初诊（2016-03-09）

主　诉：尿频尿急伴小腹坠胀 1 个月，加重 1 周。

现病史：该患者 1 个月前无明显诱因出现尿频、尿急伴小腹坠胀，自行口服药物治疗后症状略改善，1 周前自觉尿频、尿急伴小腹坠胀症状加重。今为寻求中医药治疗遂来我处就诊。

患者症见：尿频、尿急，小腹坠胀，便不成形（3~4 次/日），夜尿日行 3 次，偶口苦，畏寒，舌红，苔薄白，脉沉细。

辅助检查：尿液分析：白细胞 59/μL，红细胞 238.1/μL，细菌 667.2/μL，细菌（菌落数）$6.7 \times 105/ml$。血常规：白细胞：$3.69 \times 109/L$。幽门螺杆菌：阳性（DPM=283）。

既往史：浅表性胃炎（胆汁反流型），月经前期，盆腔积液，胆囊炎病史。

诊　断：劳淋（脾肾两虚）。

治　则：补脾益肾。

药　用：

黄芪 210 克	黄芩 105 克	枸杞子 140 克	熟地黄 105 克	山茱萸 140 克
麦冬 105 克	茯苓 140 克	女贞子 140 克	墨旱莲 140 克	菟丝子 140 克
生山药 210 克	乌药 140 克	炒白术 210 克	肉豆蔻 140 克	白扁豆 140 克
莲子 140 克	干姜 105 克	五味子 140 克	蒲公英 210 克	白花蛇舌草 210 克
桂枝 105 克	肉桂 70 克	附子 70 克	杜仲 140 克	炙甘草 105 克
泽泻 140 克	清半夏 105 克	砂仁 105 克	柴胡 140 克	土茯苓 210 克
枳实 140 克	厚朴 140 克	芡实 140 克	益智仁 140 克	金樱子 140 克
瞿麦 140 克	萹蓄 140 克	车前子 140 克	煅龙骨 210 克	煅牡蛎 210 克
艾叶 70 克	珍珠母 210 克	焦山楂 210 克	炒神曲 210 克	炒麦芽 210 克
鸡内金 140 克				

上药煎煮取浓汁，人参 105 克（研粉冲入），刺五加 1000 克（另煎取汁），龟

甲胶、鹿角胶各 150 克和阿胶 200 克（黄酒烊化），熔化收膏，每日晨起、睡前各服 1 勺。

二诊（2017-09-21）

患者自述服药后诸症减轻，近期因劳累复感尿频，乏力，小腹坠胀，口干，舌红，苔少，脉沉，微数。

辅助检查：尿液分析：诸指标正常。血常规：白细胞 3.86×109/L。

上方加生地黄 105 克，陈皮 105 克，继续服用 1 个疗程。

三诊（2018-02-19）

患者自述服用膏方后，诸症好转。

辅助检查：尿液分析和血常规未见明显异常。

守上方继续服用 1 个疗程，随诊。

淋证案 5（复发性泌尿系感染）

王某，女，58 岁。

初诊（2016-11-01）

主　诉：尿痛伴腰痛、乏力 1 个月，加重 1 周。

现病史：该患者 1 个月前因劳累后出现尿痛伴腰痛、乏力，自行口服药物治疗后症状略改善。1 周前复因劳累后自觉上述症状加重，今为寻求中医药治疗遂来我处就诊。

患者症见：尿痛，腰痛，乏力，口干苦，目涩流泪，眠差多梦，膝关节痛，时咳嗽，白痰，心悸，胸闷气短，怕热，头晕，舌红，苔薄白，脉沉细。

辅助检查：尿液分析：细菌 376.1/μL，细菌（菌落数）3.8×105/ml。

既往史：复发性泌尿系感染。

诊　断：劳淋（脾肾亏虚，心肺气虚）。

治　则：健脾益肾，补肺养心。

药　用：

黄芪 140 克	太子参 140 克	熟地黄 140 克	山茱萸 140 克	枸杞子 140 克

麦冬 140 克	女贞子 140 克	墨旱莲 140 克	菟丝子 140 克	首乌藤 210 克
柴胡 140 克	黄芩 105 克	枳实 140 克	厚朴 140 克	蒲公英 210 克
川芎 140 克	当归 210 克	清半夏 105 克	牡丹皮 140 克	白花蛇舌草 210 克
茵陈蒿 210 克	虎杖 140 克	菊花 140 克	金钱草 210 克	土茯苓 210 克
知母 105 克	黄柏 70 克	黄精 140 克	石斛 140 克	炒枣仁 210 克
郁金 210 克	远志 140 克	砂仁 105 克	肉苁蓉 140 克	珍珠母 210 克
杏仁 140 克	连翘 140 克	桔梗 140 克	瓜蒌 140 克	桑寄生 140 克
续断 140 克	杜仲 140 克	狗脊 140 克	地龙 140 克	海风藤 140 克
焦山楂 210 克	苍耳子 140 克	鸡内金 140 克	白芷 140 克	龙齿 150 克

上药煎煮取浓汁，三七和水蛭各 50 克，刺五加 1000 克（另煎取汁），龟甲胶、阿胶和鹿角胶各 200 克（黄酒烊化），熔化收膏，每日晨起、睡前各服 1 勺。

二诊（2017-04-05）

患者自觉症状好转，适逢年终，心情喜悦，更觉舒适。然过年期间饮食不节，致使胃胀、消化不良、食欲不振，患者要求服用膏方巩固效果之余调治胃病。上方加炒神曲 210 克、炒麦芽 210 克，继续服用 1 个疗程，并嘱清淡饮食，注意保暖。

三诊（2017-07-15）

患者自述服用膏方后诸症减轻，近因家庭琐事略心烦焦虑，于上方加焦栀子 105 克继续服用 1 个疗程，并嘱患者清淡饮食，注意保暖，随诊。

淋证案 6（复发性泌尿系感染）

李某，女，72 岁。

初诊（2016-10-27）

主　诉：时尿痛 2 个月余，加重 1 周。

现病史：患者 2 个月前出现尿痛，偶发，自行口服喹诺酮类抗生素治疗，症状略改善，1 周前因情绪因素导致尿痛症状加重，今为寻求中医药治疗遂来我处就诊。

患者症见：尿痛，胃不适，口干，大便秘结，舌红，苔薄白，脉沉细。

辅助检查：尿液分析：白细胞 54.4/μL，尿蛋白 2+。24 小时尿总蛋白 0.27g。尿微量白蛋白 76.7mg/L。生化：葡萄糖 8.6mmol/L，总胆固醇 7.77mmol/L，甘油三酯 3.17mmol/L。糖化血红蛋白：8.2%。

既往史：糖尿病合并肾病，左肾小结石，肾囊肿伴出血，腔梗，脑萎缩病史。

诊　　断：淋证（肝肾亏虚兼湿热）。

治　　则：清热利湿，利尿通淋，补益肝肾。

药　　用：

黄芪 140 克	生地黄 140 克	熟地黄 140 克	山茱萸 140 克	枸杞子 140 克
麦冬 140 克	女贞子 140 克	墨旱莲 140 克	菟丝子 140 克	首乌藤 150 克
知母 105 克	黄柏 70 克	半枝莲 140 克	半边莲 140 克	猫爪草 140 克
川芎 140 克	石斛 140 克	牡丹皮 140 克	蒲公英 210 克	白花蛇舌草 210 克
连翘 140 克	黄连 105 克	生龙骨 210 克	生牡蛎 210 克	珍珠母 210 克
白芍 140 克	当归 140 克	苦参 140 克	三棱 140 克	生白术 280 克
莪术 140 克	郁金 210 克	木香 105 克	焦山楂 210 克	鸡内金 140 克
牛膝 140 克	杜仲 140 克	山慈菇 140 克	肉苁蓉 140 克	桑寄生 140 克
续断 140 克	陈皮 140 克	金钱草 210 克	土茯苓 210 克	马齿苋 140 克
黄精 140 克	桑葚 140 克			

上药煎煮取浓汁，三七和水蛭各 70 克（研粉冲入），刺五加 1000 克（另煎取汁），龟甲胶、阿胶和鹿角胶各 200 克（黄酒烊化），熔化收膏，每日晨起、睡前各服 1 勺。

二诊（2017-02-17）

患者自述服用膏方后症状好转，偶见隐痛；又因春节期间饮食不节，故胃部胀满，食欲不振，遂来复诊。上方加石见穿 140 克、炒麦芽 210 克、炒神曲 210 克，继续服用 1 个疗程，并嘱患者清淡饮食，注意保暖，随诊。

淋证案 7（复发性泌尿系感染）

周某，女，53 岁。

初诊（2017-03-09）

主　诉：尿频、尿痛1个月，加重1周。

现病史：患者1个月前因劳累出现尿频、尿痛，到当地医院就诊，经口服药物治疗后症状略改善。1周前自觉尿频、尿痛症状加重，伴胃痛胀，今为寻求中医药治疗遂来我处就诊。

患者症见：尿频、尿痛，胃胀，纳差，畏寒，眠差，舌红，苔薄白，脉沉细。

辅助检查：尿液分析：白细胞85.7/μL，管型9.7/μL，细菌10353.4/μL，细菌（菌落数）103.5×105/ml。

既往史：子宫切除病史。

诊　断：劳淋（脾肾两虚）。

治　则：补脾益肾。

药　用：

黄芪210克	桂枝105克	太子参140克	熟地黄140克	山茱萸140克
枸杞子140克	麦冬140克	女贞子140克	墨旱莲140克	菟丝子140克
清半夏105克	砂仁105克	茯苓140克	生白术210克	白花蛇舌草210克
莲子140克	当归140克	连翘140克	黄精140克	蒲公英210克
川芎140克	石斛140克	佛手140克	蜜百合140克	炒枣仁210克
木香105克	续断140克	杜仲140克	狗脊140克	桑寄生140克
生山药140克	枳实140克	厚朴140克	茵陈蒿210克	金钱草210克
郁金210克	肉桂70克	炙甘草70克	土茯苓210克	牡丹皮140克
干姜105克	赤芍140克	白芍140克	重楼140克	猫爪草140克
附子70克				

上药煎煮取浓汁，三七70克（研粉冲入），刺五加1000克（另煎取汁），龟甲胶、鹿角胶各150克，阿胶200克（黄酒烊化），熔化收膏，每日晨起、睡前各服1勺。

二诊（2018-09-17）

患者自述服用膏方后症状好转，仍有胃胀、纳差，口干苦，舌红，苔薄白，脉沉细。

辅助检查：血常规：白细胞3.64×109/L，中性粒细胞数1.82×109/L。尿液分析：管型5.24/μL，上皮37.6/μL。于上方加焦山楂140克、炒神曲140克、炒麦芽 140 克、生地黄 105 克、柴胡 105 克、黄芩 70 克，继续服用 1 个疗程，随诊。

淋证案 8（复发性泌尿系感染）

李某，女，57 岁。

初诊（2017-04-25）

主　诉：尿频、尿急、尿痛 1 个月，加重 1 周。

现病史：患者 1 个月前因劳累后出现尿频、尿急、尿痛，自行口服药物治疗后症状未见明显改善。1 周前复因劳累后自觉尿频、尿急、尿痛症状加重，今为寻求中医药治疗遂来我处就诊。

患者症见：尿频、尿急、尿痛，胁肋胀痛，眠差，畏寒，大便不畅，舌红，苔白腻，脉沉细。

辅助检查：尿液分析：白细胞 489.8/μL，红细胞 36.1/μL，上皮 66.3/μL，细菌 730.0/μL，细菌（菌落数）5.4×10^5/ml。幽门螺杆菌：阳性（DPM=1548）。泌尿系彩超：右肾小结石。

既往史：浅表萎缩性胃炎，肝内胆管结石病史。

诊　断：石淋（湿热蕴结）。

治　则：清热利湿，通淋化石。

药　用：

黄芪 210 克	枸杞子 140 克	太子参 140 克	熟地黄 140 克	山茱萸 140 克
桂枝 105 克	麦冬 140 克	首乌藤 210 克	女贞子 140 克	墨旱莲 140 克
柴胡 140 克	黄芩 105 克	枳实 140 克	厚朴 140 克	菟丝子 140 克
附子 70 克	当归 700 克	川芎 210 克	生白术 700 克	炒枣仁 210 克
续断 140 克	木香 105 克	黄连 105 克	蒲公英 210 克	白花蛇舌草 210 克
砂仁 105 克	丹参 140 克	肉桂 70 克	合欢皮 140 克	牡丹皮 140 克
干姜 105 克	郁金 210 克	白芍 140 克	肉苁蓉 210 克	火麻仁 210 克
茵陈蒿 210 克	滑石 140 克	石韦 140 克	海金沙 140 克	延胡索 140 克
巴戟天 70 克	远志 140 克	泽泻 105 克	土茯苓 210 克	车前子 140 克
黄柏 70 克	瞿麦 140 克	萹蓄 140 克	炙甘草 70 克	鸡内金 140 克

上药煎煮取浓汁，三七 70 克（研粉冲入），刺五加 1000 克（另煎取汁），龟甲胶、鹿角胶各 150 克，阿胶 200 克（黄酒烊化），熔化收膏，每日晨起、睡前各服 1 勺。

二诊（2019-09-02）

患者服用膏方后自觉诸症减轻，现症见：腰酸痛，乏力，小腹胀，舌红，苔薄白，脉沉细。复查尿液分析：白细胞 31.4/μL，上皮 40.3/μL，细菌 535.6/μL，细菌（菌落数）5.4×105/ml。于上方加乌药 140 克、陈皮 140 克、香附 105 克、连翘 140 克、桑寄生 140 克，继续服用 1 个疗程。

三诊（2019-12-19）

患者自述服用膏方后诸症皆减，查尿液分析，诸指标正常。嘱其注意规律作息及清淡饮食，避免受风寒，继续服用 1 个疗程，随诊。

按语

案 3~8 均是复发性泌尿系感染，仍属淋证范畴，诸多医家都对淋证有过论述，如巢元方在对淋证做出"肾虚而膀胱热"病机概括的同时，也提出了诸淋各自不同的病机，如"热淋者，三焦有热，气搏于肾，流入于胞而成淋也""石淋者，淋而出石也，肾主水，水结则化为石，故肾客砂石，肾虚为热所乘""膏淋者……此肾虚不能制于肥液"等等。唐宋时期对于淋证的分类更为完善，如《千金要方》《外台秘要》等将淋证归纳为热、石、气、膏、劳五种，宋代的《严氏济生方》又将其分为气、石、血、膏、劳五种。此二者所论述内容的差异，主要在于热淋与血淋的有无，其实湿热下注膀胱，热灼血络，自可下血，且此六种淋证临床皆可见证。泌尿系感染是临床常见的疾病，但由于失治误治、基础疾病、绝经等因素影响，容易使病情迁延，转变为反复发作性泌尿系感染。泌尿系感染主要采用抗生素治疗，但再感染往往提示患者免疫力下降，需注意发作间期的预防，包括多饮水、长疗程低剂量口服抗生素等，临床效果有限。中医药在治疗本病方面具有一定优势，同时副作用较小。

劳淋典型表现即小便淋沥，时作时止，遇劳即发，神疲乏力，腰膝酸软。案 3 患者反复泌尿系感染，伴腰痛、乏力，病程缠绵，是为劳淋，故方以加减左、右归丸为底，补其肝肾，再加芡实、桑寄生、续断、狗脊补肾固摄；因其乏力，故用补中益气汤加减；考虑其胃胀、食欲不振，加焦三仙、鸡内金消食化积，开胃健脾。整服方药补益中不忘清热滋阴，配有郁金、牡丹皮、蒲公英、白花蛇舌草、三黄等清热解毒之品，另加入了麦冬、蜜百合滋阴润燥，同时加入桔梗以消肺部病症，最后以甘草调和诸药，全方共奏补益肝肾、清热解毒之效。二诊患者症状减轻，尿液中白细胞明显减少，尿糖转阴，因其出现咳嗽、气短等现象，故加入杏仁、款冬花及川贝母等降气化痰，止咳平喘。三诊患者出现口渴、多饮、多尿等消渴表现，尿糖增多，选用玉泉丸加减。四诊患者复又出现泌尿系感染，同时伴有口干、多饮现象，于上方基础加入消渴方加减，以滋阴清热。

案 4 患者诊断为劳淋，仍以加减左、右归丸为底，同时采用无比山药丸及参苓白术散加减，以补脾益肾，健脾祛湿，益肾固摄；因患者口苦，且有胆囊炎病史，故加柴胡、黄芩和解少阳；因患者畏寒，故加干姜、桂枝、肉桂、附子以补火助阳，温经通脉；淋证皆由湿热起，故投八正散加减以清热解毒，利湿通淋。纵观全方，合以多种方剂，采用多种治法，是以诸方药之用，脾健湿去，肾强涩收，热退毒解。二诊时隔一年复来，因患者劳累而发，口渴而小腹坠胀，故加生地黄滋阴降火、陈皮理气化湿。三诊患者诸症皆除，继续服用上述膏方以巩固疗效。

案 5 患者仍以加减左、右归丸为打底方，双补肾之阴阳，且补益使肾可纳气，减轻患者气短症状；因患者有口干口苦的症状，故加柴胡、黄芩和解少阳；淋证治疗基础为清热，故加牡丹皮、蒲公英、白花蛇舌草、茵陈蒿、虎杖、菊花、金钱草等一众清热解毒利湿之药；因患者便干不畅，故加肉苁蓉、当归等润燥滑肠；多梦、心悸以炒枣仁汤养心安神助眠；目涩、怕热是阴虚之象，加黄精、石斛、知母养阴清热；咳嗽，白痰用桔梗、杏仁降气止咳，宣肺祛痰；患者腰痛、膝关节疼，用地龙、海风藤通络止痛，白芷、辛夷、苍耳子祛风止痛，三七、水蛭破血祛瘀，再入三胶滋补全身，全方共建补脾益肾、补肺养心之功。二诊患者因饮食不节出现胃胀，故加炒神曲、炒麦芽消食除胀。三诊患者心中烦闷，加焦栀子清心除烦。

案6患者劳淋，仍以左、右归丸作为基础方，加桑寄生、续断用以补益阴阳，同时加牡丹皮、猫爪草、蒲公英、白花蛇舌草、连翘、黄连、山慈菇清热解毒消炎；加苦参、半枝莲、半边莲通利小便；因患者有肾囊肿，故加石见穿、三棱、莪术、三七、水蛭破血祛瘀，消积散结；因患者胃部不适，故加焦三仙、鸡内金等健脾开胃；因患者口干，用黄精、石斛以滋阴清热；便干加肉苁蓉、当归润燥通便。入龟甲胶、鹿角胶、阿胶益精填髓，全方在清热解毒基础上加以补益肝肾，利尿通淋，以治其症。二诊患者仍有隐痛，加石见穿清热镇痛；因其饮食不节，故加炒麦芽、炒神曲消食除胀。

案7以左、右归丸加参苓白术散以健脾补肾，用蒲公英、连翘、白花蛇舌草、茵陈蒿、金钱草、郁金、猫爪草、重楼清热解毒利湿；用木香、佛手行气和胃止痛；石斛、黄精、赤芍清热凉血，养阴生津；同时因患者畏寒，故加肉桂、干姜、附子补火助阳，温经通脉；再加当归润燥滑肠，加炒枣仁以应眠差，全方共建清热利湿、健脾益肾之功。二诊患者症状好转，尿中白细胞、细菌及菌落数均已正常，新见胃胀、食欲不振，加焦三仙健脾开胃；又因口苦，加柴胡、黄芩以和解少阳。

案8患者症状明显，《诸病源候论》云："肾主水，水结则化为石，故肾客砂石。肾虚为热所乘，热则成淋。"全方在加减左、右归丸的基础上加用石韦散及金钱草、海金沙、鸡内金，在健脾益肾的同时加以通淋化石，同时采用八正散及黄连、蒲公英、连翘、白花蛇舌草、牡丹皮等清热解毒，清里积热。患者胁肋胀痛，故采用木香、香附、延胡索等行气止痛，柴胡、黄芩等和解少阳；患者大便不畅，故采用桑葚、肉苁蓉、火麻仁生津润燥通便；患者眠差，加炒枣仁养心安神，又患者畏寒，故加附子、干姜、肉桂以温肾补火助阳；最后用甘草调和诸药。二诊患者自觉症状减轻，查尿液分析白细胞及细菌数量减少，红细胞消失。现患者见腰酸痛，小腹胀，乏力，在原方基础上加用陈皮理气除胀，乌药温肾散寒止痛。三诊患者尿液分析指标皆正常，续用膏方收尾。

六案皆是淋证，淋证病位不外肾与膀胱，基本病机除"肾虚而膀胱热"外，亦有湿热蕴结下焦、肾与膀胱气化不利之说，故古代医家亦有"调补肾气，清泻下焦邪热"之治法。张教授以清热补肾兼顾理气治疗本病，多采用蒲公英、连翘、白花蛇舌草、牡丹皮、茵陈蒿、虎杖等药清脏腑内热，熟地黄、山茱萸、枸杞子、女贞子、墨旱莲、菟丝子等滋补肝肾，益精填髓，肺主一身之气；肝主疏泄，通达一身之气机；脾胃为一身气机升降之枢纽，肺、肝、脾皆为全身气机通畅之要点，故张雅丽教授用黄芩、桔梗、杏仁等药宣通上焦气机，木香、香附、陈皮、青皮、郁金等药舒郁滞之肝气，黄芪、柴胡等升提脾之清阳，清阳升则浊阴自降。临证之时可根据患者其他症状调整用药，如患者腑气不通加用枳实、厚朴等药破气消积，阴虚肠燥则加用肉苁蓉、当归等药；又因气病及血，久病必瘀，故行气之余还可加用三棱、莪术、丹参、赤芍等活血化瘀之品。

水肿案 1（肾小球肾炎）

宫某，女，48 岁。

初诊（2014-04-13）

主　诉：双下肢浮肿伴乏力 2 个月余，加重 1 周。

现病史：该患者 2 个月前无因着凉后出现双下肢浮肿伴乏力，自行口服药物治疗后症状未见明显改善。1 周前自觉双下肢浮肿伴乏力症状加重，今为寻求中医药治疗遂来我处就诊。

患者症见：体倦乏力，双下肢浮肿，眼睑浮肿，小便偶有色红，舌红，苔薄白，脉细。

辅助检查：尿液分析：红细胞 103.0/μL，管型 6.81/μL，隐血 1+；尿蛋白 3+。24 小时尿蛋白定量 3.07g。

既往史：浅表萎缩性胃炎病史。

诊　断：水肿（脾肾两虚兼湿热）。

治　则：补肾健脾，清热利湿，益气养阴。

药　用：

黄芪 140 克	熟地黄 140 克	西洋参 140 克	山茱萸 140 克	枸杞子 140 克
麦冬 140 克	当归 140 克	女贞子 140 克	墨旱莲 140 克	菟丝子 140 克

川芎 140 克	丹参 140 克	连翘 140 克	赤芍 140 克	牡丹皮 140 克
白芍 140 克	莲子 140 克	芡实 140 克	知母 105 克	金樱子 140 克
柴胡 140 克	黄芩 105 克	黄柏 70 克	防风 105 克	羌活 105 克
枳实 140 克	厚朴 140 克	陈皮 140 克	首乌藤 210 克	肉苁蓉 140 克
清半夏 105 克	砂仁 105 克	焦山楂 140 克	炒神曲 140 克	炒麦芽 140 克
生甘草 70 克	桂枝 70 克	重楼 105 克	杜仲 140 克	白花蛇舌草 210 克
桑寄生 140 克	续断 140 克	牛膝 105 克	木香 105 克	

上方药煎取浓汁，刺五加 1000 克（另煎取汁），龟甲胶、阿胶和鹿角胶各 200 克（黄酒烊化），熔化收膏，每日晨起、睡前各服 1 勺。

二诊（2014-07-20）

患者服用膏方后自觉症状好转，偶见心烦易怒，查尿液分析：尿蛋白 2+，余指标皆正常。于上方加焦栀子 140 克、淡豆豉 105 克，继续服用 1 个疗程，随诊。嘱患者注意调节情绪，勿过度思虑，随诊。

三诊（2014-11-13）

患者约 4 个月后膏方服尽复诊，双下肢无浮肿，眼睑无浮肿，诸症减轻。查尿液分析：红细胞 16.00/μL，尿蛋白±。24 小时尿蛋白定量 0.36g。继续服用 1 个疗程，随诊。

水肿案 2（肾小球肾炎）

于某，女，46 岁。

初诊（2015-08-18）

主　诉：双下肢水肿伴腰痛 1 个月余，加重 1 周。

现病史：患者 1 个月前因受凉后出现双下肢水肿伴腰痛、乏力，自行口服药物及针灸治疗后症状略改善。1 周前因劳累后出现双下肢水肿伴腰痛、乏力症状加重，今为寻求中医药治疗遂来我处就诊。

患者症见：双下肢水肿，腰痛，乏力，口干苦，纳差，舌红，苔白腻，脉沉细。

辅助检查：尿液分析：白细胞 45.5/μL，管型 2.09/LPF，细菌 403.1/μL，细菌

（菌落数）4.0×105/ml，尿蛋白 2+，隐血 1+。尿微量白蛋白：1250mg/L。

既往史：腰椎间盘突出病史。

诊　　断：水肿（脾肾两虚，湿浊淤血）。

治　　则：补脾益肾，祛湿化浊。

药　　用：

黄芪 140 克	熟地黄 140 克	山茱萸 140 克	麦冬 140 克	枸杞子 140 克
太子参 140 克	女贞子 140 克	墨旱莲 140 克	菟丝子 140 克	首乌藤 210 克
柴胡 140 克	黄芩 105 克	枳实 140 克	厚朴 140 克	生山药 140 克
茯苓 140 克	炒白术 140 克	炒麦芽 210 克	炒神曲 210 克	焦山楂 210 克
当归 210 克	知母 105 克	连翘 140 克	白茅根 210 克	茜草 210 克
生甘草 70 克	重楼 140 克	丹参 140 克	川芎 140 克	白花蛇舌草 210 克
牡丹皮 140 克	蒲公英 210 克	郁金 210 克	黄柏 70 克	芡实 140 克
桑寄生 140 克	续断 140 克	杜仲 140 克	狗脊 140 克	鸡内金 140 克
佛手 140 克	香附 105 克	远志 140 克	金钱草 210 克	土茯苓 210 克

上药煎取浓汁，刺五加 1000 克（另煎取汁），阿胶、鹿角胶和龟甲胶各 200克（黄酒烊化），熔化收膏，每日晨起、睡前各服 1 勺。

二诊（2016-11-14）

患者自述服用膏方后症状好转。

现症见：水肿，腰痛，乏力，时胃胀。舌红，苔白微腻，脉沉细。辅助检查：尿液分析：尿蛋白 2+，隐血 1+。于上方加砂仁 105 克、泽泻 105 克、青风藤 140克，继续服用 1 个疗程，随诊。

三诊（2018-10-29）

患者自述服用膏方后诸症好转，复诊尿液分析、尿微量白蛋白均正常。遂按患者意愿开膏方调理，于上方加白芍 140 克、陈皮 140 克、焦栀子 140 克，继续服用 1 个疗程，嘱患者慎起居，避风寒，不适随诊。

按语

水肿在《内经》中称为"水"，并根据不同症状分为风水、石水、涌水。《灵枢·水胀》篇对其症状作了详细的描述，如"水始起也，目窠上微肿，如新卧起之状，其颈脉动，时咳，阴股间寒，足胫肿，腹乃大，其水已成矣。以手按其腹，随手而起，如裹水之状，此其候也"。《素问·水热穴论》指出："故其本在肾，其末在肺。"《素问·至真要大论》又指出："诸湿肿满，皆属于脾。"《金匮要略》称本病为"水气"，按病因、病证分为风水、皮水、正水、石水、黄汗五类，又根据五脏证候分为心水、肺水、肝水、脾水、肾水。至元代《丹溪心法·水肿》才将水肿分为阴水和阳水两大类，指出："若遍身肿，烦渴，小便赤涩，大便闭，此属阳水；若遍身肿，不烦渴，大便溏，小便少，不涩赤，此属阴水。"这一分类方法至今对指导临床辨证仍有重要意义。不难得知，本病病位不外肺、脾、肾三脏，且与心关系密切，其基本病机是肺失宣降通调，脾失转输，肾失开合，膀胱气化失常，导致体内水液潴留，泛滥肌肤。

案1患者双下肢、眼睑浮肿，从肺、脾、肾三脏入手论治。以桂枝、防风、羌活辛温解表，宣发肺气以利小便，以厚朴、陈皮、清半夏、砂仁、木香行气健脾、燥湿利水；以山茱萸、菟丝子、莲子、芡实、金樱子、杜仲、续断等药温肾助阳、化气行水；温阳同时加入了熟地黄、枸杞子、女贞子、墨旱莲等滋补肾阴，防温燥伤津的同时，亦可从阴化阳，以求阳生无穷。水湿久停，郁而化热，故加连翘、牡丹皮、黄芩、黄柏以清热利湿。因患者体倦乏力，故用黄芪、西洋参补气升阳兼顾养阴，再加白芍开阴结，利小便，牛膝引药下行，直趋下焦，强壮腰膝。患者4个月后来复查，水肿已退，尿中红细胞减少，尿蛋白转为弱阳性，24小时尿蛋白定量显著下降，无明显不适，故用肾气丸加减调理善后，党参、黄芪补气养阴升阳，白花蛇舌草清热解毒，最后以甘草调和诸药。服药之余，需忌盐腌，否则水肿复起，努力皆废。

案2患者双下肢水肿，脾肾两虚症状明显，着重从脾、肾两脏论治，《景岳全书》也提出："水肿证以精血皆化为水，多属虚败，治宜温脾补肾，此正法也。"患者乏力加黄芪补气升阳，此外，黄芪还有利水消肿的作用。肾者水脏，主津液，肾气虚衰，不能化气行水，故用加减肾气丸加桑寄生、杜仲、续断、狗脊等药温肾助阳，遏制泛滥之水液；恐温燥伤津，加麦冬、太子参、女贞子、墨旱莲等益气养阴，补阴而不恋湿；水湿久停，郁而化热，又考虑尿中细菌数量多，故加重楼、连翘、蒲公英、白花蛇舌草清热解毒消炎；患者尿液分析显示隐血，考虑热灼血络，故加丹参、牡丹皮、白茅根、茜草凉血止血；因水液停聚，故采用生山药、茯苓、炒白术等健脾燥湿，使水液传输之枢纽重新运转。最后加三胶益精填髓，以酒烊化，使药力通过酒力到达身体各处经络。患者服药后自觉症状好转，未按时复诊。现患者因劳累及情绪问题复来就诊，水肿乏力仍见，新见胃胀，尿蛋白仍有，故加砂仁理气化湿开胃，泽泻通利湿热、清利小便，青风藤降尿蛋白，嘱继续服用1个疗程。患者于两年后复诊，因服用膏方后诸症好转，未按时复诊，近日来此附近办事，遂来就诊，查尿常规、尿微量白蛋白均正常。

两案皆是肾小球肾炎，炎症致使肾小球滤过率下降，而肾小管重吸收相对正常造成"球—管失衡"和肾小球滤过分数下降，导致水钠潴留而产生水肿。众所周知，水肿患者皆需忌盐。中医认为，过咸伤肾，肾主水，受损的肾脏无法遏制水液时，水即泛滥。故水肿患者日常生活调理必须谨慎。

水肿案 3（肾病综合征）

王某，女，70 岁。

初诊（2012-10-26）

主　诉：双下肢浮肿多年，近日加重。

现病史：该患者患肾病综合征多年，病情反复发作。近 1 个月无明显诱因双下肢浮肿症状加重，今为寻求中医药治疗遂来我处就诊。

患者症见：双下肢浮肿，畏寒，心悸，胸闷，气短，活动后加重，眠差，舌淡红，苔薄白，脉沉细。

辅助检查：血压：203/100mmHg。尿液分析：白细胞 160.5/μL，红细胞 122.2/μL，上皮 92.1/μL，细菌 1916.4/μL，细菌（菌落数）19.2×105/ml，尿蛋白 3+，隐血 2+。生化系列：总胆固醇 6.33mmol/L，总蛋白 43.0g/L，白蛋白 19.6g/L。24 小时尿总蛋白 5.12g。超声：脂肪肝，胆囊炎，胆囊结石，膀胱炎，双侧胸腔积液。

既往史：肾病综合征，膀胱炎病史。

诊　断：水肿（脾肾两虚，淤水互结）。

治　则：补脾益肾，活血利湿。

药 用：

黄芪 210 克	熟地黄 140 克	山茱萸 140 克	枸杞子 140 克	麦冬 140 克
防己 140 克	茯苓 140 克	桂枝 105 克	牛膝 105 克	生山药 140 克
女贞子 105 克	墨旱莲 105 克	菟丝子 105 克	制首乌 140 克	西洋参 140 克
牡丹皮 140 克	当归 140 克	川芎 140 克	赤芍 140 克	冬瓜皮 140 克
陈皮 140 克	枳实 140 克	厚朴 140 克	地龙 140 克	白花蛇舌草 210 克
五味子 105 克	猪苓 140 克	葶苈子 210 克	珍珠母 210 克	煅龙骨 210 克
煅牡蛎 210 克	决明子 210 克	钩藤 140 克	黄柏 70 克	桃仁 105 克
红花 105 克	清半夏 105 克	砂仁 105 克	生白术 140 克	炒枣仁 210 克

上药煎取浓汁，水蛭 70 克（研粉冲入），阿胶、鹿角胶和龟甲胶各 200 克（黄酒烊化），熔化收膏，每日晨起、睡前各服 1 勺。

二诊（2013-04-26）

患者服膏方后症状好转。

现症见：畏寒，微发热，腰酸痛，心烦，舌红，苔薄白，脉沉细。辅助检查：血压：193/93mmHg。尿液分析：红细胞：312.1/μL，尿蛋白 2＋，隐血 1＋。生化系列：总胆固醇 7.4mmol/L，总蛋白 45.2g/L，白蛋白 22.6g/L，球蛋白 22.6g/L。

于上方加白茅根 140 克、青风藤 105 克、萆薢 140 克、焦栀子 105 克、肉桂 70 克，继续服用 1 个疗程，不适随诊。

水肿案 4（肾病综合征）

姜某，男，87 岁。

初诊（2020-04-16）

主 诉：双下肢浮肿 3 个月，近日加重。

现病史：该患者 3 个月前无明显诱因出现双下肢浮肿，未予以重视，其后症状持续加重，1 周前自觉双下肢浮肿症状加重，今为寻求中医药治疗遂来我处就诊。

患者症见：双下肢浮肿，右下肢较重，腰膝酸软，乏力，胃胀，食欲不振。舌红，苔薄白，脉沉结代。

辅助检查：生化系列：低密度脂蛋白 11.82mmol/L，总胆固醇 13.37mmol/L，白蛋白 22.5g/L。尿液分析：尿蛋白 3+。24 小时尿蛋白 2.96g。

既往史：肾病综合征，右下肢多发动脉斑块病史。

诊　　断：水肿（脾肾两虚，气滞血瘀）。

治　　则：补脾益肾，行气活血。

药　　用：

黄芪 350 克	当归 140 克	麦冬 105 克	茯苓 140 克	地骨皮 140 克
巴戟天 70 克	防风 140 克	羌活 105 克	鬼箭羽 140 克	五味子 140 克
连翘 140 克	川芎 140 克	芡实 140 克	独活 105 克	牡丹皮 140 克
丹参 140 克	生山药 140 克	女贞子 140 克	墨旱莲 140 克	菟丝子 140 克
牛膝 140 克	山茱萸 140 克	首乌藤 210 克	制首乌 140 克	熟地黄 140 克
赤芍 140 克	白芍 140 克	地龙 140 克	鸡血藤 210 克	西洋参 140 克
续断 140 克	郁金 140 克	香附 105 克	枳实 140 克	桑寄生 140 克
厚朴 140 克	桂枝 105 克	莲子 140 克	石斛 140 克	知母 105 克
桃仁 105 克	陈皮 140 克	泽泻 140 克	砂仁 105 克	焦山楂 140 克
土鳖虫 70 克	炒僵蚕 105 克	炒白术 140 克	土茯苓 210 克	生甘草 70 克

上药煎取浓汁，三七、水蛭各 70 克（研粉冲入），刺五加 1000 克（另煎取汁），阿胶、龟甲胶、鹿角胶各 200 克（黄酒烊化），熔化收膏，每日晨起、睡前各服 1 勺。

二诊（2020-10-28）

患者自述服用膏方后诸症减轻，欲巩固疗效，复开膏方。

现症见：浮肿仍在，小便不利，乏力。舌红，苔薄白，脉沉结代。

辅助检查：尿液分析：尿蛋白 2+。

于上方加萆薢 140 克、车前子 105 克、杜仲 140 克、清半夏 105 克，继续服用 1 个疗程，不适随诊。

三诊（2021-03-09）

患者自述服用膏方后症状减轻，浮肿渐退，腰酸乏力皆好转，纳可，眠可，舌红，苔薄白，脉沉细。按上方继续服用 1 个疗程。嘱患者清淡饮食，慎起居，不适随诊。

按语

水肿是体内水液潴留，泛滥肌肤，表现以头面、眼睑、四肢、腹背，甚至全身浮肿为特征的一类病证。对于水肿的治疗，前人已论述得十分清楚，汉代张仲景在治疗上提出了发汗、利尿两大原则："诸有水者，腰以下肿当利小便，腰以上肿当发汗乃愈。"唐代孙思邈在《备急千金要方·水肿》中首次提出水肿必须忌盐，并指出水肿有五不治。严永和提倡温脾暖肾之法，在前人汗、利、攻的基础上开创了补法。《仁斋直指方》又创立了活血利水法治疗淤血水肿，明代李梴又提出疮毒致水肿的病因学说，对水肿的认识日趋完善。

肾病综合征是以大量蛋白尿、低蛋白血症、高度水肿、高脂血症为特征的一组临床症候群。案3患者双下肢浮肿，血压高，蛋白低且有蛋白尿，符合肾病综合征特征。患者双下肢水肿，乃是肾虚有失开合；心悸、胸闷，气短，则是水湿内盛，上凌心肺所致，故以葶苈子猪苓散合五苓散加减，利水渗湿，温阳化气，白术、生山药、茯苓与猪苓壮土制水，葶苈子、防己、冬瓜皮行水消肿，川芎、赤芍、桃仁、红花活血祛瘀，《素问·灵兰秘典论》谓："膀胱者，州都之官，津液藏焉，气化则能出矣。"膀胱的气化有赖于阳气的蒸腾，故又佐以桂枝温阳化气以助利水，再者，患者水湿内生阳气不得通达，故而畏寒，桂枝之用，更显精妙；肾虚失之开合，故用熟地黄、山茱萸、枸杞子、五味子、女贞子、墨旱莲、菟丝子滋补肝肾；患者尿中细菌较多，故用黄柏、白花蛇舌草清热解毒；睡眠不安，故用煅龙骨、煅牡蛎重镇安神，并用炒枣仁补肝宁心、敛气安神、荣筋养髓。最后加入三胶益精填髓，全方共奏温阳利水之功。嘱患者忌盐、烟、酒、茶，清淡饮食，勿受风寒，调畅情志。二诊患者时隔半年复来就诊，诸指标好转，仍有畏寒、腰酸痛、心烦，故加白茅根清热，青风藤降蛋白，萆薢利湿去浊，焦栀子清心除烦，肉桂以驱寒。嘱患者忌盐，戒烟酒，防水肿复起，是为必需。

案4患者同样具有肾病综合征典型四联症。患者双下肢浮肿，腰膝酸软，知其肾极虚，膀胱不能气化，故用金匮肾气丸及菟丝子、桑寄生、续断补其虚损之肾气，温补肾阳，化气行水；乏力加黄芪补气升阳；胃胀及食欲不振用加减参苓白术散及焦山楂，健脾益胃，化湿开胃；湿蕴日久，气机不畅，血随气滞，故加丹参、牛膝、赤芍、鸡血藤、桃仁、鬼箭羽活血通络；防风、羌活、独活祛风胜湿；最后加入鳖甲滋阴潜阳，三胶益精填髓，全方共成补脾益肾、行气活血之功。二诊患者症状减轻，加萆薢、清半夏祛湿化浊，车前子利湿通淋，入杜仲增强补肾之功，继续服用 1 个疗程。三诊患者浮肿渐退，诸症好转，无其他不适，续用膏方除病滋养，攻补兼施。

两案皆是因肾病综合征而起的水肿，水肿的预防，可从日常生活做起，如适当锻炼，增强体质；注意饮食，低盐清淡等。正气旺盛之人可用攻下逐水之法，但病久则需扶正补虚，若虚实夹杂当攻补兼施，温肾、健脾、利水、祛瘀、清热、解毒等无一不可。值得一提的是，水肿患者应注意自身的水液进出量，若每日尿量少于 500ml，需警惕癃闭的发生。

癃闭案 1（前列腺增生）

赵某，男，68 岁。

初诊（2016-10-27）

主　诉：尿频、排尿困难 6 个月，加重 1 周。

现病史：患者半年前出现尿频、排尿困难，夜间症状加重，近 1 周来自觉尿频、排尿困难症状加重，今为寻求中医药治疗遂来我处就诊。

患者症见：尿频、排尿困难，眠差，多梦，咯白痰，大便不成形，舌红，苔薄白，脉沉弦细。

辅助检查：超声：前列腺炎伴增生、钙化，双肾小结石，肝内脂肪沉积。胃镜：萎缩性胃炎。

诊　断：癃闭（脾肾两虚，湿浊瘀阻）。

治　则：补脾益肾，祛湿化浊。

药　用：

黄芪 140 克	党参 140 克	枸杞子 140 克	熟地黄 140 克	山茱萸 140 克
麦冬 140 克	茯苓 140 克	女贞子 140 克	墨旱莲 140 克	菟丝子 140 克
郁金 140 克	清半夏 105 克	砂仁 105 克	川芎 140 克	肉豆蔻 140 克

三棱 140 克	莪术 140 克	焦山楂 210 克	炒神曲 210 克	炒麦芽 210 克
柴胡 140 克	黄芩 105 克	枳实 140 克	五味子 140 克	炒白术 210 克
厚朴 140 克	生山药 140 克	丹参 140 克	首乌藤 210 克	牡丹皮 140 克
芡实 140 克	泽泻 105 克	杜仲 140 克	鸡内金 140 克	桑寄生 140 克
狗脊 140 克	郁金 210 克	续断 140 克	土茯苓 210 克	金钱草 210 克
茵陈蒿 210 克	远志 140 克	蜜百合 140 克	蒲公英 210 克	白花蛇舌草 210 克
连翘 140 克	马齿苋 140 克			

上药煎煮取浓汁，三七和水蛭各 70 克（研粉冲入），刺五加 1000 克（另煎取汁），龟甲胶、阿胶和鹿角胶各 200 克（黄酒烊化），熔化收膏，每日晨起、睡前各服 1 勺。

二诊（2017-10-30）

患者自述服用膏方后症状好转，尿液较之前通畅，仍有不畅之感，舌红，苔薄白，脉沉细。上方加巴戟天 70 克、萆薢 140 克、款冬花 105 克。继续服用 1 个疗程，嘱患者清淡饮食，勿思虑，勿劳累，不适随诊。

三诊（2020-11-12）

患者自述服膏方后排尿顺畅，近日因劳累等原因复来就诊。现症见：尿频，腰酸，乏力，时胃胀痛，微畏寒。舌红，苔薄白，脉沉细。上方去款冬花，加陈皮 140 克、桂枝 105 克。继续服用 1 个疗程，嘱患者起居有常，清淡饮食，忌辛辣刺激、酒精及含咖啡因饮料，戒烟酒，不适随诊。

癃闭案 2（前列腺增生）

高某，男，55 岁。

初诊（2016-11-24）

主　诉：尿等待、尿分叉 6 个月，近日加重。

现病史：尿等待，尿分叉，夜尿多，盗汗，胃胀痛，畏寒，右耳鸣，右手颤，大便不成形，日行 2～3 次，血压高，舌红，苔少，脉沉细。

辅助检查：尿液分析：未见异常。

既往史：泌尿系彩超：前列腺增生，前列腺炎，前列腺钙化，血糖：6.95mmol/L。

胃镜：萎缩性胃炎病史。

　　诊　　断：癃闭（肝肾阴虚，瘀血阻络）。

　　治　　则：补肝益肾，清热滋阴，活血通络。

　　药　　用：

黄芪 140 克	太子参 140 克	生地黄 140 克	熟地黄 140 克	山茱萸 140 克
枸杞子 140 克	女贞子 140 克	墨旱莲 140 克	菟丝子 140 克	首乌藤 210 克
生山药 140 克	茯苓 140 克	黄连 105 克	炒白术 140 克	土茯苓 210 克
柴胡 140 克	黄芩 105 克	金钱草 210 克	蒲公英 210 克	白花蛇舌草 210 克
牛膝 140 克	钩藤 140 克	泽泻 105 克	生龙骨 210 克	珍珠母 210 克
知母 105 克	黄柏 70 克	乌药 140 克	牡丹皮 140 克	益智仁 140 克
苦参 210 克	枳实 140 克	地龙 140 克	焦山楂 210 克	鸡内金 140 克
三棱 140 克	莪术 140 克	车前子 210 克	肉豆蔻 140 克	白扁豆 140 克
泽兰 140 克	肉桂 70 克	延胡索 140 克	垂盆草 140 克	五味子 140 克
丹参 140 克	瞿麦 140 克	萹蓄 140 克	焦栀子 105 克	白茅根 210 克

　　上药煎煮取浓汁，三七 70 克和水蛭 50 克（研粉冲入），刺五加 1000 克（另煎取汁），龟甲胶、阿胶和鹿角胶各 200 克（黄酒烊化），熔化收膏，每日晨起、睡前各服 1 勺。

二诊（2019-07-01）

　　患者自述服药后症状好转，诸症减轻，偶见胃胀，近期自觉心烦，口干，复来就诊。上方加麦冬 140 克、炒神曲 210 克、炒麦芽 210 克、继续服用 1 个疗程，不适随诊。

三诊（2020-12-10）

　　患者自述服膏方后诸症好转，近期因劳累过度症状复现，故来就诊。现症见：尿等待，目涩，畏寒，眠差。舌红，苔薄白，脉沉细。上方加姜黄 140 克、厚朴 140 克、干姜 70 克、炒枣仁 210 克，继续服用 1 个疗程，忌辛辣，戒烟酒，注意保暖防寒，不适随诊。

癃闭案 3（前列腺炎）

万某，男，57 岁。

初诊（2016-11-29）

主　诉：排尿不畅伴尿频、尿道灼痛 1 个月，加重 1 周。

现病史：该患者 1 个月前因大量饮酒后出现排尿不畅、尿频、尿道灼痛，自行口服中成药治疗后症状未见明显改善。1 周前该患者又因饮酒后出现排尿不畅伴尿频、尿道灼痛等症状加重，今为寻求中医药治疗遂来我处就诊。

患者症见：排尿不畅、尿频、尿道灼痛，口干，纳差，舌暗红，苔薄黄，脉沉弦细。

辅助检查：血压：160/95mmHg。尿液分析：尿蛋白±，葡萄糖 4+。生化系列：血糖 11.37mmol/L，甘油三酯 6.94mmol/L。糖尿病系列：糖化血红蛋白 9.8%，C肽 0.87ng/ml。尿微量白蛋白：366.0mg/L。

既往史：膀胱炎，前列腺炎。糖尿病肾病，高血压病。

诊　断：癃闭（膀胱湿热，淤浊内阻）。

治　则：清利湿热，化浊祛淤。

药　用：

黄芪 140 克	桂枝 105 克	赤芍 140 克	白芍 140 克	生地黄 140 克
熟地黄 140 克	山茱萸 140 克	地龙 140 克	女贞子 140 克	墨旱莲 140 克
麦冬 140 克	菟丝子 140 克	黄连 140 克	三棱 140 克	莪术 140 克
郁金 210 克	川芎 140 克	焦山楂 210 克	生龙骨 210 克	珍珠母 210 克
当归 140 克	牛膝 140 克	丹参 140 克	苦参 140 克	牡丹皮 140 克
生山药 140 克	泽兰 140 克	茵陈蒿 210 克	金钱草 210 克	土茯苓 210 克
连翘 140 克	重楼 140 克	钩藤 140 克	蒲公英 210 克	白花蛇舌草 210 克
桃仁 105 克	红花 105 克	清半夏 105 克	砂仁 105 克	茯苓 140 克
柴胡 140 克	枳实 140 克	厚朴 140 克	黄芩 105 克	炒白术 140 克
陈皮 140 克	鸡内金 140 克	土鳖虫 105 克	炒僵蚕 140 克	代赭石 210 克

上药煎取浓汁，三七和水蛭各 70 克(研粉冲入)，刺五加 1000 克(另煎取汁)，

阿胶、鹿角胶和龟甲胶各200克（黄酒烊化），熔化收膏，每日晨起、睡前各服1勺。

二诊（2017-03-01）

患者自述服药后症状好转，前段时间受凉导致呃逆、胃胀，复来求诊，按患者意愿开膏方调理。于上方加丁香105克、干姜70克、炒神曲210克、炒麦芽210克、旋覆花140克，继续服用1个疗程。嘱患者注意保暖，清淡饮食，勿动怒，不适随诊。

按语

癃闭是以小便量少，排出困难，甚至小便闭塞不通为症状的一种病证。其中小便不畅，点滴而短少，病势较缓者为癃；小便闭塞，点滴不通，病势较急者称为闭。二者都指小便困难，只是程度略有不同，故多合称为癃闭。本病名首见于《内经》，《素问》有云："其病癃闭，邪伤肾也。"《灵枢》曰："酸走筋，多食之，令人癃。"于此可明确本病病因乃外邪伤肾及饮食不节。张仲景在《伤寒论》及《金匮要略》中对癃闭也有论述，其内容为癃闭的辨证论治奠定了基础。明代张景岳认为癃闭的病因病机主要有四个方面，即：热结膀胱，热闭气化，热居肝肾；败精槁血，阻塞水道；真阳下竭，气虚不化；肝强气逆，气实而闭。本病病位虽在膀胱，但肺、肝、脾、肾之气机运行也与此病息息相关。肺为水之上源，主一身之气；肝主疏泄；脾胃为升降枢纽；肾纳气藏精。《谢映庐医案》有言："小便通与不通，全在气之化与不化。"上焦不降，下焦不通，中焦转运不利，皆可导致小便不通。

案1患者尿频、排尿困难，用金匮肾气丸去桂枝、附子，加狗脊、芡实、杜仲、续断补下焦之虚，温肾以助膀胱气化；久病成瘀，故用川芎、砂仁、郁金、丹参、行气活血解郁，三棱、莪术破血行气；因脾虚便不成形，故采用焦三仙、肉豆蔻、鸡内金、炒白术健脾开胃，温中行气；口干则用麦冬、蜜百合养阴生津，补肺润燥；患者病久，水邪郁闭，郁而化热，故用茵陈蒿、金钱草、连翘、蒲公英、马齿苋、白花蛇舌草清热利湿；因下焦热郁阴损，阴津不能上承于心，故眠差、多梦，用远志交通心肾，首乌藤养血安神，刺五加补肾安神；最后加入龟甲胶、鹿角胶和阿胶益精填髓。全方兼顾清湿热、祛瘀血、补肾阳、疏肝气四点，补泻兼施，虚实兼顾。二诊患者时隔一年复来就诊，诸症好转，加巴戟天增强补阳之功，萆薢渗湿去浊，款冬花润肺下气、止咳化痰。嘱患者忌辛辣刺激，勿思虑劳累，不适随诊。三诊患者因劳累症状复现，无咳嗽，故去款冬花，胃胀痛加陈皮理气健脾，畏寒加桂枝助阳化气，温通经脉。病久不可速去，续用膏方徐徐图之。

案 2 患者夜尿多，盗汗，耳鸣，舌红，苔少，一派阴虚之象，故用左归丸壮肾阴之水；阴虚生热，补虚之余，兼顾清热，故用金钱草、蒲公英、白花蛇舌草、焦栀子清热解毒；瞿麦、萹蓄、白茅根、车前子利尿通淋；久病之下，阴损及阳，故患者畏寒，加肉桂、乌药温肾散寒；久病致瘀，故用三棱、莪术、泽兰、丹参、牡丹皮活血化瘀；肝风内动，故患者右手颤动，用钩藤、珍珠母、生龙骨平肝潜阳；患者胃胀痛，故用焦山楂、肉豆蔻、鸡内金、延胡索消食化积、温中行气止痛；最后加入三胶益精填髓，全方共建补肝益肾、清热滋阴、活血通络之功。二诊患者诸症减轻，仍有胃胀，故加炒神曲、炒麦芽增强消食化积之力；心烦仍以焦栀子清心除烦；口干加麦冬养阴生津，继续服用 1 个疗程。三诊患者因劳累复来就诊，新见眠差，故加炒枣仁养心安神；尿等待加姜黄、厚朴增强破血行气之力；畏寒入干姜温中散寒。续用膏方养阴清热，滋补肝肾。

前列腺炎是指由多种复杂原因引起的，以尿道刺激症状和慢性盆腔疼痛为主要临床表现的前列腺疾病。案 3 患者尿频，尿道灼痛，排尿不畅，诊为癃闭。灼痛、舌红、苔黄乃是湿热之象，故用茵陈蒿、连翘、蒲公英、白花蛇舌草清利湿热；茯苓、泽兰、金钱草利尿通淋；患者小便不通，三焦气机不畅，中焦受阻，脾不运化，故食欲不振，加焦山楂、鸡内金、砂仁、炒白术消食开胃，行气健脾；湿热久恋，阴津受损，故口干，用生地黄、麦冬、牛膝滋阴清热，以助气化；舌质暗，是为淤血，故用牡丹皮、赤芍、三棱、莪术、丹参、土鳖虫、桃仁、红花行气活血化瘀；再入柴胡、黄芩、枳实、厚朴、陈皮疏调肝胆气机；最后加刺五加益气健脾、养血安神，三胶补血养阴、益精填髓，全方共建清利湿热、活血化瘀之功。二诊患者因受凉导致呃逆，用丁香温中降逆止呃，旋覆花降气行水，干姜温中散寒；胃胀加炒神曲、炒麦芽增强消食除胀之力。续开膏方巩固疗效。

三案皆是癃闭，此病急则治标，缓则治本。三案皆非急症，故可用膏方徐徐图之。癃闭除与肾关系密切外，还与肺、脾、三焦不可分割，故除清利下焦湿热、补益肾阳外，尚有清利上焦之肺热、舒达中焦之肝气、化瘀散结、升清降浊之法。本病与淋证也有一定联系，淋证日久不愈，便可迁延为癃闭，故病起需及时就医诊治，切勿怠慢，延误病情。

第六章 肢体经络病证

痹证案 1（颈椎病）

于某，女，49 岁。

初诊（2022-6-16）

主　诉：右上肢麻木疼痛 1 个月余，加重 1 周。

现病史：患者右上肢麻木疼痛，夜间及拎重物时加重，该患者未予以重视。1 周前该患者自觉右上肢麻木症状加重，今为寻求中医药治疗遂来我处就诊。

患者症见：右上肢麻木疼痛，心烦，口苦，畏寒，目涩，耳鸣，舌红，苔薄白，脉沉细。

辅助检查：颈椎磁共振平扫：C3/4、C4/5、C5/6、C6/7 椎间盘突出，颈椎骨质增生，颈椎间盘变性，黄韧带肥厚。腰椎 CT 平扫：L3/4、L4/5、L5/S1 椎间盘膨出，腰椎骨质增生。　颈部血管超声：双侧颈动脉内膜欠光滑。四肢血管超声：双下肢动脉内膜欠光滑伴斑块形成。

诊　断：痹证（风湿袭络，肝肾不足）。

治　则：祛风除湿，补益肝肾，通络舒筋。

药　用：

黄芪 140 克	太子参 140 克	熟地黄 140 克	山茱萸 140 克	枸杞子 140 克
麦冬 140 克	制首乌 140 克	首乌藤 210 克	女贞子 140 克	墨旱莲 140 克
菟丝子 140 克	柴胡 105 克	黄芩 70 克	枳实 140 克	厚朴 140 克

清半夏 105 克	桂枝 105 克	赤芍 140 克	白芍 140 克	砂仁 140 克
陈皮 140 克	川芎 140 克	牡丹皮 140 克	丹参 140 克	知母 105 克
连翘 140 克	蒲公英 210 克	焦栀子 105 克	生山药 140 克	香附 105 克
木香 105 克	地龙 140 克	鸡血藤 210 克	炒僵蚕 140 克	炒枣仁 210 克
蜜百合 140 克	远志 140 克	珍珠母 210 克	煅龙骨 140 克	续断 140 克
夏枯草 140 克	天麻 140 克	焦山楂 140 克	鸡内金 140 克	桑寄生 140 克
当归 140 克	马齿苋 140 克	独活 140 克	郁金 140 克	

上药煎取浓汁，三七和水蛭各 70 克（研粉冲入），刺五加 1000 克（另煎取汁），鹿角胶和龟甲胶各 200 克（黄酒烊化），熔化收膏，每日晨起、睡前各服 1 勺。

二诊（2022-09-20）

患者自觉服药后诸症减轻，近日因劳累自觉腰酸，复来求诊。上方加杜仲 140 克，牛膝 140 克。继续服用 1 个疗程，嘱患者勿劳累，勿久坐、久看手机，饮食清淡，不适随诊。

痹证案 2（腰椎骨质增生）

赵某，女，73 岁。

首诊（2015-08-10）

主　诉：腰痛半年余，近日加重。

现病史：患者半年前因外伤导致腰痛，自用膏药外敷后疼痛症状改善。近日因劳累后腰痛症状加重，今为寻求中医药治疗遂来我处就诊。

患者症见：腰痛，两胁胀痛，口干，眠差，舌红，苔薄白，脉沉细。

辅助检查：尿液分析：细菌 2547/μL。血常规：白细胞 3.54×10^9/L，嗜酸性粒细胞 0.01×10^9/L。脊柱核磁共振：T12/L1、L4/5、L5/S1 椎间盘突出，L1/2、L2/3、L3/4 椎间盘膨出，腰椎椎间盘变性，腰椎骨质增生，L2-4、T11 锥体变扁，L5 锥体终板炎。

既往史：腰椎压缩性骨折，萎缩性胃炎，幽门口溃疡病史。

诊　断：痹证（肝肾亏虚，湿热兼夹）。

治　则：补益肝肾，活血通络。

药　用：

黄芪 140 克	枸杞子 140 克	太子参 140 克	熟地黄 140 克	山茱萸 140 克
麦冬 140 克	女贞子 140 克	墨旱莲 140 克	菟丝子 140 克	首乌藤 210 克
川芎 140 克	当归 140 克	柴胡 140 克	黄芩 105 克	枳实 140 克
厚朴 140 克	连翘 140 克	蒲公英 140 克	土茯苓 210 克	白花蛇舌草 210 克
茵陈蒿 210 克	续断 140 克	杜仲 140 克	金钱草 210 克	桑寄生 140 克
牛膝 140 克	木香 105 克	陈皮 140 克	香附 105 克	赤芍 140 克
地龙 140 克	丹参 140 克	芡实 140 克	炒僵蚕 105 克	牡丹皮 140 克
石斛 105 克	黄精 105 克	茯苓 140 克	炒白术 140 克	焦山楂 210 克
郁金 140 克	生山药 140 克	鸡内金 140 克	生龙骨 210 克	生牡蛎 210 克
远志 140 克	珍珠母 210 克	延胡索 140 克		

上药煎取浓汁，三七和水蛭各 70 克（研粉冲入），刺五加 1000 克（另煎取汁），鹿角胶和龟甲胶各 200 克（黄酒烊化），熔化收膏，每日晨起、睡前各服 1 勺。

二诊（2016-10-24）

患者自述服用膏方后症状减轻，腰痛轻微，时胃胀，舌红，苔薄白，脉沉细。上方加独活 105 克、陈皮 140 克、炒神曲 210 克、炒麦芽 210 克。继续服用 1 个疗程，随诊。

三诊（2017-10-31）

患者服用上述膏方后诸症减轻，遂未按时复诊。近日因劳累自觉畏寒，腿软，遂来就诊。患者舌红，苔薄白，脉沉细。上方加肉桂 70 克，干姜 70 克，狗脊 105 克。继续服用 1 个疗程，勿劳累，勿久坐、久行、久立，不适随诊。

痹证案 3（骨关节炎）

李某，女，54 岁。

初诊（2012-7-31）

主　诉：腰及双膝关节疼痛半年余，加重 1 周。

现病史：该患者半年前因劳累后出现腰及双膝关节疼痛，上下楼时症状明显，于当地医院行针灸、推拿治疗后症状缓解，其后症状反复发作。1 周前该患者自觉腰及双膝关节疼痛症状加重，今为寻求中医药治疗遂来我处就诊。

患者症见：腰及双膝关节疼痛，心烦易怒，舌暗红，苔薄白，脉沉弦细。

辅助检查：膝关节正侧位像：双膝关节退行性骨关节病。

既往史：骨质增生，骨关节病，心肌供血不足病史。

诊　　断：腰痛（肝肾亏虚，瘀血阻络）。

治　　则：补肝益肾，活血化瘀。

药　　用：

熟地黄 140 克	山茱萸 140 克	枸杞子 140 克	麦冬 105 克	桑寄生 140 克
续断 140 克	牛膝 140 克	地龙 140 克	杜仲 140 克	伸筋草 210 克
茯苓 140 克	白术 105 克	枳实 105 克	厚朴 105 克	赤芍 140 克
川芎 105 克	制首乌 140 克	女贞子 105 克	墨旱莲 105 克	菟丝子 105 克
羌活 140 克	独活 140 克	当归 140 克	鸡血藤 210 克	海风藤 140 克
知母 105 克	桃仁 105 克	红花 105 克	青风藤 140 克	牡丹皮 140 克
丹参 140 克	木香 105 克	砂仁 105 克	西洋参 140 克	生甘草 70 克
生山药 140 克	煅龙骨 210 克	煅牡蛎 210 克	珍珠母 210 克	代赭石 210 克
黄柏 70 克	泽泻 105 克	黄精 105 克	石斛 105 克	

上药煎煮取浓汁，龟甲胶 200 克和阿胶 100 克（黄酒烊化），熔化收膏，每日晨起、睡前各服 1 勺。

二诊（2012-10-15）

患者自述服用膏方后症状好转，近期因劳累略感乏力，按患者意愿继续开具膏方。上方加黄芪 140 克，继续服用 1 个疗程，嘱患者勿受风寒，勿冒雨涉水，起居有常，饮食清淡，不适随诊。

三诊（2013-04-05）

患者自述服用膏方后症状减轻，近期因与人争执自觉心烦，胁肋不适。上方加香附 105 克、柴胡 105 克、陈皮 140 克，继续服用 1 个疗程，嘱患者清淡饮食，起居有常，勿动怒，勿思虑，调畅情志，勿劳累，不适随诊。

痹证案 4（类风湿性关节炎）

王某，女，38 岁。

初诊（2020-10-27）

主　诉：周身关节疼痛，近日加重。

现病史：患者周身大小关节疼痛，畏寒，多梦，口干，就诊于多处并口服中药治疗后症状未见明显改善，症状反复发作。近日患者因受凉后自觉周身关节疼痛症状加重，今为寻求中医药治疗遂来我处就诊。

患者症见：周身关节疼痛，畏寒，多梦，右上腹胀痛，便溏，口干，舌红，苔薄白，脉沉细。

辅助检查：幽门螺杆菌：阳性（DPM=183）。风湿系列：抗链球菌溶血素 O 147.0IU/ml，类风湿因子 9.69IU/ml，C-反应蛋白 3.14mg/L。

诊　断：痹证（气滞血瘀，寒热错杂）。

治　则：行气活血，通络止痛，清热利湿，温经散寒。

药　用：

黄芪 140 克	党参 140 克	熟地黄 140 克	山茱萸 140 克	枸杞子 140 克
麦冬 140 克	女贞子 140 克	墨旱莲 140 克	菟丝子 140 克	首乌藤 210 克
柴胡 105 克	黄芩 70 克	枳实 105 克	厚朴 105 克	茯苓 140 克
连翘 140 克	黄连 70 克	生山药 140 克	乌药 140 克	炒白术 140 克
重楼 140 克	川芎 105 克	丹参 105 克	远志 140 克	木香 105 克
清半夏 105 克	砂仁 105 克	焦山楂 140 克	白扁豆 140 克	半枝莲 140 克
陈皮 140 克	当归 140 克	桑寄生 140 克	金钱草 210 克	炒枣仁 210 克
大枣 35 个	生甘草 70 克	公丁香 105 克	猫爪草 140 克	石见穿 140 克
独活 105 克	地龙 105 克	煅龙骨 210 克	海风藤 140 克	青风藤 140 克
桂枝 105 克	肉桂 70 克	肉豆蔻 140 克	补骨脂 140 克	炒薏仁 210 克
续断 140 克				

上药煎取浓汁，蛤蚧 150 克和三七 50 克（研粉冲入），红参 100 克（另煎取汁），阿胶、鹿角胶和龟甲胶各 200 克（黄酒烊化），熔化收膏，每日晨起、睡前

各服 1 勺。

二诊（2021-03-21）

患者自述服药后症状好转。

辅助检查：颈椎磁共振平扫：C3/4、C4/5、C5/6、C6/7 椎间盘突出，颈椎间盘变性，颈椎骨质增生，C6/7 间隙变窄。幽门螺杆菌：阴性（DPM=43）。现症见：胃胀痛，嗳气频繁，纳差，舌淡，苔白，脉弦。

上方加香附 105 克、延胡索 140 克、炒神曲 140 克、炒麦芽 140 克、鸡血藤 140 克，继续服用 1 个疗程。嘱患者忌烟、酒、茶、海鲜等，勿受风寒，注意情志条畅，不适随诊。

痹证案 5（痛风）

杨某，男，50 岁。

初诊（2015-08-25）

主　诉：四肢关节疼痛 1 周。

现病史：患者自述痛风多时，1 周前因饮酒后出现四肢关节疼痛，以双下肢为著。于家中自行口服布洛芬等药物治疗后疼痛略缓解。今为寻求中医药治疗遂来我处就诊。

患者症见：四肢关节疼痛，红肿，口干口苦，便溏，日行 2～3 次，舌红，苔薄白，边齿痕，脉沉弦细。

辅助检查：生化系列：葡萄糖 6.98mmol/L，总胆固醇 6.09mmol/L，甘油三酯 5.02mmol/L，尿酸 833.6μmol/L。

既往史：痛风，高尿酸血症，高血压病史。

诊　断：痹证（湿热瘀阻）。

治　则：清利湿热，活血化瘀。

药　用：

黄芩 70 克	砂仁 140 克	黄连 70 克	金银花 140 克	连翘 140 克
炒枣仁 210 克	生山药 140 克	桃仁 105 克	红花 105 克	炒僵蚕 105 克

远志 140 克	黄芪 140 克	党参 140 克	生地黄 140 克	熟地黄 140 克
麦冬 140 克	牡丹皮 140 克	首乌藤 210 克	女贞子 140 克	墨旱莲 140 克
菟丝子 140 克	柴胡 105 克	枳实 140 克	厚朴 140 克	山茱萸 140 克
丹参 140 克	川芎 140 克	知母 105 克	金钱草 210 克	金荞麦 140 克
干姜 70 克	陈皮 140 克	泽泻 140 克	车前子 140 克	土茯苓 350 克
焦栀子 105 克	当归 140 克	续断 140 克	威灵仙 140 克	白花蛇舌草 210 克
萆薢 140 克	焦山楂 140 克	鸡内金 140 克	忍冬藤 210 克	鸡血藤 210 克
苍术 140 克	黄柏 70 克	牛膝 140 克	桑寄生 140 克	炒薏仁 210 克
秦艽 140 克	防己 105 克	赤芍 140 克	炒白术 140 克	延胡索 210 克

上药煎取浓汁，鹿角胶和龟甲胶各 100 克（黄酒烊化），熔化收膏，每日晨起、睡前各服 1 勺。

二诊（2019-11-07）

患者自述服药后症状好转，近期因饮食不节、情志不调等原因复出现胃脘部胀痛、呃逆泛酸、右胁不适等症状。

辅助检查：甘油三酯 2.85mmol/L。抗链球菌溶血素 O 509.0IU/ml，C-反应蛋白 10.9mg/L。消化系彩超：脂肪肝。

于上方加炒神曲 140 克、炒麦芽 140 克、青皮 105 克、白芍 105 克、清半夏 105 克，继续服用 1 个疗程，嘱患者忌烟、酒、茶、海鲜、烧烤等肥甘厚味之品，勿受风寒，调畅情志，不适随诊。

三诊（2020-07-02）

患者自述服药后诸症减轻，现症见两胁不适，体倦乏力，舌红，苔白，脉弦。

辅助检查：抗链球菌溶血素 O177.0IU/ml，C-反应蛋白 8.07mg/L。上方加木香 105 克、香附 105 克、郁金 140 克，继续服用 1 个疗程，随诊。

四诊（2021-06-21）

患者自述服药后诸症减轻。

辅助检查：生化系列：葡萄糖 6.23mmol/L，甘油三酯：2.13mmol/L。抗链球菌溶血素 O152.0IU/ml，C-反应蛋白 16.5mg/L。

上方加蜜百合 140 克、合欢皮 140 克、茵陈蒿 210 克、甘草 70 克，继续服用 1 个疗程，不适随诊。

五诊（2022-05-26）

患者自述服药后症状好转。

辅助检查：葡萄糖 6.08mmol/L。

按上方继续服用 1 个疗程，嘱患者饮食有节，起居有常，条达情志，不适随诊。

按语

痹证是指因风、寒、湿、热等外邪侵袭人体，闭阻经络，气血不畅，导致肌肉、筋骨、关节等酸痛、麻木、沉重、屈伸不利，甚则以关节肿大灼热等为主要临床表现的一组病证。早在《内经》中就提出了痹证的病名，且对其病因病机等做出了较为详细的论述，《素问·痹论》曰："风、寒、湿三气杂至，合而为痹。其风气胜者为行痹，寒气胜者为痛痹，湿气胜者为着痹也。"因感邪季节、患病部位及临床症状的不同，《内经》又有五痹之分。《素问·痹论》曰："以冬遇此者为骨痹，以春遇此者为筋痹，以夏遇此者为脉痹，以至阴遇此者为肌痹，以秋遇此者为皮痹。"一般而言，感受风寒湿热之邪是其外因，劳逸不当、久病体虚则是其发病的内在条件。痹证的发生与体质、气候、环境及饮食等均有关联，正虚卫外不固是其内在基础，感受外邪则是其发病的外在条件。故治疗应在祛邪通络的基础上，以邪气偏盛及临床见证不同，予以祛风、散寒、除湿、清热、化痰、行瘀等不同治法。

案 1 患者颈椎病致右上肢麻木，诊为痹证。用独活、续断、地龙、桑寄生、首乌藤祛风除湿，除痹止痛；鸡血藤、当归、川芎养血活血，通络止痛；桂枝温通经脉，除痹止痛；痹证日久，耗伤气血，损及肝肾，再加肝风内动，故肢体麻木、耳鸣、抽搐，用龟甲胶、阿胶、鹿角胶益精填髓，山茱萸、枸杞子、女贞子、墨旱莲、菟丝子补益肝肾，白芍柔肝止痛，天麻、煅龙骨、珍珠母平肝潜阳，以制肝风，黄芪、太子参、麦冬、蜜百合补气生津；病程缠绵，日久不愈，常有痰瘀互结，故用赤芍、牡丹皮、丹参、三七、水蛭活血化瘀，郁金、木香、香附、陈皮行气以助血行，清半夏、砂仁、生山药健脾燥湿；痰瘀互结，阻滞气机，少阳气机不利发为口苦，故用柴胡、黄芩和解少阳；痰瘀互结，郁而化热，故用连翘、蒲公英、马齿苋清热解毒；热扰心神，故患者自觉心烦焦虑，用知母、焦栀子泻火除烦。全方共奏祛风除湿，补益肝肾，活血通络之功。二诊患者症状减轻，近期因劳累自觉腰酸，故来复诊，加杜仲、牛膝强壮腰膝，嘱患者勿劳累。《医学心悟》有言："盖土旺则能胜湿，而气足自无顽麻也。"本病祛风除湿、活血化瘀之际亦补益肝肾、补脾益气，攻中有补，故见效矣。

案2 患者因腰椎压缩性骨折导致腰痛，肾主骨，故用熟地黄、山茱萸、枸杞子、桑寄生、芡实、续断、杜仲、牛膝补肝肾，强筋骨，其中续断更有续折伤之效；因患者遭受外伤，故伤处必有瘀血，外邪和痰浊瘀血痹阻经络，气血运行不畅，不通则痛，故无论新痹久痹均应使用活血化瘀药，用赤芍、牡丹皮、丹参、川芎行气活血化瘀；患者腰痛日久，气随血滞，故两胁胀痛，用木香、陈皮、香附、郁金、延胡索行气止痛，辅地龙以通络止痛；血瘀则水停，津液不化，不能上承于口，故口干，加麦冬、太子参、黄精、石斛、阿胶养阴生津；旧血不去，新血不生，祛瘀之际，可加黄芪、当归补气补血、生血活血；腰为肾之府，腰痛日久，肾精亏耗，加枸杞子、墨旱莲、菟丝子、女贞子、龟甲胶、鹿角胶滋补肾精；瘀血停滞，日久生热，再加患者有终板炎症，故加连翘、蒲公英、白花蛇舌草等寒凉之药清热解毒消炎；因肾精亏耗，肾阴不能上济于心，故心火偏亢，睡眠不安，加远志交通心肾，首乌藤、刺五加养心安神；全方共奏补肾强骨、活血化瘀之功。二诊患者症状好转，时有胃胀，加炒神曲、炒麦芽、陈皮行气消食除胀；加独活通痹止痛。三诊患者新见畏寒，加肉桂、干姜补火助阳、散寒止痛；腿软加狗脊补肝肾，强腰膝。患者腰部有伤，嘱患者勿劳累，否则会累及肾脏，故除病进补之余，仍要注意生活调养。

案3 患者已年过半百，诸脏器功能减退，故以补肾为先，用金匮肾气丸加减补肾；纯补肾阳恐温燥，故加麦冬、西洋参、黄精、石斛、阿胶、鹿角胶滋阴润燥；肾虚则水不涵木，肝经失养，故加枸杞子、女贞子、墨旱莲、菟丝子、龟甲胶滋补肝肾；桑寄生、牛膝、杜仲、续断补肝肾之余尚能强壮筋骨；患者病久，气滞血瘀，故用补阳还五汤加枳实、厚朴、丹参、木香行气活血化瘀；气滞血瘀，不通则痛，故患者腰及双膝关节皆痛，藤类药物专于通络，故加鸡血藤、海风藤、青风藤通络止痛；气滞则水停，水停则生湿，故加羌活、独活祛风除湿，通痹止痛；肝经失养，肝风内动，上扰心神，故心烦，加煅龙骨、煅牡蛎、珍珠母平肝潜阳，镇惊安神。全方共奏补益肝肾、补阳滋阴、活血通络止痛之功。二诊患者新见乏力，故加黄芪补气固表，嘱患者勿劳累。三诊患者时隔半年复来就诊，自述服药后症状减轻，近期因情志过极，肝气郁滞而致胁肋不适，故加香附、柴胡、陈皮疏肝理气，有上方之黄芪补气，则无行气耗气之虞。

痹证患者除服药外，在日常生活中也应注意保养，勿劳累，勿受风寒，勿冒雨涉水感受风寒湿邪等。痹证日久，虚实夹杂，故治疗应虚实兼顾，攻补兼施，扶正祛邪。除口服药物外，也可配合针灸、拔罐、按摩等中医特色外治法综合治疗，亦可取得良好疗效。

案4 患者类风湿因子阳性，周身大小关节疼痛，诊断为类风湿关节炎，中医称之为痹证。肾主骨，用熟地黄、山茱萸、枸杞子、桑寄生、补骨脂、续断、菟丝子补益肾脏；患者周身关节疼痛，用地龙、独活、海风藤、青风藤祛风除湿，通痹止痛；患者畏寒，故用桂枝、肉桂、肉豆蔻、丁香温阳散寒；血滞则血虚，血虚不能养心致梦境纷纭，加刺五加、首乌藤、远志、炒枣仁养血安神；津随血滞，不能上承口腔，故口干，用麦冬、女贞子、墨旱莲、龟甲胶、鹿角胶养阴生津；患者脾虚致便不成形，用参苓白术散加减以补脾益气；气机阻滞致腹部胀痛，加柴胡、黄芩、木香疏导肝胆之气，枳实、厚朴破气除滞；炎症有热，加连翘、黄连、重楼、半枝莲、石见穿、金钱草清热解毒消炎。全方共奏活血通络止痛、清热滋阴散寒之功。二诊患者症状好转，仍有胃胀，故加香附、延胡索增强行气之功，炒神曲、炒麦芽增强除胀之力；最后加鸡血藤补血活血通络。嘱患者忌海鲜、烟酒之品，肥甘厚味可能会诱发或加重病情。

案5 患者痛风半年有余，以补气血益肝肾为基础，加女贞子、墨旱莲、山茱萸、菟丝子、续断、牛膝、桑寄生补益肝肾，黄芪、当归补气养血；液随血去，故加党参、麦冬、知母养阴生津；患者平素喜食肥甘厚味，血脂、血糖高，体内蕴有湿热，故加连翘、金银花、金钱草、金荞麦、车前子、秦艽清热利湿；湿热阻滞气机，肝胆气机不利，发为口苦，故加柴胡、黄芩疏散肝胆气机；气滞则血滞，故加川芎、陈皮、丹参、牡丹皮、赤芍、桃仁、红花、延胡索行气活血止痛，亦防补气生血之品壅滞体内；湿热蕴脾，脾失健运，故大便不成形，加砂仁、炒白术、炒薏仁、苍术、生山药燥湿健脾；加焦山楂、鸡内金健胃消食；患者痛风，关节不利，故加威灵仙、鸡血藤、忍冬藤通络止痛；萆薢可治顽痹，防己、土茯苓通利关节。全方共奏清热活血利湿、行气通痹止痛之效。患者时隔两年复诊。因初方疗效较好，故患者未及时复诊，近期因饮食、情志等问题症状复现，新见胃胀痛、呃逆泛酸、右胁不适。故加炒神曲、炒麦芽消食除胀；肝气犯胃故见泛酸，加青皮疏肝理气，白芍柔肝止痛；饮食不节，胃失和降，故胃气上逆发为呃逆，加清半夏降逆止呕。嘱患者忌烟酒、辛辣、刺激及油腻之品。三诊患者半年后复诊，因情志不舒故肝郁气结致两胁不适，劳累耗气故见乏力，原方基础上加木香、香附、郁金行气解郁。四诊患者一年后就诊，仍胁肋不适，肝气不舒，郁而化火，内扰心神，故加蜜百合、合欢皮解郁安神，茵陈蒿清热利湿，以甘草调和诸药。五诊患者自述服药后症状好转，胁肋不适与腹胀仍在，依上方继续服用1个疗程。嘱患者勿动怒，勿思虑。

颤证案（帕金森病）

陈某，女，72岁。

初诊（2012-06-15）

主　诉：震颤3个月，加重1周。

现病史：患者3个月前出现双上肢及嘴唇、头部震颤，静止时加重，于当地医院就诊，诊断为帕金森，经口服药物治疗后症状略缓解。1周前该患者因情绪激动震颤症状加重，今为寻求中医药治疗遂来我处就诊。

患者症见：震颤，口中异味，便干，小便黄，腰膝酸软，纳可，眠差，舌红，苔薄白，脉沉细。

既往史：帕金森病史。

诊　断：颤证（肝肾亏虚，里热兼夹）。

治　则：清解里热，活血通络，补肝益肾。

药 用：

麦冬 140 克	枸杞子 140 克	生地黄 140 克	熟地黄 140 克	山茱萸 140 克
当归 140 克	黄芪 210 克	西洋参 140 克	刺五加 210 克	炒枣仁 210 克
首乌 140 克	川芎 140 克	女贞子 140 克	墨旱莲 140 克	焦栀子 140 克
白芍 140 克	枳壳 140 克	珍珠母 210 克	煅龙骨 210 克	煅牡蛎 210 克
厚朴 140 克	茯苓 140 克	泽泻 105 克	黄芩 105 克	牡丹皮 105 克
黄柏 70 克	肉桂 70 克	茵陈蒿 140 克	金钱草 210 克	红花 105 克
巴戟天 70 克	地龙 105 克	淫羊藿 70 克	生甘草 70 克	伸筋草 210 克
丹参 140 克	桃仁 105 克	白花蛇舌草 210 克		

上药煎取浓汁，龟甲胶 200 克和阿胶 100 克（黄酒烊化），熔化收膏，每日晨起、睡前各服 1 勺。

二诊（2012-10-20）

患者服用膏方后症状好转，近期因饮食稍无节制，症见胃胀，食欲不振，舌红，苔薄白，脉沉细。上方加焦山楂 140 克、炒神曲 140 克、炒麦芽 140 克，继续服用 1 个疗程。嘱患者饮食清淡，勿劳累，勿感风伤寒，不适随诊。

三诊（2013-03-10）

患者自述服用膏方后症状减轻，欲巩固疗效，故来复诊。现患者口干，舌红，苔薄白，脉沉细。于上方加葛根 140 克，继续服用 1 个疗程。

按语

颤证是以头部或肢体摇动颤抖，不能自制为主要临床表现的一种病证。轻者表现为头摇或手足微颤，重者可见头部振摇，肢体颤动不止，甚则肢节拘急，失去生活自理能力。早在《内经》就可见对本病的认识，《素问·至真要大论》云："诸风掉眩，皆属于肝。"明代《医学纲目》有言："风颤者，以风入于肝脏经络……故使头招面摇，手足颤掉也。""多由风热相合，亦有风寒所中者，亦有风夹湿痰者。"之后，孙一奎又提出气虚、血虚均可引起本病的观点，还指出下虚上实的病机，并给出清上补下的治法。清代张璐在前人基础上，结合临床实践对本病做出了比较全面的论述。张璐认为，本病多由风、火、痰、瘀、虚引起，并给出相应治法方药，至今仍有临床价值。简而言之，本病可概括为四种病因，老年体虚、情志过极、饮食不节与劳逸失当。本病在筋脉，与肝脾肾关系密切，基本病机为

168

肝风内动、筋脉失养。由于本病老年人多见，故而在祛邪之下，更应重视肝肾的补益。

帕金森病是一种临床常见的神经系统变性疾病，老年人多见，病因不明，可能与年龄、遗传、环境等因素有关，首发症状通常是一侧肢体的震颤或活动笨拙，进而累及对侧肢体。临床上主要表现为静止性震颤、运动迟缓、肌强直和姿势步态障碍，与中医颤证对应。

案1患者震颤伴有腰膝酸软，肾虚之象明显，故用金匮肾气丸加巴戟天、淫羊藿补益肾脏，另加生地黄、枸杞子、女贞子、墨旱莲滋补肝肾，三胶益精填髓；患者平素焦虑，心烦，忧思太过，气郁化火，损伤心神，故而眠差，加焦栀子清心除烦，刺五加、炒枣仁养心安神；珍珠母、煅龙骨、煅牡蛎重镇安神；肾虚、肝郁皆能化火，损伤津液，故便干、小便黄，加生地黄、麦冬、西洋参生津润燥，当归润燥滑肠；再入黄柏、茵陈蒿、金钱草、白花蛇舌草清解里热；火灼营血，凝滞不前，故血瘀，加川芎、丹参、桃仁、红花行气活血化瘀；肝主筋，肢体颤动，筋脉拘急，故加伸筋草舒筋活络，通利关节。全方共奏清热活血、补益肝肾之功。二诊患者症状好转，知上方方向准确，因患者饮食不节，现见胃胀，故加焦三仙健脾消食除胀。三诊患者服药后及时复诊，症状减轻，欲巩固疗效，仅新见口干，故加葛根生津润燥。

颤证在筋脉，与肝关系密切，故忌情绪不佳，否则肝伤筋毁，症状复重。虽老年人常见，年轻人也非全然不中，故年轻人更应注意日常生活起居习惯，勿自恃年轻体壮，不爱惜身体。本案肝肾亏虚之象明显，故补益肝肾为基本治则；兼生里热，煎熬津液，故清热生津无一不可。本案指向明确，无其他异议，后嘱患者调畅情志，起居有常，慢慢调理即可。

语謇案（脑梗死）

孙某，女，73岁。

初诊（2012-8-28）

主　诉：语言不利1年。

现病史：患者1年前脑梗死后出现语言不利，于多处就诊，行中药、针灸、康复治疗后症状略改善。今为寻求中医药治疗遂来我处就诊。

患者症见：语言不利，腰痛，大便干，小便稍黄，时胃胀、咳嗽，舌红，苔薄白，脉沉细。

辅助检查：颅脑磁共振：脑梗死。

既往史：脑梗死，房颤病史。

诊　断：语謇（肝肾亏虚，肺气上逆，气滞血瘀）。

治　则：补益肝肾，补火助阳，泻肺平喘，活血通络。

药　用：

黄芪140克	西洋参140克	熟地黄140克	山茱萸140克	枸杞子140克
麦冬105克	生山药140克	茯苓140克	白术105克	牡丹皮105克
当归105克	枳壳105克	厚朴105克	川芎105克	赤芍105克
肉苁蓉140克	制首乌140克	地龙105克	肉桂105克	合欢皮105克
陈皮140克	巴戟天105克	清半夏105克	砂仁105克	焦山楂140克
桃仁105克	红花105克	知母105克	炒神曲140克	炒麦芽140克
木香105克	丹参105克	杏仁140克	刺五加140克	葶苈子140克
桔梗140克	白果140克	桑白皮140克	款冬花140克	五味子105克
泽泻105克	生甘草70克	连翘140克	黄芩105克	紫菀140克

上药煎取浓汁，蛤蚧150克、三七及水蛭各70克（研粉冲入），红参100克（另煎取汁），阿胶、鹿角胶和龟甲胶各200克（黄酒烊化），熔化收膏，每日晨起、睡前各服1勺。

二诊（2012-11-15）

患者自述服用膏方后症状减轻，于上方加焦栀子105克、郁金140克，继续服用1个疗程，嘱患者饮食有节，勿受风寒，调畅情志，不适随诊。

三诊（2013-3-20）

患者自述服用膏方后症状好转，无其他不适，现按患者意愿复开1个疗程巩固调理。嘱患者勿操劳思虑，饮食清淡，勿受风寒，起居按常。

按语

语謇是指舌体转动不灵，说话艰难或吐字不清的症状。亦称语言蹇吃、口不能言。内伤机损、劳欲过度、饮食不节、情志内伤、气虚邪中都能导致本病的发生，本病病因虽然繁杂，但基本病机不外阴阳失调，气血逆乱。病位在心脑，与肝肾密切相关。本病多本虚标实，肝肾阴虚为本，风、火、痰、气、瘀为标，临症之时，若非急症当标本兼顾。常言道，病来如山倒，病去如抽丝。临症之时，医患切忌急功近利，欲速则不达。去标之时，慢慢补其根本，缓亦达矣。

案中患者语言不利1年，因患者病久，气虚血瘀，脉络瘀阻，故用补阳还五汤补气活血通络；患者年迈体虚，肝肾亏损，故肾府疼痛，加熟地黄、山茱萸、枸杞子、巴戟天、五味子补益肝肾；气滞血瘀，肝肾阴虚，营阴不濡，故大便干、小便黄，加西洋参、麦冬、知母养阴生津，肉苁蓉润燥滑肠；患者胃胀因气滞，中焦气滞是为脾弱，故加生山药、茯苓、白术、焦三仙、陈皮、砂仁、木香行气健脾；脾虚则水液内停，上冲心肺，发为咳嗽，用定喘汤加减宣降肺气，桔梗、紫菀、葶苈子泻肺止咳平喘；阴虚、气滞均易生热，故加牡丹皮、连翘清解里热；取肉桂微微生火，阳中求阴，生化无穷。全方可见活血化瘀、补益肝肾、泻肺平喘之效。二诊患者症状减轻，近期略感心烦，故原方加焦栀子清心除烦，郁金行气解郁。三诊患者症状好转，病去多半，复开膏方1剂巩固疗效。

第七章　血液肿瘤疾病

肺积1（肺癌术后）

张某，男，60岁。

初诊（2018-06-05）

主　诉：乏力、纳差数月余，近1周加重。

现病史：患者于2017年底体检发现右肺结节，2018年4月中旬在黑龙江省肿瘤医院查CT诊断为肺癌，发现已有转移病灶，不适合手术治疗。2018年5月转院到上海市胸科医院，行右锁骨上淋巴结穿刺活检确诊为支气管肺癌，原发性，周围性，右肺，非小细胞性，锁骨上淋巴结转移，已不适合手术治疗。行白蛋白紫杉醇化疗方案及肺部放疗，治疗后患者乏力、纳差、心烦、睡眠差症状明显。今为寻求中医药治疗遂来我处就诊。

患者症见：乏力、胸闷、食欲差、心烦、手足心热、四肢末梢麻木，大便稀，夜尿频。舌红，苔薄白，脉沉弦细。

辅助检查：胸部CT：胸廓呈桶状，肺野透光度增强，双肺散在囊状透亮影，双肺纹理增多、紊乱，边缘模糊，双肺上叶散在结节、钙化灶，周围多发条索影，与邻近胸膜黏连，右肺上叶结节影，大小约1.9×1.7cm，内见多发钙化灶，双肺散在少许斑片影、结节影及条索影，临近支气管轻度扩张。肺门大小、位置未见异常。肺门及纵隔淋巴结无肿大，纵隔未见移位。心脏未见增大，主动脉壁钙化。心包局部少量积液。双侧胸腔未见积液。

既往史：支气管肺癌（原发性，周围性，右肺，非小细胞性伴锁骨上淋巴结转移）。

诊　断：肺积（肺肾两虚，痰瘀互结）。

治　则：补益肺肾，活血化瘀，软坚散结。

药　用：

黄芪210克	熟地黄140克	山茱萸140克	枸杞子140克	牡丹皮140克
麦冬140克	制首乌140克	女贞子140克	墨旱莲140克	枳实140克
菟丝子140克	首乌藤210克	石见穿140克	猫爪草140克	郁金210克
半枝莲140克	半边莲140克	川芎140克	牛膝140克	杜仲140克
连翘140克	夏枯草140克	瓜蒌140克	续断140克	陈皮140克
重楼140克	桔梗140克	鱼腥草210克	芦根210克	桑寄生140克
土鳖虫140克	生牡蛎210克	山慈菇140克	炒僵蚕105克	焦栀子105克
丹参140克	鳖甲140克	狗脊140克	生山药140克	茯苓140克
淡豆豉105克	太子参140克	三七70克	水蛭70克	柴胡140克
莪术140克	炒山楂210克	炒麦芽210克	炒神曲210克	黄芩140克
炒白术140克	白花蛇舌草210克			

上药煎取浓汁，阿胶、鹿角胶和龟甲胶各200克（黄酒烊化），熔化收膏，每日晨起、睡前各服1勺。

二诊（2018-08-09）

患者服用中药膏方后症状有所好转，乏力明显减轻，食欲尚可，夜间仍有手足末梢麻木、睡眠欠佳的症状。给予调整膏方。上方加鸡血藤 150g、地龙 50g、黄精 100g、地骨皮 100g、知母 105g 加强滋阴活血之力，继续服用 1 个疗程。

三诊（2018-11-02）

患者服药后病情明显好转，体力尚可，食欲可，手足心热明显减轻，手足麻木好转，继续服用上方 1 个疗程，随诊。

四诊（2019-06-11）

患者于 2018 年 12 月于四川大学华西医院行右肺叶部分切除术，术后坚持口服中药膏方治疗，术后状态良好，术中病灶完整切除，周围淋巴结未见转移。2019 年 10 月复查胸部 CT 所见：双肺纹理增多、模糊，双肺透光度增强，右肺上叶缺如，支气管残端见致密影及少许软组织密度影（系术后改变）；右肺中叶不张，呈软组织密度影（不排除化疗后改变），中叶支气管未见显示，右肺下叶见少许斑片、网格影及条索影，部分支气管稍扩张、左肺上叶见多发长径约 0.3～0.5cm 的小结节影，左肺散在少许斑片及条索影，纵隔及肺门淋巴结未见肿大，心脏未见增大，主动脉壁钙化。心包未见积液。右侧胸膜增厚、黏连。与术前对比，胸腔积液减少，右肺中叶不张系新增，其余未见明显变化，继续给予调整膏方治疗以扶正固本，继续服用上方 1 个疗程，随诊。

五诊（2020-10-20）

患者一般状态良好，为继续服用中药膏方巩固治疗，来我处就诊。于 2020 年 9 月 24 日四川华西医院复查胸部薄层 CT 扫描所见：1.右肺上叶切除术后，术区未见复发征象。2.双肺多发小结节、小斑片影，感染？其他待排。3.双肺慢性支气管炎、肺气肿。4.右肺中叶、下叶局部不张。5.双侧胸膜增厚、黏连。6.主动脉壁钙化。此次 CT 与 2019 年 10 月比较，炎症及术后改变均有好转，继续服用上方 1 个疗程巩固治疗，随访。

六诊（2021-05-26）

患者于 2021 年 4 月 26 日于四川华西医院复查胸部薄层扫描+肺结节三维重建增强扫描所见：1.右肺上叶切除术后，术区未见复发征象。2.双肺多发小结节、小斑片影，感染可能，对比（2020-09-24）CT，右肺下叶病灶略增多，右肺上叶病灶稍减少。3.双肺慢支炎，肺气肿。4.右肺中叶、下叶局部不张。5.主动脉壁钙化。6.双侧胸膜增厚、黏连，右侧胸腔　少量积液。此次复查患者各项指标未见明显异常，增强CT所见术区未见复发，一般状态良好，无明显乏力及胸闷症状，继续服用中药膏方1个疗程巩固治疗，随访。

肺积2（肺癌）

栾某，女，67岁。

初诊（2019-06-19）

主　诉：胸痛、肩胛痛伴消瘦，加重1周伴咳嗽、气喘。

现病史：患者于2019年6月因胸闷胸痛伴肩胛痛就诊于哈尔滨医科大学附属第三医院，确诊为右肺微小灶鳞状细胞癌伴右肋骨及左肺转移，胸腔积液，给予化疗及口服靶向药治疗方案。治疗后患者病情未见减轻。1周前该患者自觉胸痛、肩胛痛症状加重伴咳嗽、气喘，今为寻求中医药治疗遂来我处就诊。患者症见：面色萎黄、形体消瘦、胸痛，夜间加重，咳嗽，气喘，活动后加重，口干、乏力、畏寒。舌红、苔薄白、脉沉细。

辅助检查：胸部CT平扫：右侧胸廓塌陷，纵隔向右侧移位。右肺下叶见不规则肿物，范围约47mm×31mm，边界不清，周围可见条索影（右肺下叶占位）。左肺上叶可见一大小约22mm×18mm薄壁空腔，周围可见小结节影（左肺上叶大泡）。左肺见小结节影。右侧胸膜不规则增厚，右侧胸腔积液。纵隔内未见明显肿大淋巴结。骨窗：右侧部分肋骨密度局限性增高（肋骨改变）。

既往史：2006年宫颈癌术后，右肺微小灶鳞状细胞癌伴右肋骨及左肺转移，胸腔积液。

诊　断：肺积（肺脾两虚，气滞水停血瘀）。

治　则：补气益肺，健脾利水，行气解郁，活血软坚。

药　用：

| 黄芪210克 | 熟地黄140克 | 党参140克 | 山茱萸140克 | 天冬140克 |

麦冬 140 克	制首乌 140 克	墨旱莲 140 克	菟丝子 140 克	女贞子 140 克
桔梗 140 克	白英 140 克	延胡索 140 克	桑白皮 140 克	枇杷叶 140 克
清半夏 105 克	半枝莲 140 克	半边莲 140 克	重楼 140 克	山慈菇 140 克
浙贝母 140 克	猫爪草 140 克	石见穿 140 克	川芎 140 克	丹参 140 克
枸杞子 140 克	煅牡蛎 210 克	陈皮 140 克	鱼腥草 210 克	连翘 140 克
枳实 140 克	厚朴 140 克	炒薏仁 210 克	瓜蒌 140 克	木香 105 克
生山药 140 克	郁金 210 克	土茯苓 210 克	茯苓皮 210 克	芡实 140 克
炒白术 140 克	葶苈子 140 克	牛膝 140 克	地龙 70 克	鳖甲 140 克
土鳖虫 105 克	水蛭 70 克	三七 70 克	炒神曲 210 克	焦山楂 210 克
炒麦芽 210 克	桑寄生 140 克	续断 140 克	白花蛇舌草 210 克	

上药煎取浓汁，阿胶、鹿角胶和龟甲胶各 200 克（黄酒烊化），熔化收膏，每日晨起、睡前各服 1 勺。

二诊（2019-10-23）

患者口服膏方 3 个月，配合化疗 5 次，加靶向治疗后，未见癌细胞扩散，治疗过程中胸痛、咳嗽减轻，胸闷、气短、乏力稍减轻，舌红、苔薄白、脉沉弦细。给予调整膏方。上方加首乌藤 150 克、赤芍 100 克、蛤蚧 1 对、蜈蚣 10 条，继续服用 1 个疗程，不适随诊。

三诊（2020-05-14）

患者服药后症状好转，乏力减轻，食欲可，夜间肩痛有所缓解。胸部 CT 平扫所见：右侧胸廓塌陷，纵隔向右侧移位。右肺下叶见不规则肿物，范围约 48mm×32mm，边界不清，周围可见片索影（符合肺癌）。左肺上叶可见一大小约 23mm×18mm 薄壁空腔，周围可见小结节影（肺大泡）。右肺见多发条索影及片索影。左肺见小结节影。右侧胸膜不规则增厚，右侧胸腔内见少量积液。纵隔内未见明显肿大淋巴结。骨窗示右侧部分肋骨密度局限性增高（肋骨改变）。肿瘤未见明显增大，辨证调方，继续服用 1 个疗程。

四诊（2020-12-30）

患者自觉服膏方后乏力、胸闷、气短等症状持续改善，时有夜间右肋下疼痛，但较前减轻，睡眠饮食尚可，二便正常，体重未见减轻。西医因患者口服靶向药盐酸安罗替尼胶囊不良反应重，现给予帕博利珠单抗注射液免疫维持治疗。胸部

CT 平扫所见：右肺下叶见不规则等密度影，边界欠清，右肺下叶膨胀不全（较前略有增大，密度略有增高）。右肺胸膜不规则增厚，右侧胸腔见水样密度。左肺见圆形透亮区。纵隔多发小淋巴结，部分伴钙化灶。右侧部分肋骨及椎体见密度增高影（转移可能，请结合骨 ECT 检查）。前方加蛤蚧 1 对，去蜈蚣，继续服用 1 个疗程，随诊。

五诊（2021-03-23）

电话随访，该患自觉全身状况较好，继续服用 1 个疗程。

1 周前在哈尔滨市第四医院住院复查：肺部肿块缩小，胸部仍时有疼痛，乏力疲劳症状持续缓解，化疗后脱发较严重。饮食睡眠尚可。

肺积 3（肺癌）

赵某，女，78 岁。

初诊（2015-08-18）

主　诉：咳嗽伴乏力 1 年，加重 1 周。

现病史：该患者 1 个月前无明显诱因出现咳嗽伴乏力症状，咳白色黏痰，到当地医院就诊，诊断为肺癌，后于黑龙江省肿瘤医院行放疗后病情未见明显缓解。1 周前该患者自觉咳嗽乏力症状加重，今为寻求中医药治疗遂来我处就诊。

患者症见：咳嗽，咳白痰，时咳血，乏力，眠差，焦虑，大便黏腻，手心热，腰膝酸软。舌红，苔薄白，脉沉细。

辅助检查：胸部 CT：左肺下叶外基底段斑片影及结节影并肺间质改变及肺大泡。右侧颈部及上纵隔异常密度影，考虑占位性病变，支气管病变，肺气肿。左侧胸膜肥厚，黏连。甲状腺彩超：甲状腺双侧叶占位性病变，性质待查。生化系列：总蛋白 58.7g/L，球蛋白 22.1g/L。

既往史：肺癌病史（放疗后），吸烟史 20 年。

诊　断：肺积（肺肾两虚，痰热内蕴）。

治　法：补益肺肾，清热化痰。

药　用：

瓜蒌 140 克	五味子 105 克	细辛 35 克	木蝴蝶 140 克	鱼腥草 210 克
款冬花 140 克	紫菀 140 克	黄芪 210 克	太子参 140 克	熟地黄 140 克
山茱萸 40 克	枸杞子 140 克	重楼 140 克	垂盆草 140 克	炒神曲 210 克
蜜百合 140 克	茯苓 140 克	炒白术 140 克	陈皮 140 克	柴胡 140 克
枳实 140 克	厚朴 140 克	连翘 140 克	赤芍 140 克	茜草 140 克
三七 70 克	生薏仁 210 克	炙甘草 70 克	芦根 140 克	葶苈子 140 克
木香 105 克	女贞子 140 克	墨旱莲 140 克	杜仲 140 克	鸡内金 140 克
半枝莲 140 克	山慈菇 140 克	菟丝子 140 克	生龙骨 140 克	生牡蛎 140 克
佛手 140 克	川芎 140 克	黄芩 105 克	鳖甲 140 克	连翘 140 克
续断 140 克	白茅根 140 克	麦冬 140 克	桑寄生 140 克	生山药 140 克

上药煎取浓汁，刺五加 1000 克（另煎取汁），鹿角胶和龟甲胶各 200 克（黄酒烊化），熔化收膏，每日晨起、睡前各服 1 勺。

二诊（2016-1-14）

患者自述服药期间咳嗽、乏力、咳痰、焦虑等症状皆减轻，睡眠较服药前稳定。目前除上述症状外见手心热，腰膝酸软感明显，肾精不足，阴阳两虚。守上方加狗脊 140 克、淫羊藿 140 克、芡实 140 克、益智仁 140 克、白芍 140 克，继续服用 1 个疗程。

肺积 4（肺部肿瘤）

狄某，女，80 岁。

初诊（2015-08-28）

主　诉：间断性咳嗽多年，加重 1 周。

现病史：患者咳嗽多年，1 周前不慎受风后咳嗽加重，自行服用杏苏止咳糖浆后稍有缓解，今为寻求中医药治疗遂来我处就诊。

患者症见：咳嗽，咳痰，头晕，时有意识模糊；胸闷，焦虑，烦躁，眠差，纳差，胃胀；舌红，苔薄白，脉沉细。

辅助检查：肺癌相关抗原：细胞角蛋白 19 片段 9.30ng/ml。胸部 CT：慢性支气管炎，肺气肿。左肺上叶感染性病变，并空洞形成。左肺上叶舌段软组织密度影，左肺下叶小结节纵隔及肺门淋巴结增生，并部分钙化。颅脑CT：左侧枕叶脑梗死，部分脑软化灶形成。双侧多发腔隙性梗死，脑干腔隙性梗死，脑白质变性。

既往史：多发腔隙性脑梗死，肺部占位性病变，吸烟史。

诊　　断：肺积（痰邪内盛，肺肾两虚）。

治　　法：理气化痰止咳，滋阴补肺固肾。

药　　用：

柴胡 140 克	黄芩 105 克	枳实 140 克	厚朴 140 克	黄连 105 克
杏仁 140 克	清半夏 105 克	川贝母 140 克	桔梗 140 克	瓜蒌 140 克
连翘 140 克	桑寄生 140 克	茯苓 140 克	炒白术 140 克	郁金 210 克
石斛 140 克	五味子 140 克	续断 140 克	川芎 140 克	山茱萸 140 克
当归 140 克	远志 140 克	桂枝 105 克	砂仁 105 克	姜黄 140 克
半枝莲 140 克	半边莲 140 克	山慈菇 210 克	炒枣仁 210 克	鳖甲 140 克
菊花 140 克	马齿苋 140 克	炙甘草 70 克	焦山楂 140 克	泽兰 140 克
鸡内金 140 克	肉豆蔻 140 克	白扁豆 140 克	芡实 140 克	五味子 140 克
黄芪 210 克	太子参 140 克	枸杞子 140 克	覆盆子 140 克	菟丝子 140 克
菊花 140 克	马齿苋 140 克	炙甘草 70 克	苦参 70 克	地龙 140 克
麦冬 140 克	女贞子 140 克	墨旱莲 140 克		

上药煎取浓汁，鹿角胶、龟甲胶和阿胶各200克（黄酒烊化），熔化收膏，每日晨起、睡前各服1勺。

二诊（2016-12-14）

患者症状好转，咳嗽发作频率降低，头晕、烦躁、眠差等均有好转，自述神志较以前清晰。守上方续作膏方，随诊。

三诊（2017-06-22）

患者自述服药期间症状稳定，于3天前无明显诱因复发咳嗽，较为剧烈。现见咳嗽，痰多，胸闷，乏力，纳差，意识清晰。舌红，苔白，脉沉细。此痼疾加卒病，又念患者年事已高，所以两者兼顾。守上方加紫菀140克、百部105克，继续服用1个疗程，随诊。

四诊（2017-10-03）

患者咳喘已止，且症状稳定，为求巩固疗效，继续服用1个疗程，随诊。

肺积5（肺部肿瘤）

孙某，女，72岁。

初诊（2015-08-07）

主　诉：咳嗽、咳喘多年，近1周加重。

现病史：患者咳嗽、咳喘多年，近1周自觉咳嗽、咳喘明显加重，到当地医院就诊，胸部CT显示肺门区占位，自行服用家中备用头孢克肟胶囊，症状未缓解。今为寻求中医药治疗，遂来我处就诊。

患者症见：咳嗽，咳喘，痰黄，头晕，盗汗，夜间低热，身困重，腰酸，右下肢疼痛，纳差。舌红，苔白，脉沉细。

辅助检查：颅脑CT：多发腔隙性脑梗死，脑萎缩，左顶部异常密度影。

既往史：肺部占位性病变。

诊　断：肺积（痰热蕴肺，肝肾不足）。

治　则：清热化痰，补益肝肾。

药　用：

黄芪 140 克	山茱萸 140 克	太子参 140 克	枸杞子 140 克	熟地黄 140 克
墨旱莲 140 克	菟丝子 140 克	首乌藤 210 克	炙甘草 70 克	木香 105 克
柴胡 140 克	黄芩 105 克	砂仁 105 克	蜜百合 140 克	炒神曲 210 克
生牡蛎 210 克	茯苓 140 克	陈皮 140 克	郁金 140 克	炒白术 140 克
香附 105 克	水蛭 70 克	三七 70 克	枳实 140 克	清半夏 105 克
丹参 140 克	蒲公英 210 克	连翘 140 克	牡丹皮 140 克	川芎 140 克
当归 140 克	桑寄生 140 克	续断 140 克	杜仲 140 克	牛膝 140 克
香附 105 克	天麻 140 克	赤芍 140 克	地龙 140 克	白芍 140 克
鸡血藤 210 克	芡实 140 克	青风藤 140 克	独活 140 克	羌活 140 克
海风藤 140 克	陈皮 140 克	白花蛇舌草 210 克	莪术 140 克	三棱 140 克

上药煎煮取浓汁，龟甲胶200克、阿胶100克和鹿角胶100克（黄酒烊化），熔化收膏，每日晨起、睡前各服1勺。

二诊（2015-11-21）

患者自述咳嗽、咳痰、头晕、盗汗、低热等症状减轻，右下肢疼痛有好转但仍明显。舌红，苔白，脉沉。守上方加徐长卿 140 克、豨莶草 105 克、桑枝 105 克，黄芪改为 210 克，继续服用 1 个疗程，随诊。

三诊（2016-07-11）

患者自述症状好转，为巩固疗效，继续服用 1 个疗程。

按语

根据肺癌及肺部肿瘤患者临床征象的描述，癌症与肺积在病机上的相似度非常高，其密切关系已得到大多数学者的认可。肺积为虚实夹杂之证，而正虚为其根本，在治疗方面以补虚扶正、化痰祛湿、活血祛瘀、理气解表为主。治疗的关键在于扶助正气，以达养正以除积的目的。《素问·至真要大论》中有云："诸气郁，皆属于肺。"补虚中以补气最为常见，加之理气药的使用也较频繁，说明此病治疗的关键在于补气理气，气足气顺才能推动精血运行，同时起到促进精血化生的作用。肺为贮痰之器，机体功能紊乱，痰的生成增多，储于肺而成此病。就痰湿瘀毒而言，古方更注重祛痰药的使用。中药膏方在治疗癌症方面独具优势，可以在癌症本病或复发病症或兼症以及癌症放化疗时配合应用，是中医药治疗肿瘤的重要优势和特色，在改善体质、补益虚羸、祛除疾病等方面发挥着独特的作用，所以在恶性肿瘤治疗中恰当运用膏方，不但可以拓宽膏方的应用范围，更能提高恶性肿瘤的疗效。

案例 1 中主要以扶正祛邪为主，用以祛湿解毒，活血化瘀，软坚散结，健脾益肺，行气解郁，达到良好的效果。此外，应用中药膏方治疗肿瘤，需长期服药，虽诊断类似，但也要辨证施方，术前给予祛邪扶正，术后给予补益气血，放化疗给予补益肝肾、益气养阴，不同时期辨别不同体质，做到一人一方，切不可照抄照搬。

案例 2 中患者病情较重，发现时已是肺癌晚期，并且已有左肺转移和胸腔积液，已无法进行手术治疗，行化疗联合靶向治疗四个周期，因不良反应重，第五个周期停用，现行免疫治疗第三个周期。服用中药膏方配合治疗后，虽然肺部肿瘤没有明显减小，但全身症状（如胸痛、乏力等）有所改善，转移病灶没有扩大，达到了改善患者的不良症状、减轻痛苦、提高生活质量、延长生命的目的。

案例 3 中患者也有明显的虚实夹杂症状，肺气不足见咳嗽乏力，肾精亏虚见腰膝酸软，阴虚火旺见手心热、焦虑、眠差等；又有痰浊湿邪，内扰脏腑，上则咳吐白痰，下则大便黏腻。此必于膏方中兼顾而治之。方以瓜蒌、紫菀、款冬花、葶苈子、木蝴蝶、鱼腥草等祛痰清热；以黄芪、太子参、山茱萸、熟地黄、生山药、女贞子、墨旱莲等补养五脏之虚；以柴胡、陈皮、茯苓、白术、枳实、厚朴、焦三仙等理气解郁，健脾助运，全方共奏补虚泻实之功。

案例 4 中患者亦属于虚实夹杂证，但患者有明显的咳痰、头晕及意识模糊等症状，此为痰浊阴邪内扰所致。脾为生痰之源，肺为贮痰之器，肾为生痰之本，痰邪内扰离不开此三脏功能失调。故方中以葶苈子、桔梗、清半夏、枳实、厚朴等化痰行气，解痰浊壅滞；以白术、茯苓、砂仁、焦三仙、鸡内金等健脾助运，清生痰之源；以菟丝子、五味子、覆盆子等补肾固冲，统摄下焦气化，防痰涎随冲气上泛；兼以地龙、鳖甲、僵蚕、当归、川芎等解经络血分瘀滞；苦参、马齿苋、连翘、鱼腥草等解邪郁所化湿热之症。

案例 5 中又见右下肢疼痛，此为经络关节不通。故于方中又配伍水蛭、三棱、莪术、青风藤、鸡血藤、独活等祛风活络、通利关节的药物。

综上所述，虚实夹杂为肺积的常见证，补虚多以气为主，兼补五脏。泄实则分痰湿瘀等，皆应随其个人具体症状辨证论治，一人一方，切不可一概而论。

肝积 1（肝癌术后）

张某，女，55 岁。

初诊（2021-07-12）

主　诉：右胁胀痛伴乏力反复发作月余，加重 1 周。

现病史：患者于 2020 年 12 月确诊为肝癌并施肝癌手术治疗。术后时常出现右胁胀痛感，于情绪激动时明显。1 周前因情绪激动后又出现右胁胀痛，自行服用舒肝解郁胶囊、解郁胶囊等，效果不佳。今为寻求中医药治疗遂来我处就诊。

患者症见：右胁胀痛伴乏力，口干，口苦；眠差，时心烦，焦虑；纳差，身困重，腰膝酸软，耳鸣，大便黏腻；舌暗红，苔黄腻，脉沉弦细。

辅助检查：生化系列：血淀粉酶 20U/L，丙氨酸氨基转移酶 49U/L，天门冬氨酸氨基转移酶 55U/L，谷氨酰转肽酶 55U/L。

既往史：乙肝，肝硬化，肝癌术后，脾脏切除。

诊　断：胁痛（肝肾不足，阴虚火旺）。

治　则：滋阴泻火，补益肝肾。

药　用：

黄芪 210 克	党参 140 克	熟地黄 140 克	山茱萸 140 克	枸杞子 140 克
麦冬 140 克	制首乌 140 克	首乌藤 210 克	女贞子 140 克	墨旱莲 140 克
菟丝子 140 克	柴胡 105 克	黄芩 70 克	枳实 140 克	厚朴 140 克
茯苓 140 克	生白术 140 克	夏枯草 140 克	茵陈蒿 210 克	金钱草 210 克
清半夏 105 克	砂仁 140 克	香附 105 克	木香 105 克	猫爪草 140 克
牡丹皮 140 克	丹参 140 克	炒僵蚕 140 克	三七 70 克	水蛭 70 克
桑寄生 140 克	续断 140 克	杜仲 140 克	蜜百合 140 克	炒枣仁 210 克
远志 140 克	合欢皮 140 克	生山药 140 克	陈皮 140 克	炒神曲 140 克
焦山楂 140 克	炒麦芽 140 克	当归 140 克	鸡内金 140 克	虎杖 210 克
垂盆草 140 克	赤芍 140 克	威灵仙 140 克	重楼 140 克	莪术 105 克
延胡索 140 克				

上药煎煮取浓汁，文火熬糊，龟甲胶 200 克、阿胶 100 克和鹿角胶 100 克（黄酒烊化），熔化收膏，每日晨起、睡前各服 1 勺。

二诊（2022-06-14）

患者自述腹部胀痛、乏力等症状改善，饮食增加。近期因琐事频频，情绪焦虑，夜不能寐。舌红，苔薄白，脉沉弦细。守上方加焦栀子 140 克、淡豆豉 140 克、黄连 105 克、干姜 70 克，继续服用 1 个疗程。

肝积 2（肝癌术后）

刘某，男，48 岁。

初诊（2019-09-02）

主　诉：右肋胁疼痛伴乏力，恶心1个月，加重1周。

现病史：该患者平素情志拂郁，1个月前无明显诱因出现右侧肋胁疼痛伴乏力、恶心，未给予重视，未经治疗。1周前该患者自觉右侧肋胁疼痛伴乏力、恶心症状加重，自行服用龙胆泻肝丸、舒肝颗粒等药物未明显缓解。今为寻求中医药治疗遂来我处就诊。

患者症见：右侧肋胁疼痛，乏力，胃胀，烧心，打呃，眠差，足心热，便不成形，日2次。舌红，苔薄白，脉沉弦细。

辅助检查：甲胎蛋白98μg/L。

既往史：乙肝病史，肝癌病史。现口服靶向药物和恩替卡韦片。

诊　断：胁痛（气虚不足，湿热内蕴）。

治　法：理气活血，利湿清热。

药　用：

黄芪 210 克	西洋参 140 克	熟地黄 140 克	山茱萸 140 克	枸杞子 140 克
桑寄生 140 克	墨旱莲 140 克	菟丝子 140 克	何首乌 140 克	桂枝 105 克
柴胡 140 克	黄芩 105 克	枳实 140 克	厚朴 140 克	茯苓 140 克
当归 140 克	生白术 140 克	猫爪草 140 克	石见穿 140 克	鳖甲 140 克
苦参 140 克	半边莲 140 克	半枝莲 140 克	山慈菇 140 克	川楝子 140 克
虎杖 140 克	土茯苓 210 克	炒薏仁 210 克	三七 70 克	水蛭 70 克
炒枣仁 210 克	木香 105 克	丹参 140 克	香附 140 克	川芎 140 克
延胡索 140 克	蒲公英 210 克	连翘 140 克	夏枯草 140 克	生甘草 105 克
郁金 140 克	鸡内金 140 克	肉苁蓉 140 克	珍珠母 210 克	炒神曲 140 克
焦山楂 140 克	炒麦芽 140 克	赤芍 140 克	白芍 140 克	佛手 140 克
煅龙骨 210 克	煅牡蛎 210 克	白英 140 克	茵陈蒿 210 克	金钱草 210 克
重楼 140 克	肉桂 70 克	黄连 70 克	火麻仁 210 克	三七 70 克
莪术 140 克	砂仁 105 克	五味子 35 克	黄精 140 克	陈皮 140 克

上药煎煮取浓汁，龟甲胶200克、阿胶100克和鹿角胶100克（黄酒烊化），熔化收膏，每日晨起、睡前各服1勺。

二诊（2019-12-20）

患者自述服药期间诸症减轻。因于三天前贪食，引起症状反复。现见胃胀，打呃，眠差，足热，大便不成形，日2次，时烧心。舌红，苔薄白，脉沉弦细。

上方生白术改炒白术 140 克，加党参 140 克、生山药 140 克，继续服用 1 个疗程，随诊。

肝积 3（肝癌术后）

王某，男，57 岁。

初诊（2013-12-15）

主　诉：原发性肝癌术后 2 年。

现病史：患者 2011 年 10 月因右上腹疼痛求治于哈尔滨市传染病院，确诊为原发性肝癌，先后就诊于上海、北京多家医院，多次行伽马刀治疗及对症治疗。今日突发右上腹疼痛，为寻求中医药治疗遂来我处就诊。

患者症见：右上腹疼痛，面部有黑色斑沉积，肢体时有麻木感，心烦，焦虑，大便不畅。舌暗有瘀斑，苔薄白，脉沉弦涩。

辅助检查：全腹 CT：肝右叶局部低密度区，肝内多发类圆形低密度影，直径 2.8cm。胰头周围见条索状密度增高影，腹腔内见增大淋巴结，约 1.7×1.48cm，密度不均。血常规：红细胞 2.54×1012/L，血红蛋白 93g/L，血小板 65×109/L。

既往史：肝癌术后淋巴转移，乙肝病史。

诊　断：胁痛（脾肾两虚，痰湿瘀滞）。

治　法：清热利湿，理气活血，补益脾肾。

药　用：

水蛭 70 克	当归 140 克	川芎 140 克	沉香 140 克	桃仁 105 克
红花 105 克	乳香 140 克	没药 140 克	香附 140 克	杏仁 140 克
黄芩 105 克	虎杖 140 克	苦参 210 克	延胡索 140 克	牡丹皮 140 克
丹参 140 克	枳实 140 克	厚朴 140 克	陈皮 140 克	莱菔子 140 克
茯苓 140 克	炒白术 140 克	清半夏 105 克	炒神曲 210 克	干姜 70 克
黄芪 210 克	山茱萸 140 克	枸杞子 140 克	牛膝 105 克	夏枯草 140 克
鸡内金 140 克	蒲公英 210 克	败酱草 210 克	槟榔 210 克	代赭石 210 克
苏木 140 克	土鳖虫 140 克	赤芍 140 克	生山药 140 克	花椒 35 克
茵陈蒿 210 克	猫爪草 140 克	石见穿 140 克	鳖甲 140 克	瓜蒌 140 克

生龙骨 210 克	生牡蛎 210 克	浙贝母 70 克	姜黄 140 克	益母草 210 克
白花蛇舌草 210 克				

上药煎煮取浓汁，龟甲胶 200 克、阿胶 100 克和鹿角胶 100 克（黄酒烊化），熔化收膏，每日晨起、睡前各服 1 勺。

二诊（2014-03-16）

患者自述服上药后症状好转，期间无明显不适。两周前出现右侧肩背部疼痛，加重 1 日伴泛酸，舌红，苔薄黄，脉沉细。守上方加吴茱萸 35 克、黄连 35 克、豨莶草 70 克、降香 70 克、藿香 70 克，继续服用 1 个疗程，随诊。

肝积 4（肝癌术后）

邹某，男，61 岁。

初诊（2021-04-29）

主　诉：乏力、右胁部不适 3 个月，加重 1 周。

现病史：患者于 3 个月前无明显诱因出现乏力及右胁不适症状，未给予重视。1 周前自觉乏力、右胁部不适症状加重，自行服用家中自备药物（具体不详），未明显缓解。今为寻求中医药治疗遂来我处就诊。

患者症见：乏力，右胁部不适，口干口苦，纳差。心烦焦虑，身困重，大便黏腻。眠差，入睡困难，睡后易醒，醒后难以再睡，夜尿 1～2 次。舌红，苔薄白，边齿痕，脉沉弦细。

辅助检查：乙肝病毒 DNA 含量：1.06E+04。甲胎蛋白：25.7ng/ml。

既往史：肝癌介入手术，乙肝病史。

诊　断：胁痛（湿热内停，肝肾不足）。

治　法：补益肝肾，理气清热，健脾祛湿。

药　用：

黄芪 140 克	西洋参 140 克	熟地黄 140 克	山茱萸 140 克	枸杞子 140 克
麦冬 140 克	女贞子 140 克	墨旱莲 140 克	菟丝子 140 克	首乌藤 140 克
柴胡 105 克	黄芩 70 克	枳实 105 克	厚朴 105 克	清半夏 105 克

陈皮 140 克	猫爪草 140 克	石见穿 140 克	山慈菇 140 克	半枝莲 140 克
柏子仁 140 克	三七 70 克	水蛭 70 克	土鳖虫 105 克	炒僵蚕 105 克
茵陈蒿 210 克	金钱草 210 克	石菖蒲 140 克	砂仁 105 克	垂盆草 140 克
桑寄生 140 克	续断 140 克	杜仲 140 克	远志 140 克	郁金 140 克
苦参 105 克	五味子 140 克	土茯苓 210 克	炒枣仁 140 克	浙贝母 140 克
煅龙骨 140 克	煅牡蛎 140 克	当归 140 克	柏子仁 140 克	炒白术 140 克
重楼 140 克	蒲公英 140 克	连翘 140 克	炒神曲 140 克	焦山楂 140 克
炒麦芽 140 克	香附 105 克			

上药煎煮取浓汁，龟甲胶 200 克、阿胶 100 克和鹿角胶 100 克（黄酒烊化），熔化收膏，每日晨起、睡前各服 1 勺。

二诊（2021-09-23）

患者自述症状减轻，舌淡红，苔白，边齿痕。

辅助检查：乙肝病毒 DNA 含量<1.06E+02。守上方加木瓜 140 克、焦栀子 105 克、苍术 105 克，继续服用 1 个疗程。

按语

原发性肝癌指原发于肝细胞或肝内胆管细胞的恶性肿瘤，是临床常见的恶性肿瘤之一。肝癌起病隐匿，高度恶性，进展迅猛，手术后复发率高，放疗、化疗等西医治疗措施不敏感，效果差，晚期患者生存期仅个月左右，死亡率高，是严重危害人类健康的主要疾病之一。虽然中医古籍中并无"肝癌"病名的明确记载，但后世医家多根据其临床表现将其归属于"肝积""臌胀""积聚""癥瘕"等病证范畴，认为肝癌发病为正虚、邪实共同作用的结果，正虚责之肝脾肾，或为脾肾不足，或为肝肾亏虚，正邪交争，正不胜邪，气滞、湿热、瘀毒进一步耗损正气，发为本病。

案例 1 中患者可见乏力、身困重、纳差、腰膝酸软、耳鸣等脾肾两虚的症状，又能观察到右腹胀痛、口苦、舌暗红、苔黄腻等气滞血瘀湿热内蕴的实证，说明该患者病情的发展为正虚邪实相互作用的结果。治疗中要做到补正伐邪同行，补以健脾补肾为主，攻以祛湿理气活血为主。方以黄芪、党参、熟地黄、山茱萸、枸杞子、墨旱莲等补益脾肾；以茵陈蒿、夏枯草、连翘、蒲公英、金钱草等清利湿热；以香附、木香、清半夏、猫爪草等理气解郁；以莪术、延胡索、赤芍、当归、水蛭、三七等活血化瘀；又辅以黄芩、炒枣仁、蜜百合等清热安神。全方共奏补益肝肾，除烦安神，健脾助运，清热祛湿，活血通络之效。

案例2中患者长期情志拂郁，肝失疏泄，气机不畅，郁则胀痛。气机久不畅行而化火伤阴；肝气横逆犯胃，胃失健运，饮食不化，聚湿生痰化热。诸般迹象，皆由郁起，故方用柴胡、枳实、厚朴、桂枝、川楝子等理气解郁；用三七、莪术、水蛭、赤芍等活血化瘀，配合理气药，气血双行，解肝经郁滞；用白芍、黄芪、熟地黄、西洋参等益气养阴兼防理气药过用伤阴；以茵陈蒿、金钱草、苦参、虎杖、半枝莲等清热利湿解郁；以焦三仙、佛手、陈皮、砂仁等消食助运；以龙骨、牡蛎、黄芩、珍珠母等清热安神。全方共奏理气活血，滋阴温阳，利湿清热，健脾助运，除烦安神之效。

案例3中患者见面部黑色斑块沉积、肢体麻木、舌暗有瘀斑等明显的瘀血症状，又见心烦焦虑等化热之状。结合其脉象沉涩中又有弦象，可知该患者病机为气血久滞，积而化火扰神。方用猫爪草、香附、延胡索、枳实、厚朴等解气分之郁；用桃仁、红花、乳香、没药、丹参、水蛭、益母草等行血分之瘀。气血停滞，痰湿内生，方用神曲、白术、茵陈蒿、浙贝母、清半夏等健脾化痰，清利湿热。又因患者多次进行西医治疗，体质虚弱，所以加入黄芪、山茱萸、枸杞子、牛膝等补益肝肾，顾护先天。全方共行理气活血，清热利湿，消食助运，补益脾肾之功。

案例4中患者的症状中依旧可以观察到气滞、湿热、肝肾不足等症状，与前三个病例不同的是该患者有明显的失眠现象，因此于健脾助运、理气化湿、滋补肝肾之余，重用首乌藤、石菖蒲、远志、炒枣仁、柏子仁、黄芩、龙骨、牡蛎等清热安神、交通心肾之药。

以上四则案例皆为肝癌术后，但治法又各有侧重，皆因其病名虽同，病机却各有偏重。辨证论治，治病循因，如此才能效如桴鼓。

膵积1（胰腺癌）

苏某，男，60岁。

初诊（2015-02-26）

主　诉：腹部胀痛2个月，加重1周。

现病史：该患者平素情志拂郁，2个月前无明显诱因出现左腹部胀痛，无恶心呕吐，无泛酸烧心。该患者未给予重视，未经任何治疗。1周前该患者自觉胃脘及左腹部胀痛加重，伴明显嗳气，自行服用家中自备药物（具体不详），未明显缓解。

现症见腹部胀痛，嗳气，胸闷，纳差，眠差，入睡困难，口干苦，心烦，焦虑，大便黏腻，舌红，苔黄腻，脉沉弦细。

辅助检查：消化系彩超：胰腺尾部占位性病变，肝内实性占位，胆囊炎。上腹部磁共振：肝脏多发异常信号影，胰腺内团块影。肿瘤系列：糖类抗原199 260.77IU/ml。

既往史：胰腺癌病史，高血压病史10余年，口服苯磺酸左旋氨氯地平片治疗，血压控制尚可。

诊　断：腹痛（湿热内停，气郁化火）。

治　法：清热利湿，理气止痛。

药　用：

黄芪210克	西洋参140克	熟地黄140克	山茱萸140克	枸杞子140克
陈皮140克	女贞子140克	墨旱莲140克	菟丝子140克	首乌藤140克
川芎140克	茯苓140克	炒白术140克	茵陈蒿210克	金钱草210克
海金沙140克	当归140克	陈皮140克	柴胡140克	黄芩105克
蒲公英210克	猫爪草140克	石见穿140克	清半夏105克	砂仁105克
重楼140克	郁金140克	远志140克	木香105克	延胡索140克
黄连105克	苦参140克	炒神曲210克	焦山楂210克	炒麦芽210克
枳实140克	厚朴140克	鸡内金140克	连翘140克	半枝莲140克
鳖甲140克	牡丹皮140克	丹参140克	姜黄140克	泽兰140克
蜜百合140克	炙甘草70克	白芥子140克	焦栀子140克	知母105克
白花蛇舌草210克				

上药煎煮取浓汁，龟甲胶200克、阿胶200克和鹿角胶200克（黄酒烊化），熔化收膏，每日晨起、睡前各服1勺。

二诊（2015-09-11）

患者自述焦虑、心烦、口苦等症状已除，其余症状且有好转。查肿瘤系列：糖类抗原199 15.07IU/ml。舌红，苔白，脉沉弦。守上方减焦栀子、知母，继续服用1个疗程，随诊。

三诊（2016-07-11）

患者自述服药后症状好转，且药物吃完后症状稳定，为求巩固疗效特来。无明显不适，舌红，苔薄白，脉沉细。上方去蒲公英、苦参，加益智仁105克、大枣35个，继续服用1个疗程，随诊。

膵积2（胰腺癌术后）

卞某，男，56岁。

初诊（2022-05-22）

主　诉：乏力、畏寒2个月余，加重1周。

现病史：患者2个月前体检发现胰尾癌，于2022年5月12日进行胰尾癌手术。术后见乏力、畏寒等症。1周前自觉乏力、畏寒等症状加重，今为寻求中医药治疗遂来我处就诊。

患者症见：乏力，畏寒，手足发凉，纳差，焦虑，眠差，身困重，大便难，脱发。血糖9mmol/L，舌暗红，苔薄白，脉沉细数。

既往史：胰尾癌术后（化疗后），脾切除，小肠部分切除。

诊　断：虚劳（肝肾不足，湿热内停）。

治　法：补益肝肾，清热利湿。

黄芪 210 克	党参 140 克	熟地黄 140 克	山茱萸 140 克	枸杞子 140 克
制首乌 140 克	女贞子 140 克	墨旱莲 140 克	麦冬 140 克	杜仲 140 克
菟丝子 140 克	柴胡 105 克	黄芩 70 克	厚朴 140 克	皂角刺 140 克
茯苓 140 克	生白术 210 克	桑葚 210 克	当归 210 克	川芎 140 克
牡丹皮 140 克	丹参 140 克	三七 70 克	水蛭 70 克	半枝莲 140 克
半边莲 140 克	茵陈蒿 210 克	猫爪草 140 克	石见穿 140 克	香附 105 克
生薏仁 210 克	白英 140 克	郁金 140 克	生姜 105 克	续断 140 克

清半夏 105 克	陈皮 140 克	桑寄生 140 克	蒲公英 210 克	生山药 140 克
炒僵蚕 140 克	鸡内金 140 克	夏枯草 140 克	木香 105 克	马齿苋 140 克
焦山楂 140 克	炒麦芽 140 克	地龙 140 克	土鳖虫 140 克	连翘 140 克
桃仁 105 克	巴戟天 70 克	大黄 70 克	炒枣仁 140 克	

上药煎煮取浓汁，龟甲胶 200 克、阿胶 200 克和鹿角胶 200 克（黄酒烊化），熔化收膏，每日晨起、睡前各服 1 勺。

二诊（2022-08-12）

患者自述服药期间畏寒、乏力等症明显减轻，手足自觉温暖。饮食增加，身困重减轻。舌暗红，苔薄白，脉沉细数。守上方加三棱 70 克、莪术 70 克，继续服用 1 个疗程，随诊。

按语

胰腺癌是严重威胁生命健康的一类病理分型复杂的恶性肿瘤。近年来，在国内发病呈上升趋势。自 1975 年至今，恶性肿瘤的 5 年生存率已从 49% 提高至 68%，部分恶性肿瘤甚至超过了 90%，但胰腺癌 5 年生存率仅从 2% 提高至 6%，其病死率几乎为 100%，胰腺癌成为恶性肿瘤治疗的难点和焦点。手术、化疗与放疗是当前治疗胰腺癌的三大方法，在临床治疗实践中，手术及放化疗在减灭肿瘤细胞的同时往往也破坏了正常细胞，损伤了脏器功能，破坏了免疫功能，严重时甚至需中断治疗。目前已有大量的临床研究证实，中医药或联合放化疗在晚期胰腺癌治疗方面具有较好疗效，中西医结合治疗凸显优势。

我国中医古籍中并无"胰腺"这一脏器的记载，根据胰腺癌的临床表现，中医古籍中的"癖积""积聚""癥瘕""黄疸"与胰腺癌颇为相似。《伤寒论》里的"结胸""膈痛""心痛"之类疾病，与胰腺癌的上腹肿块、腹痛、黄疸、消瘦及恶病质相似。《素问·通评虚实论》言："邪气盛则实，精气夺则虚。"对于胰腺癌患者来说，疾病早期正盛邪实，正邪斗争激烈，可出现黄疸、剧烈腹部疼痛、发热等症状。随着疾病进展正气不足、邪气仍盛，多出现虚实夹杂的局面，表现为局部属实、全身属虚的证候，如腹胀、腹水、腹部包块、恶心呕吐等。晚期患者，正气衰败，脏腑功能失调，脾胃愈虚，表现为水谷不进、失神少神等。综上，血瘀、痰凝、毒聚是致病的关键因素，脾胃虚弱是重要内因。

患者苏某的案例中有明显的胃及腹部胀痛症状及口干苦、心烦、焦虑、大便黏腻等肝郁化火、湿浊内盛之症，此为邪气盛。又见纳差、乏力、脉沉细等脾胃虚弱之症，此为正气虚。所以在治疗中注重补虚与攻邪同行，因患者拒绝手术治疗，故主以清热利湿，理气止痛，辅以健脾助运，补益中焦。方中以鸡内金、焦三仙、白术、茯苓等健脾助运，补益中焦；以黄芩、金钱草、茵陈蒿、海金沙、石见穿等清热除湿，散邪之积聚；以柴胡、清半夏、延胡索、木香等理气止痛；再以牡丹皮、丹参、泽兰、鳖甲等配伍理气之品，使气血皆行，加强止痛之功。

患者卞某的案例中已经过手术治疗，术后阴阳俱虚，气血不足，百脉不行，病机以虚瘀为主，邪实次之。故治法中以补为主，功伐次之。方以熟地黄、墨旱莲、女贞子、桑寄生、续断、巴戟天等燮理阴阳；以党参、山茱萸、杜仲、生山药、菟丝子等滋养肝脾肾；以黄芪、党参、当归、川芎等补益气血。久虚则气血不行，血不行则化瘀，气不行则生郁，郁则生湿化热，热盛则焦虑、眠差，湿热互结则身困重。方以焦三仙、鸡内金、丹参、三七、水蛭、陈皮、生姜等理气活血，健脾助运兼行诸药之滞；以黄芩、石见穿、半枝莲、连翘、蒲公英等清热祛湿解烦热、困重。全方行益气温阳，健脾助运，补益肝肾，清热利湿，理气安神之效。

胃积（胃癌术后）

王某，女，53岁。

初诊（2020-06-27）

主　诉：胃脘痞满反复发作，加重1周。

现病史：患者2019年11月于某医院行胃癌根治术，胃大部切除术，病理确诊，术后时常出现胃脘痞满等症状。1周前因饮食不洁又出现胃脘胀满等症状，自行服用胃动力药，未明显好转，为求系统中医治疗特来我院。

患者症见：胃脘部胀满不适，食后加重，口干无口苦，纳差吞酸，畏寒肢冷，神疲乏力，面色萎黄，形体消瘦，脐腹疼痛，拒按，大便秘结，3~5日一行，量少质硬，小便黄，舌红苔黄，脉沉细稍数。

超声检查提示：心包及盆腔可见少许积液。

既往史：胃癌术后，肝肾囊肿，左肺结节。

诊　　断：虚劳（气血阴阳俱虚）。

治　　则：滋阴养血清虚热，益气温阳调气机。

药　　用：

黄芪 210 克	党参 140 克	熟地黄 140 克	山茱萸 140 克	煅牡蛎 210 克
枸杞子 210 克	女贞子 140 克	墨旱莲 140 克	菟丝子 210 克	煅龙骨 210 克
制首乌 210 克	首乌藤 120 克	半枝莲 210 克	泽泻 210 克	夏枯草 210 克
半边莲 210 克	陈皮 210 克	川芎 210 克	焦山楂 210 克	桑寄生 210 克
六神曲 210 克	炒麦芽 210 克	生山药 210 克	当归 210 克	赤芍 210 克
三七 70 克	水蛭 70 克	焦栀子 170 克	枳实 210 克	附子 20 克
厚朴 210 克	茯苓 210 克	生白术 210 克	生薏仁 120 克	郁金 210 克
香附 170 克	木香 170 克	连翘 210 克	蒲公英 210 克	牡丹皮 210 克
乌梅 210 克	麦冬 170 克	猫爪草 210 克	石见穿 210 克	

上药煎取浓汁，阿胶、鹿角胶和龟甲胶各 200 克（黄酒烊化），熔化收膏，每日晨起、睡前各服 1 勺。

二诊（2020-11-13）

服用膏方后，上述症状好转，胃部胀满不适感明显减轻，腹痛基本消失，便秘缓解，现 2 日一行，但仍乏力、形体消瘦、畏寒肢冷。患者自觉眠差，不易入睡。舌红，苔薄白，脉沉细。其肿瘤系列检查正常；超声检查提示：心包及盆腔可见少许积液。

上方生黄芪改为 120 克、附子改为 40 克，加石斛 80 克、白芍 80 克、知母 60 克、肉苁蓉 120 克、蜜百合 80 克、炒枣仁 120 克、砂仁 60 克、乌药 80 克，去制首乌，继续服用 1 个疗程。

三诊（2021-3-12）

患者服药后症状持续好转，乏力的症状有所减轻，睡眠明显改善，大便基本正常。现偶见脘腹胀满，仍畏寒。舌红，苔薄白，脉沉细，余各项检查均正常。

上方加淫羊藿 40 克、肉桂 60 克、桂枝 60 克，继续服用 1 个疗程，随诊。

按语

胃癌是我国常见的恶性肿瘤之一，具有较高的发病率与致死率。现代医学认为其多与遗传因素、感染因素、生活方式、精神因素等有关，治疗多以手术、放疗、化疗为主。在传统医学中，癌病的病理属性总属本虚标实，多是因虚而得病，因虚而致实，是一种全身属虚、局部属实的疾病。初期邪盛而正虚不显，故以气滞、血瘀、痰结、湿聚、热毒等实证为主。中晚期由于癌瘤耗伤人体气血津液，故多出现气血亏虚、阴阳两虚等病机转变。胃癌属"胃积""反胃""虚劳""噎膈"等范畴，病机以脾虚为本，热、毒、瘀、痰、湿等为标。中焦脾胃为全身气机升降的枢纽，若脾胃虚弱，升降失司，则水湿内停，血行不畅，热毒内生，致痰凝血瘀，积聚成块，固定不移。治疗上多采用益气养阴、温阳散寒、健脾化痰、活血祛瘀、清热解毒等法。

患者术后正气大伤，气血阴阳俱虚的症状明显，故治疗应以滋阴养血、益气温阳为主，方中黄芪、党参、白术、茯苓、焦三仙等健脾助运以资人体正气；熟地黄、桑寄生、制首乌、乌梅、麦冬等滋补精血、养阴生津；木香、香附、厚朴、枳实等调畅中焦气机；牡丹皮、赤芍、三七、水蛭等活血行血；女贞子、墨旱莲、连翘、蒲公英等清血中之热；附子、肉桂、桂枝等温阳散寒。全方气血阴阳并补，同时加入行气活血之品，使补而不滞，诸药相合，虚劳得补，而五脏之虚自痊。另外，现代药理研究表明，半边莲、半枝莲、猫爪草、石见穿等具有抗肿瘤作用。

肠积1（直肠癌术后）

张某，男，47岁。

初诊（2020-11-8）

主　诉：反复腹泻半年，加重3天。

现病史：患者于2020年4月行直肠癌手术，术后进行了9个疗程的化疗，期间患者腹泻反复发作。近3日患者自觉腹泻症状加重，今为寻求中医药治疗遂来我处就诊。

患者症见：大便溏稀，日2~3次。身困重，手足麻木，四肢凉，纳差，眠差，大便黏腻，上半身红疹，痒，舌红，苔黄腻，脉沉弦细。

既往史：直肠癌术后，化疗9个疗程。

诊　断：泄泻（脾肾两虚，湿热内停）。

治　法：滋补肝肾，清热利湿。

药　用：

黄芪 210 克	党参 140 克	熟地黄 140 克	枸杞子 140 克	麦冬 140 克
墨旱莲 140 克	女贞子 140 克	菟丝子 140 克	制首乌 140 克	首乌藤 210 克
白鲜皮 210 克	防风 105 克	地肤子 140 克	生山药 140 克	茯苓 140 克
炒白术 140 克	猫爪草 140 克	石见穿 140 克	半枝莲 140 克	山慈菇 140 克
桑寄生 140 克	续断 140 克	三七 70 克	水蛭 70 克	当归 140 克
鸡血藤 140 克	路路通 140 克	炒僵蚕 140 克	姜黄 140 克	茵陈蒿 210 克
金钱草 210 克	土茯苓 140 克	虎杖 140 克	柴胡 140 克	黄芩 140 克
枳实 105 克	白芍 140 克	丹参 105 克	远志 140 克	蜜百合 140 克
乌药 140 克	夏枯草 140 克	蒲公英 210 克	连翘 140 克	巴戟天 70 克

上药煎取浓汁，阿胶、鹿角胶和龟甲胶各200克（黄酒烊化），熔化收膏，每日晨起、睡前各服1勺。

二诊（2021-04-11）

患者自述症状皆有好转，手足麻木感左手明显减轻，右手依然较重，近日情绪拂郁，心烦易怒。舌红，苔薄白，脉沉细。守上方，去重楼、巴戟天、制首乌；加焦栀子105克、荆芥105克、牡丹皮210克、天麻140克、茜草140克、干姜105克。随诊。

三诊（2021-08-29）

患者自述服药期间诸症减轻，右手麻木感减轻，情绪良好。舌淡红，苔薄白，脉沉细。守上方，去焦栀子、金银花。

肠积 2（结肠癌术后）

郭某，男，61岁。

初诊（2020-10-11）

主　诉：大便次数增加 2 个月余，伴畏寒、乏力，加重 1 周。

现病史：患者于 2 个月前体检时诊断为结肠癌，随后行结肠癌根治术，术后大便次数增多伴随乏力，经多家医院治疗未见好转。1 周前自觉上述症状加重，今为寻求中医药治疗遂来我处就诊。

患者症见：大便次数多，乏力，怕冷，无便血。口干，口渴，眠差，易醒，起夜。心烦焦虑。不易出汗，面部出皮疹，瘙痒，舌红，苔薄白，边齿痕，脉沉弦细。

既往史：结肠癌术后 2 个月，肝转移，胆囊切除。

诊　断：虚劳（肝肾两虚，湿热内蕴）。

治　法：补益肝肾，清热利湿。

药　用：

黄芪 210 克	党参 140 克	熟地黄 140 克	枸杞子 140 克	山茱萸 140 克
墨旱莲 140 克	女贞子 140 克	菟丝子 140 克	生山药 140 克	茯苓 140 克
生白术 140 克	巴戟天 70 克	炒神曲 140 克	焦山楂 140 克	炒麦芽 140 克
清半夏 105 克	远志 140 克	桑寄生 140 克	乌药 140 克	肉豆蔻 140 克
白扁豆 140 克	陈皮 140 克	补骨脂 140 克	肉桂 70 克	黄连 70 克
黄芩 70 克	黄柏 70 克	半枝莲 140 克	猫爪草 140 克	石见穿 140 克
水蛭 70 克	三七 70 克	干姜 70 克	郁金 140 克	枳实 105 克
益智仁 140 克	车前子 140 克	萹蓄 140 克	土茯苓 210 克	防风 70 克
独活 105 克	丹参 105 克	当归 140 克	苦参 105 克	柴胡 105 克
蜜百合 140 克				

上药煎取浓汁，阿胶、鹿角胶和龟甲胶各 200 克（黄酒烊化），熔化收膏，每日晨起、睡前各服 1 勺。

二诊（2021-03-14）

患者自述服药后症状改善，乏力感明显减轻，饮食增加，睡眠良好。于 2 周前饮食不节，现咳嗽咳痰，大便日行 2～3 次，眠可，畏寒。舌红，苔薄白，脉沉细。守上方加桔梗 140 克、鱼腥草 30 克、芦根 140 克、连翘 20 克，生白术改炒白术，继续服用 1 个疗程。

三诊（2021-09-19）

患者自述症状好转，仍有咳嗽，颜面潮红，大便正常。舌暗红，苔薄白，脉沉弦细。守上方加前胡 140 克、紫菀 140 克、款冬花 140 克，继续服用 1 个疗程，随诊。

按语

结直肠癌是世界范围内常见的恶性肿瘤之一，在男性和女性中发病率分别居第 3 位和第 2 位，死亡率分别居第 5 位和第 4 位。我国近年来的统计数据也显示了这种逐渐升高的趋势。临床上通常采用根治术配合放化疗的综合治疗手段提高患者的根治率。早期的结直肠癌患者的治愈率在 70%～90%，晚期的肠癌患者死亡率很高，所以结直肠癌根治术后的转移和复发成为影响其生存率最重要因素之一。因此，降低术后的转移复发成为研究的热点。中医综合治疗在结直肠癌治疗领域有着举足轻重的地位，其疗效得到了临床医生和患者的广泛认可。

结直肠腺瘤及早期结直肠癌可归属于中医学"肠积""肠瘤""息肉痔""癥瘕""积聚"等范畴。《灵枢·水胀》言："寒气客于肠外，与卫气相搏，气不得荣，因有所系，癖而内著，恶气乃起，息肉乃生。"本病具有易复发的特点。《血证论》有云："凡复发者，其中多伏瘀血。"加之湿性黏滞难祛，有学者提出"湿、瘀"等"伏毒"或"虚、滞、瘀、郁"等因素久伏肠络为肠瘤复发的宿根，所以健脾祛湿、活血化瘀为防治复发的大法。

患者张某的主要症状为泄泻伴随手足麻木，并伴有身困重、时发热、四肢凉、纳差、眠差等。此以湿热内停，阳气施布被阻造成。湿热蕴于大肠，则见泄泻伴发热，阳气因湿热不得布散，则手足麻木，自觉发凉。于方加入水蛭、僵蚕、路路通、鸡血藤、山慈菇等通经活络；柴胡、茵陈蒿、虎杖、金钱草等理气化湿清热去体内湿热邪毒；辅以远志、蜜百合、首乌藤等安神助眠；黄芪、党参、当归、熟地黄、白芍等益气养血；以乌药、巴戟天、生山药等补气温阳。至二诊手足麻木仍明显，又见情绪拂郁、心烦易怒，故去巴戟天、制首乌等温热之品，加焦栀子、荆芥清热解烦，牡丹皮、天麻、茜草加强活血化瘀通络之效，并配伍干姜以顾护脾胃。

患者郭某与患者张某同样以大便次数增多为主要症状，伴随症状见明显的乏力、畏寒、起夜、焦虑、口干渴等阴阳俱虚等。因此治疗中以补虚为主，泄实为辅。方用黄芪、党参、山茱萸、桑寄生、益智仁等补益肝肾；以熟地黄、女贞子、墨旱莲、乌药、干姜、肉桂等调补阴阳；以白术、茯苓、焦三仙、柴胡、枳实等健运脾胃行诸药滋腻；以黄连、黄柏、萹蓄、车前子、土茯苓等利湿解毒、祛风止痒。全方以补为主，以攻为辅，攻补兼施，主次分明，共行补益肝肾、益气温阳、健脾助运、清热利湿、祛风止痒之功。二诊、三诊症状好转，再随临症加减膏方，以求万全。

胞门积 1（宫颈癌术后）

逢某，女，72 岁。

初诊（2014-04-25）

主　诉：乏力、头晕加重 1 周。

现病史：患者于 2014 年 2 月施行宫颈癌手术，术后乏力、头晕反复发作，曾多处治疗症状未见明显改善。近 1 周内自觉乏力、畏寒等症状明显加重，今为寻求中医药治疗遂来我处就诊。

患者症见：乏力，畏寒，眩晕，口干苦，心烦焦虑，腰酸，心悸，胸闷，汗出，纳差，眠差，舌淡红，苔薄白，脉沉弦细弱。

既往史：宫颈癌术后，甲状腺癌切除术后。

诊　断：虚劳（气血阴阳虚）。

治　则：益气温阳，养阴固精。

药　用：

黄芪 210 克	太子参 140 克	熟地黄 140 克	砂仁 105 克	山茱萸 140 克
墨旱莲 140 克	女贞子 140 克	菟丝子 140 克	枸杞子 140 克	清半夏 105 克
生龙骨 210 克	生牡蛎 210 克	珍珠母 210 克	牛膝 140 克	山慈菇 140 克
麦冬 140 克	蒲公英 210 克	猫爪草 140 克	石见穿 140 克	半枝莲 140 克
三棱 140 克	莪术 140 克	茯苓 140 克	半边莲 140 克	续断 140 克
黄精 105 克	桂枝 70 克	杜仲 140 克	丹参 140 克	当归 140 克
炒白术 140 克	郁金 210 克	陈皮 140 克	水蛭 70 克	焦山楂 210 克

三七 70 克	天麻 140 克	钩藤 210 克	川芎 140 克	桑寄生 140 克
柴胡 140 克	黄芩 105 克	枳实 140 克	厚朴 140 克	重楼 140 克
连翘 140 克	土茯苓 210 克	炙甘草 70 克	牡丹皮 140 克	石斛 140 克
苦参 140 克	鸡内金 140 克	鳖甲 140 克	狗脊 140 克	炒神曲 210 克
炒麦芽 210 克	白花蛇舌草 210 克			

上药煎取浓汁，阿胶、鹿角胶和龟甲胶各 200 克（黄酒烊化），熔化收膏，每日晨起、睡前各服 1 勺。

二诊（2015-11-13）

患者自述乏力、畏寒、头晕等症状明显减轻，近日因家中琐碎频频，心烦焦虑，纳差，失眠，大便正常，舌红，苔薄白，脉沉弦细。实验室检查：白细胞 3.97×109/L。守上方，加焦栀子 105 克、知母 70 克，继续服用 1 个疗程。

三诊（2016-10-27）

患者自述，服药期间及服药后症状好转并保持稳定，为巩固疗效故特来复诊。目前无明显不适，微有畏寒、乏力，舌淡红，苔薄白，脉沉细。实验室检查：白细胞 4.84×109/L。守初诊原方，继续服用 1 个疗程。

胞门积 2（宫颈癌术后）

褚某，女，56 岁。

初诊（2012-10-22）

主　诉：乏力多年，近一周加重。

现病史：患者曾行宫颈癌手术，术后见乏力，时轻时重。1 周前感觉症状加重，就诊于某中医院，服用 1 周汤药未见任何好转，今为寻求中医药治疗遂来我处就诊。

患者症见：乏力，焦虑，畏寒，纳差，偶尔失眠，便不成形，口渴口苦，舌尖红，苔薄白，脉沉细。

既往史：宫颈癌术后，淋巴转移。

诊　断：虚劳（气血阴阳虚，心神失养）。

治　法：益气滋血，温阳固精，镇静安神。

药　用：

黄芪 210 克	西洋参 140 克	熟地黄 140 克	砂仁 105 克	枸杞子 140 克
墨旱莲 140 克	女贞子 140 克	菟丝子 140 克	枳实 105 克	麦冬 105 克
厚朴 105 克	当归 140 克	川芎 140 克	赤芍 140 克	虎杖 105 克
半边莲 140 克	半枝莲 140 克	黄芩 105 克	黄柏 70 克	茯苓 140 克
生白术 105 克	清半夏 105 克	皂荚刺 140 克	蒲公英 210 克	败酱草 210 克
生山药 140 克	三七 70 克	牡丹皮 140 克	延胡索 140 克	砂仁 105 克
鳖甲 140 克	煅龙骨 140 克	煅牡蛎 140 克	炒僵蚕 140 克	连翘 140 克
蜜百合 140 克	白芥子 140 克	炒神曲 140 克	焦山楂 140 克	炒麦芽 140 克
鸡内金 140 克	桂枝 105 克	地丁 140 克	炙甘草 70 克	夏枯草 140 克
公丁香 105 克	干姜 105 克	木香 105 克	香附 105 克	巴戟天 105 克
淫羊藿 105 克	肉苁蓉 140 克	黄精 140 克	石斛 105 克	知母 105 克
白花蛇舌草 210 克				

上药煎煮取浓汁，龟甲胶 200 克、阿胶 100 克和鹿角胶 100 克（黄酒烊化），熔化收膏，每日晨起、睡前各服 1 勺。

二诊（2012-12-07）

患者自述服药期间，乏力、畏寒、眠差等症皆减轻，大便正常。现口渴口苦，偶尔烦躁，舌尖红，苔薄白，脉沉弦细。守上方继续服用 1 个疗程，另开栀子、豆豉若许，代茶饮用。

三诊（2013-11-04）

患者自述服用膏方期间诸症好转，症状稳定。因外出居住，故服药后未来复诊。近期因与邻人争吵，自己气愤不已，心烦焦虑，夜不能寐，后又见纳差、乏力、畏寒，舌红，苔薄白，脉沉弦细。诊察后与之前病况几乎无异，于上方中加入栀子 105 克、石菖蒲 105 克、龙胆草 70 克，郁金改 140 克，香附改 140 克。续开膏方 1 个疗程。

四诊（2014-11-17）

患者自述服药期间及服药后，症状稳定，无特殊不适。今为求巩固疗效，特来开方。故守上方开膏。

按语

宫颈癌指发生于宫颈阴道部或移行带的鳞状上皮细胞及颈管内膜的柱状上皮细胞交界处的恶性肿瘤，近年其发病率呈现上升趋势。有研究表明，宫颈癌发病率高居女性恶性肿瘤的第二位，约占女性生殖系统恶性肿瘤的 50%，已成为女性常见的恶性肿瘤之一。宫颈癌严重威胁患者生命安全，且降低患者生活质量，现代西医治疗宫颈癌多采取手术切除肿瘤及淋巴结清扫，并结合术后放疗、化疗等治疗，但宫颈癌术后 5 年生存率并未明显提高，尤其对于中晚期患者而言，术后淋巴结转移、复发等难题仍未解决。中医认为宫颈癌形成为正虚邪实，湿热瘀毒外袭内蕴而致；宫颈癌术后患者虽癌毒大势已去，但并非彻底消灭，且术后结合放疗等干预措施，可导致机体正气进一步损伤，气血阴阳俱损，可致阴阳失调，脏腑损伤，癌毒内蕴，瘀血阻滞。患者常有气阴不足、阴伤血滞、脾胃不和等症状，故临床治疗应以补气养血、健脾和胃、滋补肝肾等为主。扶正祛瘀法具有益气温阳、滋阴养血、健脾补肾功效。

案例 1 中该患者年过古稀，见乏力、畏寒、汗出、心悸等症，此皆由气血之虚、阴阳不足而致，是为虚；在此基础上又因脾胃失运，饮食停留不化于胃肠，气机不畅，聚于周身某处而不行。两者久久可见化火之变，故见胸闷、纳差、口干苦等症，此为实。故治法中标本兼治，又主以补虚。方用黄芪、狗脊、杜仲、桑寄生、山茱萸等益气温阳；用熟地黄、太子参、枸杞子、女贞子、墨旱莲、麦冬等益气滋阴；以柴胡、三棱、莪术、当归、三七、川芎等行气血之滞；以炒神曲、焦山楂、炒麦芽、鸡内金等健脾助运；以黄芩、牡丹皮、连翘、苦参等除内生邪热。全方共奏益气温阳，养阴固精，健脾助运，理气清热之效。

案例 2 中患者在乏力、畏寒、纳差等基础上，又有口渴、口苦、眠差、舌红、脉沉细等症，此为阴阳两虚、邪火亢盛。治法中必定以滋补阴阳为基础，辅以清热泻火安神之药。方以黄芪、生山药、山茱萸、枸杞子、菟丝子等补益肝脾肾；以女贞子、墨旱莲、熟地黄、西洋参、麦冬养周身之阴；巴戟天、淫羊藿、公丁香、干姜、肉桂济三焦之阳，以此补益阴阳，滋养五脏；又行以茯苓、白术、厚朴、枳实、川芎、赤芍等理气活血，并行诸药之滞。辅以黄芩、黄柏、半枝莲、茯苓、龙骨、牡蛎等清热利湿、安神助眠，和全方行万全之策。

脑瘤 1（脑膜瘤术后）

李某，女，76 岁。

初诊（2016-09-05）

主　诉：头晕伴左上肢麻木 9 个月，加重 3 天。

现病史：患者 2016 年 1 月行脑膜瘤手术，术后头晕、左上肢麻木，多次住院治疗效果不佳。3 天前患者自觉头晕伴左上肢麻木症状加重，今为寻求中医药治疗遂来我处就诊。

患者症见：头晕，恶心，呕吐，左上肢麻木，记忆力下降，身困重，眠差，纳差，目涩，舌暗红有瘀斑，苔白腻，脉沉弦细。

辅助检查：颅脑 CT：皮层下动脉硬化性脑病，右侧颅脑术后改变。肺部 CT：支气管病变，肺气肿，左肺下叶斑块钙化。血常规：红细胞 3.44×1012/L，血红蛋白 110g/L。

既往史：脑膜瘤术后病史 9 个月，腔隙性脑梗死病史 10 年，冠心病病史 10 年，慢性肺气肿病史 3 年。

诊　断：头晕（痰瘀内停，肝肾不足）。

治　法：化痰熄风，活血通络，补益肝肾。

药　用：

猫爪草 140 克	石见穿 140 克	蒲公英 210 克	山慈菇 140 克	陈皮 140 克
珍珠母 210 克	三七 70 克	水蛭 70 克	三棱 140 克	当归 140 克
莪术 140 克	丹参 140 克	葶苈子 210 克	天麻 140 克	川芎 140 克
炒枣仁 210 克	鸡内金 140 克	郁金 210 克	钩藤 210 克	地龙 140 克
牛膝 140 克	炒僵蚕 140 克	半枝莲 140 克	半边莲 140 克	土茯苓 210 克
黄精 140 克	黄连 105 克	桑枝 140 克	女贞子 140 克	菟丝子 140 克
苦参 140 克	陈皮 140 克	焦山楂 210 克	炒麦芽 210 克	太子参 140 克
黄芪 140 克	生地黄 140 克	山茱萸 140 克	枸杞子 140 克	牡丹皮 140 克
生龙骨 210 克	生牡蛎 210 克	柴胡 140 克	黄芩 105 克	清半夏 140 克

| 厚朴 140 克 | 土茯苓 210 克 | 金钱草 210 克 | 海金沙 140 克 | 白花蛇舌草 210 克 |

上药煎煮取浓汁，龟甲胶 200 克、阿胶 200 克和鹿角胶 200 克（黄酒烊化），熔化收膏，每日晨起、睡前各服 1 勺。

二诊（2017-01-04）

患者自述服药后头晕、眠差明显好转，口角流涎已止，肢体麻木和记忆力下降较服药前减轻。守上方加络石藤 140 克、豨莶草 140 克、雷公藤 140 克、白芍 70 克，继续服用 1 个疗程，随诊。

三诊（2017-07-25）

患者自述服药期间诸症好转并稳定，半月前与人争吵，见胸闷、右胁胀痛、眠差。守上方加川楝子 70 克、柏子仁 70 克、沉香 140 克、刺五加 140 克、石菖蒲 140 克，继续服用 1 个疗程，随诊。

脑瘤 2（脑膜瘤术后）

张某，男，56 岁。

初诊（2015-12-16）

主　诉：头晕，眠差，双下肢乏力多年，加重 3 天。

现病史：患者于 2015 年 10 月 23 日行脑膜瘤手术，术后头晕、双下肢乏力，时轻时重。期间服用增强免疫力类药物，未明显缓解。3 天前症状加重，今为寻求中医药治疗遂来我处就诊。

患者症见：头晕，双下肢乏力，眠差，畏寒，纳差，大便日 2 次，口渴，血压、血糖正常，舌干红，苔薄，脉沉弱。

既往史：脑膜瘤术后，心肌供血不足病史。

诊　断：头晕（阴阳两虚）。

治　法：滋阴温阳，补肾固精。

药　用：

| 黄芪 210 克 | 西洋参 140 克 | 熟地黄 140 克 | 山茱萸 140 克 | 枸杞子 140 克 |
| 桂枝 105 克 | 女贞子 140 克 | 墨旱莲 140 克 | 菟丝子 140 克 | 首乌藤 210 克 |

茯苓 140 克	炒白术 140 克	陈皮 140 克	川芎 140 克	当归 140 克
淫羊藿 70 克	柴胡 140 克	枳实 140 克	丹参 140 克	厚朴 140 克
炒枣仁 210 克	桑寄生 140 克	续断 140 克	狗脊 140 克	杜仲 140 克
生龙齿 210 克	生龙骨 210 克	生牡蛎 210 克	蜜百合 140 克	合欢皮 140 克
巴戟天 70 克	炒神曲 210 克	焦山楂 210 克	炒麦芽 210 克	清半夏 105 克
砂仁 105 克	郁金 210 克	远志 140 克	肉桂 70 克	白芍 140 克
炙甘草 105 克	石见穿 140 克	猫爪草 140 克	吴茱萸 105 克	干姜 105 克
半枝莲 140 克	芡实 140 克	黄芩 105 克	白花蛇舌草 210 克	

上药煎煮取浓汁，龟甲胶 200 克、阿胶 200 克和鹿角胶 200 克（黄酒烊化），熔化收膏，每日晨起、睡前各服 1 勺。

二诊（2016-04-01）

患者自述症状较服药前皆有减轻，但各种症状仍在。舌苔见润，脉弱见强，守上方原方，继续服用 1 个疗程，巩固治疗。

三诊（2016-09-09）

自述此次服药效果较上次更加明显，头晕、乏力、下肢畏寒明显减轻，口干、舌面干燥。守上方去干姜，狗脊改为 70 克，继续服用 1 个疗程，随诊。

按语

脑膜瘤为神经系统较为常见的一类良性肿瘤，与脑组织边界清楚，起源于蛛网膜帽状细胞，占颅内肿瘤发病率的 13%～26%。目前，根治颅内脑膜瘤方法首选手术切除，但对于脑干区域的巨大脑膜瘤，其位置深，实际手术操作中常因肿瘤包裹浸润周边的血管和神经，或因肿瘤侵蚀颅骨，导致手术难度增大、肿块切除有限而不能根治，即使完全切除仍有部分患者复发。脑膜瘤复发后再行手术以彻底清除残余病灶的成功率降低，复发者肿瘤恶变可能性更高，远期预后不良。中医药在肿瘤的治疗中具有一定优势，可明显缓解患者临床症状，减少术后复发，控制肿瘤进展，提高患者的生活质量。中医将脑膜瘤归于"脑瘤"的范畴。《灵枢·百病始生》言："凝血蕴里而不散，津液涩渗，着而不去，而积皆成也。"《灵枢·海论》言："髓海不足，则脑转耳鸣，胫酸眩冒，目无所见，懈怠安卧。"脑瘤的主要发病病机为风、痰、毒、瘀、虚，以肝肾亏损为本，痰浊阻窍、毒瘀互结为标。

案例 1 中患者年过七十肝肾不足，症状以头晕伴左上肢麻木为主，伴见记忆力下降，口角流涎，舌暗红，有瘀斑，苔白腻等。此为肝肾不足，风痰内盛，扰于上则见眩晕，记忆力下降，停于周身则血瘀不行，困于四肢则见麻木不仁。此类病症一味攻伐必伤其本。故方中攻补兼施，且以攻邪为主，固本为辅。方以清半夏、白术、天麻、陈皮、葶苈子等药取清半夏天麻汤之意以化痰熄风；以三七、水蛭、三棱、莪术等药活血通络；配伍黄芪、党参等药防其过于攻伐；以桑枝、山慈菇、半枝莲、半边莲、僵蚕、地龙等祛湿通络，减缓肢体麻木；又以菟丝子、山茱萸、枸杞子等补益肝肾。合全方行化痰息风、活血通络、补益肝肾之功。

病例 2 中患者则以眩晕乏力为主，伴见畏寒，纳差，脉沉细等一片虚象。故方以补虚为主，以女贞子、墨旱莲、枸杞子、巴戟天、杜仲、桑寄生等补益阴阳；以山茱萸、熟地黄、菟丝子、白术、芡实等养肝补肾；以黄芩、肉桂、白芍、砂仁、龙骨、牡蛎等除烦安神；又因防止久虚致瘀，故于方中加入川芎、清半夏、枳实、柴胡、丹参、猫爪草等理气化痰、活血祛瘀之品。全方共奏解晕眩，助睡眠之效。

虚劳 1（慢性粒细胞白血病）

张某，男，64 岁。

初诊（2010-10-05）

主　诉：乏力，加重 1 周。

现病史：患者于 2010 年 4 月体检显示白细胞 71.92×109/L，查消化系彩超：肝回声弥漫性改变、胰腺回声改变、脾大，诊断为慢性粒细胞白血病，脾大；后经骨穿检查，结果显示幼稚淋巴细胞多见，占 41%，结合免疫分型诊断为急性淋巴细胞白血病，B 系 L3 型。分别给予 VDP、MA、VP 化疗方案，骨髓象达到缓解，其后乏力。1 周前自觉乏力症状加重，今为寻求中医药治疗遂来我处就诊。

患者症见：乏力，身困重，无发热，疼痛，纳差，胃胀。舌红，苔黄，脉沉细。

既往史：慢性粒细胞白血病史。

诊　断：虚劳（肝肾不足）。

治　则：补肾健脾，填精益髓。

药　用：

黄芪 210 克	西洋参 105 克	茯苓 105 克	生白术 105 克	清半夏 140 克
砂仁 105 克	厚朴 105 克	枳壳 105 克	夏枯草 140 克	川楝子 105 克
半边莲 105 克	半枝莲 105 克	鸡内金 105 克	三棱 105 克	桑葚 140 克
白芍 140 克	当归 140 克	陈皮 140 克	炒麦芽 140 克	生山药 140 克
熟地黄 140 克	枸杞子 140 克	麦冬 140 克	山茱萸 140 克	女贞子 140 克
墨旱莲 140 克	地龙 105 克	鳖甲 105 克	生薏米 140 克	山慈菇 105 克
炙甘草 70 克	制首乌 140 克	杜仲 140 克	肉苁蓉 140 克	桑寄生 140 克
黄精 105 克	补骨脂 140 克	淫羊藿 105 克	苍术 105 克	白花蛇舌草 210 克

上药煎煮取浓汁，加蜂蜜熬制成膏，每日晨起、睡前各服 1 勺。

二诊（2013-03-28）

患者又复查骨穿检查，结果显示：ALL 缓解骨髓象，一般状态良好，按 VP 化疗方案巩固治疗，同时继续服用中药膏方配合治疗。

药　用：

黄芪 210 克	西洋参 105 克	桂枝 105 克	熟地黄 140 克	山茱萸 140 克
枸杞子 140 克	麦冬 140 克	炒生山药 140 克	茯苓 140 克	当归 140 克
川芎 140 克	炒白术 140 克	白芍 140 克	陈皮 140 克	女贞子 105 克
墨旱莲 105 克	知母 105 克	牡丹皮 140 克	菟丝子 105 克	炒神曲 210 克
丹参 140 克	苦参 210 克	半边莲 140 克	枳实 140 克	焦山楂 210 克
厚朴 140 克	半枝莲 140 克	山慈菇 140 克	黄柏 70 克	杜仲 140 克
桑寄生 140 克	莱菔子 140 克	地龙 140 克	续断 140 克	蜜百合 140 克
制首乌 140 克	焦槟片 140 克	炙甘草 70 克	木香 105 克	五味子 105 克
连翘 140 克	肉桂 70 克	巴戟天 70 克	淫羊藿 70 克	虎杖 140 克
蒲公英 140 克	鸡内金 140 克	肉苁蓉 140 克	黄芩 70 克	黄连 70 克
干姜 105 克	香附 105 克	佛手 140 克	生姜 105 克	大枣 35 枚

上药煎煮取浓汁，龟甲胶 200 克、阿胶 200 克和鹿角胶 200 克（黄酒烊化），熔化收膏，每日晨起、睡前各服 1 勺。

三诊（2014-05-09）

再次骨穿显示幼稚淋巴细胞占 7%，骨髓象缓解，继续服用上方治疗，温水调服。

四诊（2014-11-07）

患者因食欲不振、腹胀进行检查，提示巨脾，在我院进行脾切除手术。术后继续给予中药膏方巩固治疗。调整中药膏方，上方加萆薢 140 克、郁金 140 克、猫爪草 140 克、石见穿 140 克。加蜂蜜熬制成膏，温水调服。

五诊（2015-05-31）

患者复查白细胞 106.80×109/L，2015 年 6 月 2 日骨穿结果显示原始+幼稚淋巴细胞占 41.5%，考虑为病情复发，给予干扰素及阿糖胞苷方案治疗，患者出现血小板减少、发热等症状。经给予对症及中药汤剂治疗后，病情缓解。缓解后继续给予中药膏方服用：上方加龟甲胶 200 克、鹿角胶 200 克、阿胶 200 克、炒枣仁 210 克及首乌藤 210 克以滋养肝肾、养血安神，熬制成膏，每温水调服。

六诊（2016-02-07）

患者因口服巯嘌呤手足麻木，每于化疗后出现或发热、乏力，或血小板、血红蛋白急剧下降等情况，西医已很难选择治疗手段，患者身体也无法承受化疗副反应，故停用化疗方案，坚持口服中药膏方治疗。调整中药膏方。上方加烫水蛭 70 克、黑芝麻 140 克、赤芍 140 克、怀牛膝 140 克、菊花 140 克、蜜百合 140 克、石斛 140 克、狗脊 140 克熬制成膏，温水调服。

七诊（2017-04-26）

骨穿结果显示原始+幼稚淋巴细胞占 38.5%，ALL-NR 骨髓象，骨髓象虽然未缓解，但与 2015 年骨穿相比略有下降，患者状态良好，坚持中医中药治疗，增强清热解毒、软坚散结之力，继续给予口服中药膏方。

八诊（2019-05-20）

患者自觉症状良好，未再复查骨穿，未再进行化疗，复查血常规虽然白细胞增高，但无明显不适，每年坚持服用膏方治疗，存活至今。

虚劳 2（急性粒细胞白血病）

陈某，女，27 岁。

初诊（2017-06-15）

主　诉：乏力伴间断性低热2年，加重1周。

现病史：患者2年前无明显诱因出现乏力伴间断性低热，鼻出血，全身皮肤散在出血点，活动后心慌、头痛。到当地医院就诊，诊断为急性粒细胞白血病，化疗后缓解。期间偶有乏力低热，但症状不明显。1周前自觉乏力、低热明显。期间自行服药（具体不详），未得缓解，今为寻求中医药治疗遂来我处就诊。

患者症见：乏力，心烦焦虑，心慌气短，活动后加重。纳差，口干，二便尚可。舌红，苔白，脉沉弱。

辅助检查：骨髓细胞形态检查：骨髓增生明显活跃。粒系统细胞比例大致正常，部分中性粒细胞胞浆颗粒多、粗大。红系统细胞比例、形态大致正常。淋巴细胞比例正常。全片共见14个巨核细胞，可见成堆的血小板。白细胞数正常，粒细胞数比例正常，淋巴细胞比例正常，可见成堆的血小板。血细胞分析：白细胞6.32×109/L，血小板247×109/L，淋巴细胞百分率41.31%。

既往史：急性粒细胞白血病病史2年。

诊　断：虚劳（脾肾两虚，气血不固）。

治　法：益气健脾，补肾固精。

药　用：

黄芪210克	太子参140克	枸杞子140克	熟地黄140克	山茱萸140克
菟丝子140克	女贞子140克	墨旱莲140克	茯苓140克	炒白术140克
陈皮140克	柴胡140克	黄芩105克	枳实140克	川厚朴140克
清半夏105克	砂仁105克	炒枣仁210克	炒神曲210克	焦山楂210克
炒麦芽210克	鸡内金140克	郁金140克	苍术140克	重楼140克
蒲公英210克	猫爪草140克	石见穿140克	半枝莲140克	半边莲140克
土茯苓210克	炙甘草70克	川芎140克	白芍140克	木香105克
佛手140克	当归140克	生龙骨210克	生牡蛎210克	珍珠母210克
蜜百合140克	首乌藤210克	牡丹皮140克	连翘140克	麦冬105克
马齿苋210克	夏枯草140克	杜仲140克	桑寄生140克	续断140克
水蛭70克	大枣35枚		白花蛇舌草210克	

上药煎煮取浓汁，龟甲胶200克、阿胶200克和鹿角胶200克（黄酒烊化），

熔化收膏，每日晨起、睡前各服1勺。

二诊（2018-03-12）

患者服药后症状减轻，因外出居住期间停药未来复诊。现乏力、低热症状好转，情志舒畅，但活动后仍有心悸，头痛，眠差，舌淡，苔白，脉沉细。守上方减连翘、重楼，继续服用1个疗程，随诊。

三诊（2019-03-01）

患者自述服药期间及服药后症状好转且稳定，继续服用1个疗程，随诊。

虚劳3（免疫性血小板减少症）

王某，女，50岁。

初诊（2021-11-07）

主　诉：皮下出血，乏力，怕热2个月余，加重1周。

现病史：患者于2021年9月确诊免疫性血小板减少症，见皮下出血、乏力、怕热等症。期间就诊于多地中医院，未见明显疗效，经介绍特来我院就诊。

患者症见：怕热，乏力，眠差，记忆力下降。饮食不佳，情绪焦虑，小便黄，身困重，大便黏腻。舌红，苔薄白，脉沉细。

辅助检查：血常规：血小板98×109/L。乙肝病毒DNA定量：6.08E+02IU/ml。

既往史：免疫性血小板减少症，乙肝，子宫卵巢切除。

诊　断：虚劳（气阴不足，湿热内扰）。

治　法：滋养气血，清热祛湿。

药　用：

黄芪210克	西洋参140克	生地黄140克	熟地黄140克	山茱萸140克
枸杞子140克	女贞子140克	墨旱莲140克	麦冬140克	首乌藤210克
菟丝子140克	牡丹皮140克	地骨皮140克	柴胡105克	黄芩70克
枳实105克	厚朴105克	香附105克	木香105克	炒枣仁210克
生山药140克	蜜百合140克	半枝莲140克	茯苓140克	蒲公英210克
连翘140克	牛膝140克	杜仲140克	茜草140克	知母105克
黄柏70克	炒白术140克	当归105克	合欢花140克	远志140克

珍珠母 210 克	煅龙骨 140 克	煅牡蛎 140 克	石见穿 140 克	地肤子 210 克
苦参 105 克	茵陈蒿 210 克	炒薏仁 210 克	焦栀子 105 克	陈皮 140 克
川芎 105 克	金钱草 140 克	夏枯草 140 克	石斛 105 克	

上药煎煮取浓汁，龟甲胶 200 克、阿胶 200 克和鹿角胶 200 克（黄酒烊化），熔化收膏，每日晨起、睡前各服 1 勺。

二诊（2022-03-16）

患者自述，皮下出血减轻，记忆力仍不好，略有怕热。舌红，苔薄白，脉沉细。

辅助检查：血常规：血小板：141×109/L。乙型肝炎病毒 DNA 定量 < 1.00E+02IU/ml。

守上方继续服用 1 个疗程，随诊。

按语

急性淋巴细胞白血病会导致很多症状的产生，患者常因其他原因就医或体检时发现白细胞异常增高，脾大是本病的主要体征，骨穿是主要检查手段。发病原因尚不明确，可能与环境和遗传相关。而中医认为白血病的发生是多方面的，患病之初，多因热毒侵犯经络、结于胁下而致发热、脾大，治以清热解毒为先。疾病后期因虚致损，脾肾正虚，阴阳失衡，骨髓失养，造血系统发生障碍，故治疗以补肾健脾、填精益髓为主。发病过程中，情志因素亦是致病因素之一，肝气郁滞影响机体的气机，因此疏肝解郁、调畅气机也是治疗原则之一，随症加减，其近期疗效与远期疗效都比较好。

案例 1 患者于 2010 年 4 月确诊为急性淋巴细胞白血病，至今已有 10 年，至 2011 年 10 月前治疗以化疗方案为主，骨髓象缓解；2011 年 10 月至 2014 年 5 月以中药膏方配合治疗，患者病情稳定，状态良好。2015 年 6 月患者骨穿显示病情复发，因化疗药已达到用药极量，西医无更好治疗方案，而且患者身体状态不佳，无法承受化疗过程中的副作用，故选用口服中药膏方治疗，状态逐渐改善。2017 年 4 月骨穿显示原始+幼稚细胞比率比复发后骨穿略有好转，但患者状态良好，检查除血常规和骨髓象未缓解外，余无明显异常，存活至今，生活质量未受影响，达到带病生存的目的，说明中药治疗 ALL 虽不如化疗快速、明显，但无明显副作用，可长期服用治疗。中医药在早期治疗中可以稳定病情，长期治疗可扶正祛邪，这是化疗达不到的治疗效果，也是中药膏方治疗肿瘤（白血病）的优势所在。方中以黄芪、西洋参、炒生山药、麦冬、枸杞子等益气养阴；以当归、地龙、川芎、白芍、丹参、熟地黄等养血行血；以山茱萸、菟丝子、巴戟天、淫羊藿等补益肝肾；以焦三仙、陈皮、白术、茯苓、鸡内金等健脾助运；以半边莲、虎杖、黄连、黄芩、苦参、蒲公英等清热祛湿除邪。全方攻补兼施，燮理兼行，以补为主，以攻为辅，以求万全。后续随诊，临证加减。

案例2与案例1相似，皆以乏力为主，都经过化疗。但案例2中可观察到长期低热现象，属虚热与实热相杂，因作膏方故二者皆应顾护。方中既有黄连、蒲公英、半边莲、重楼、苍术、土茯苓、连翘等清热泻火祛湿药；又有女贞子、墨旱莲、枸杞子、熟地黄、白芍等滋阴补益药。此外另行柴胡、枳实、厚朴等理气药以行诸药滋腻，又加杜仲、桑寄生、干姜、肉桂等药，一为阳中求阴，二为防前药苦寒。

免疫性血小板减少症（简称ITP）是免疫功能异常导致血小板破坏增多的临床综合征，临床以皮肤、黏膜及内脏出血为主要表现，是血液系统常见病。免疫性血小板减少症属于中医学的"血证""紫斑""虚劳"等范畴，目前统一称为"紫癜病"。中医在本病的治疗中，尤其是对于出血明显、长期依赖激素治疗的患者，能降低紫癜反复发作，减少激素用量，提高生活质量。紫癜病的中医病机为感受外邪引动伏火外发、肾精亏虚水不涵木和阴虚及阳、脾肾两亏导致火伤血络、统摄无权的病理机制，治法为泻火宁络、育阴潜阳、调理脾肾。

此案例中患者的症状虚实夹杂，正遇七七之年，天癸匮乏，地道不通，周身失养，气血不固，不循常道，又有实火内盛，迫血外出。虚虚实实，互相败坏。故应泄实与补虚同行，固养与清泄同施。方以黄芪、西洋参、生地黄、熟地黄、山茱萸、菟丝子、生山药、枸杞子等补益肝脾肾；以大蓟、小蓟、牡丹皮、茜草等凉血祛瘀；以黄芩、蒲公英、地肤子、茵陈蒿、苦参等清热利湿除其邪。气血不足，心失所养，悸动不安，故加龙骨、牡蛎、远志等宁心安神。全方补泻同行，虚实兼顾，可算万全。